医学核心课程学习精要与强

系统解剖学学习指导

主　编　盛华均　汪克建

副主编　冉建华　贺桂琼　杨　美

编　者（按姓氏汉语拼音排序）

陈　通　甘胜伟　高　飞　龚　霞
贺桂琼　黄　娟　刘　辉　刘　茜
龙志敏　陆蔚天　骆世芳　邱国平
冉建华　盛华均　汪克建　徐　进
杨　美　余维华　朱淑娟　卓　飞

科学出版社

北　京

内 容 简 介

系统解剖学是按人体器官功能系统来阐述研究人体正常形态的一门科学，是一门重要的医学主干学科。本书每一个系统分为五个部分：第一部分为目的要求，按三个层次指出了每一章节的学习目标。第二部分为教学重点、难点。第三部分为教材精要，通过结构图的方式阐述整个系统或章节的内容，使读者有一个整体印象。第四部分为强化训练题，包括重要的解剖学名词解释、填空题、是非题、选择题、简答题等多种题型。第五部分为参考答案。通过一系列的强化训练，本书可帮助医学生加深对知识的记忆，也可增强医学生的知识运用能力。

本书可供医学院校临床医学专业“5+3”学生，各专业本科学生以及考研人员使用，同时也可供医学院校的专科生以及参加各种医学考试的学生参考。

图书在版编目（CIP）数据

系统解剖学学习指导 / 盛华均，汪克建主编. —北京：科学出版社，2018.1

（医学核心课程学习精要与强化训练）

ISBN 978-7-03-055008-8

Ⅰ. ①系… Ⅱ. ①盛… ②汪… Ⅲ. ①系统解剖学–医学院校–教学参考资料 Ⅳ. ①R322

中国版本图书馆 CIP 数据核字（2017）第 261491 号

责任编辑：王 颖 / 责任校对：郭瑞芝

责任印制：李 彤 / 封面设计：陈 敬

科 学 出 版 社 出版

北京东黄城根北街 16 号

邮政编码：100717

http://www.sciencep.com

北京盛通数码印刷有限公司 印刷

科学出版社发行 各地新华书店经销

*

2018 年 1 月第 一 版 开本：787×1092 1/16

2022 年 7 月第四次印刷 印张：10 1/2

字数：310 000

定价：38.00 元

（如有印装质量问题，我社负责调换）

前　　言

系统解剖学是按人体器官功能系统来阐述、研究人体正常形态结构的一门科学，是一门重要的医学主干学科。该门课程所涉及的名词、概念繁多，内容复杂，较难掌握且难记、易忘。对广大医学生来说，复习应考时间有限，根本无法去通读一本厚厚的教材，为帮助医学生掌握系统解剖学的基本理论、基本知识，理解和巩固系统解剖学知识，并通过强化训练来检测学习效果，促进对知识的强化和应用，我们参照柏树令教授主编、2013 年出版的国家级规划教材《系统解剖学》第 2 版，结合多年的教学经验，并根据教学中的具体情况，编写了这本《系统解剖学学习指导》。

本书每一个系统分为五个部分：第一部分为目的要求，按三个层次指出了每一章节的学习目标。第二部分为教学重点、难点。第三部分为教材精要，通过结构图的方式阐述整个系统或章节的内容，使读者有一个整体印象。对重要的知识点进行逐一解析，以帮助读者理解、掌握并记忆每一个知识点。第四部分为强化训练题，包括重要的解剖学名词解释、填空题、是非题、选择题、简答题等多种题型。第五部分为参考答案。通过一系列的强化训练，本书可帮助医学生加深对知识的记忆，也可增强医学生的知识运用能力。

本书编者均为有丰富教学经验的人体解剖学教学工作一线教师，都是高级职称，且具有解剖学或其他相关学科的博士或者硕士学位。编者结合自己多年的教学经验，以及对临床实践的体会和思考，对本书的编写工作付出了辛勤的劳动，在此表示衷心感谢。

由于本书编写时间仓促及水平有限，难免有缺点和不足，恳请同行和读者予以批评、指正，不胜感激。

编　者

2017 年 4 月 17 日

目　　录

第一章　解剖学绪论及运动系统

第一节　解剖学绪论及运动系统总论

【目 的 要 求】

1. 掌握　①掌握人体的标准解剖学姿势，轴、面和方位等解剖学术语。②掌握骨骼的概念，骨的形态、分类、构造及功能。③掌握关节的基本结构、辅助结构和运动形式。

2. 熟悉　①熟悉人体解剖学的定义、分科及与其他学科间的关系。②熟悉长骨的结构和骺的骨化；骨连结的形式及分类。

3. 了解　①了解人体解剖学发展简史及我国人体解剖学的发展历程。②了解骨的化学成分和物理性质。③骨的发生、发育、可塑性和骨组织工程。

【教学重点、难点】

1. 标准解剖学姿势，轴、面和方位等解剖学术语。

2. 骨的分类及各类骨的特点。

3. 关节的基本结构及辅助结构。

【教 材 精 要】

一、标准解剖学姿势及解剖学术语

1. 解剖学姿势 anatomical position　人体直立，两眼平视前方，两上肢垂于躯干两侧，掌心向前，两下肢并立，足尖向前。

2. 方位术语

（1）上下：近头者为上，近足者为下。

（2）前后：近腹者为前，近背者为后。

（3）内外：近腔者为内，远腔者为外。

（4）内侧、外侧：近正中矢状面者为内侧，远正中矢状面者为外侧。前臂外侧为桡侧，前臂内侧为尺侧。小腿内侧为胫侧，小腿外侧为腓侧。

（5）深浅：以体表为标志，靠近皮肤者为浅，远离皮肤者为深。

3. 人体的轴与面

（1）轴：垂直轴、冠状轴、矢状轴。

（2）面：矢状面、冠状面、水平面。

（3）器官的切面：纵切面、横切面。

二、运动系统的组成及功能

骨——杠杆作用
骨连结——枢纽作用
骨骼肌——动力作用
}运动系统的总功能：支持、运动及保护

三、骨及骨骼

全身共有206块骨，每块骨都是一个器官，借骨连结构成的人体支架称为骨骼，骨骼为整体概念。

1. 骨的分类

（1）按形态分类（表1-1）

表 1-1　按骨的形态分类

	形态	分布	功能
长骨	长管状，有一体两端及骨髓腔	四肢	运动
短骨	立方形	腕、跗部	运动灵活
扁骨	薄板状	颅、胸腔壁	保护
不规则骨	不规则	颅底、躯干	保护、支持、运动

注：籽骨位于肌腱内，一般较小，但髌骨例外，为全身最大的籽骨，作用是变更和缓解所承受的压力，以及减少肌腱运动时的摩擦并改变肌牵动的方向。

（2）按部位分类：颅骨、躯干骨和四肢骨（上肢骨和下肢骨）。

2. 骨的构造

（1）骨膜

1）骨外膜：由致密结缔组织构成，含丰富的血管和神经。

2）骨内膜：衬贴于骨内面，含成骨细胞、破骨细胞，对骨有营养、再生和修复作用。

（2）骨质

1）骨密质：分布于骨表面和长骨干，由紧密排列的骨板层构成，抗压、抗扭曲能力强。

2）骨松质：分布于骨内部和长骨骺，由交织的骨小梁构成。颅盖的骨松质称为板障。

3）骨髓：①红骨髓，有造血功能（5岁以前，所有骨的骨髓；5岁以后，肱骨、股骨上端及椎骨、扁骨的骨松质内的骨髓）。②黄骨髓，为红骨髓被脂肪组织所替代，失去造血功能（5岁后除上述有红骨髓的骨以外的骨髓）。

3. 骨的理化特性（表 1-2）

表 1-2 骨的理化特性

	有机物 : 无机物	物理特性
儿童	1 : 1	柔韧、易弯不易折
成人	3 : 7	坚韧、结实
老人	1 : 3	脆而易碎、极易骨折

四、骨连结

1. 直接连结（无腔隙关节）

（1）纤维连结：①缝连结（如颅顶骨之间）；②韧带连结（含骨间膜）。

（2）软骨连结：①纤维软骨（如椎间盘）连结；②透明软骨（如骺软骨）连结。

（3）骨性连结：如骶骨。

2. 间接连结（滑膜关节 synovial joint） 为骨连结的最高分化形式，其骨与骨的关节面之间存在腔隙并充以滑液，活动度大。

（1）关节的基本构造

1）关节囊 articular capsule：包在关节的周围，封闭关节腔。其可分为外层的纤维膜和内层的滑膜。滑膜能分泌滑液，以增加润滑，同时对关节软骨和半月板等具有营养作用。

2）关节腔 articular cavity：为关节囊滑膜层和关节面共同围成的密闭腔隙，腔内有少量滑液，呈负压，对维持关节的稳固有一定作用。

3）关节面：是参与组成关节的各相关骨的接触面，分为关节头和关节窝，关节面上覆有关节软骨，多由透明软骨构成，可使粗糙不平的关节面变得光滑，减少关节面的摩擦，缓冲震荡和冲击。

（2）关节的辅助结构

1）关节盘 articular disc（半月板）：是指位于两骨关节面之间的纤维软骨，其周缘附于关节囊，将关节腔分为两部，关节盘使两关节面更为适应，增加了关节的稳固性和运动的多样性。

2）关节唇 articular labrum：是附于关节窝周缘的纤维软骨环，它加深关节窝，增大关节面，增加了关节的稳固性。

3）韧带：由致密结缔组织构成，分为囊内韧带和囊外韧带，可加强关节的稳固性和限制关节的运动。

（3）关节的运动

关节的运动：
- 绕矢状轴的运动：展、收
- 绕冠状轴的运动：屈、伸
- 绕垂直轴的运动：旋内、旋外

（以上）连续运动称为环转

【强化训练题】

一、名词解释

1. anatomical position
2. synovial joint
3. articular cavity
4. articular capsule
5. articular disc
6. articular labrum

二、填空题

1. 按标准解剖姿势，近头者为______，近足者为______。近腹者为______，近背者为______。人体有三种互相垂直的轴，即______、______和______。
2. 将人体分为左、右对称两半的面，称为______。
3. 运动系统由______、______及______三部分组成。
4. 成人共有______块骨。
5. 骨髓充填于______和______内。
6. 根据骨的外形，可将其分为______、______、______和______四类。
7. 骨质可分为______和______。
8. 骨的结构主要由______、______和______构成。
9. 关节的基本结构是______、______和______。

三、是非题（选择题模式，两个答案，A：对；B：错）

（　　）1. 靠近身体正中矢状面者为内，远离身体正中矢状面者为外。

（　　）2. 在前臂，凡接近桡骨者为桡侧，接近尺骨者为尺侧。

（　　）3. 将人体分成左、右两部分的切面是冠状面。

（　　）4. 人体长骨与短骨的区别在于长骨较长，短骨则短。

（　　）5. 髌骨为人体最大的籽骨。

（　　）6. 骨膜富含有丰富的血管和神经，覆盖于全部骨面。

（　　）7. 骨髓位于骨松质腔隙和骨髓腔内，人体终身为红骨髓。

( ) 8. 骨按形态可分为长骨、短骨、扁骨、不规则骨和含气骨。
( ) 9. 骨膜是被覆在整个骨表面的纤维结缔组织膜。
( ) 10. 关节的基本结构包括关节面、关节盘、关节囊和关节腔。
( ) 11. 关节绕矢状轴的运动为展、收运动。
( ) 12. 成人仅在扁骨的骨松质内存在红骨髓。

四、选择题

A 型题

1. 根据解剖方位，描述人体结构所用的三种互相垂直的面包括
A. 水平面、横切面和冠状面
B. 点状面、冠状面和额状面
C. 点状面、水平面和横切面
D. 点状面、冠状面和水平面
E. 以上都不是
2. 有关骨的构造正确的说法是
A. 骨干由松质构成
B. 骨骺由密质构成
C. 骨膜有血管无神经
D. 骨髓有神经无血管
E. 以上全不对
3. 以下有关红骨髓描述，正确的是
A. 成人仅存在于髓腔内
B. 不存在于板障内
C. 胎儿期造血，成年期不造血
D. 髂骨、胸骨、椎骨内终身保存红骨髓
E. 以上全不对
4. 黄骨髓存在于
A. 所有骨的内部
B. 幼儿长骨骨干内部
C. 成人长骨骨干内部
D. 幼儿长骨骨骺内部
E. 成人扁骨内部
5. 下列各骨不属于长骨的是
A. 股骨 B. 椎骨 C. 跖骨
D. 指骨 E. 掌骨
6. 下列各骨中，不属于不规则骨的是
A. 蝶骨 B. 上颌骨 C. 筛骨
D. 椎骨 E. 跟骨
7. 滑膜关节的基本结构是
A. 关节腔、关节盘、关节面
B. 关节腔、关节囊、关节唇
C. 关节面、关节囊、韧带
D. 关节面、关节囊、关节腔
E. 关节面、关节腔、韧带
8. 以下不属于关节辅助结构的是
A. 囊内韧带 B. 半月板 C. 关节盘
D. 关节唇 E. 关节面
9. 关节囊内有关节盘的关节是
A. 肩关节 B. 髋关节 C. 肘关节
D. 颞下颌关节 E. 踝关节
10. 关节囊内有韧带的关节是
A. 肩关节 B. 胸锁关节 C. 桡腕关节
D. 膝关节 E. 踝关节
11. 无关节盘的关节是
A. 胸锁关节 B. 颞下颌关节
C. 桡腕关节 D. 膝关节
E. 肩关节
12. 滑膜关节的辅助结构是
A. 囊内韧带、囊外韧带、关节盘、关节唇
B. 关节囊、关节软骨、关节盘
C. 关节囊、囊内韧带、囊外韧带
D. 关节软骨、关节盘、关节唇
E. 关节面、关节软骨、关节唇
13. 既有囊内韧带又有囊外韧带的关节是
A. 肩关节 B. 膝关节 C. 肘关节
D. 颞下颌关节 E. 踝关节
14. 半月板是以下哪种关节的结构
A. 膝关节 B. 胸锁关节
C. 颞下颌关节 D. 踝关节
E. 桡腕关节
15. 关节囊内有肌腱的关节是
A. 髋关节 B. 胸锁关节
C. 肘关节 D. 肩关节
E. 踝关节

X 型题

16. 有关节盘的关节是
A. 胸锁关节 B. 颞下颌关节
C. 肩关节 D. 膝关节
E. 桡腕关节
17. 具有关节唇的关节是
A. 肩关节 B. 下颌关节
C. 肘关节 D. 腕关节
E. 髋关节

五、简答题

1. 简述关节的基本构造。
2. 试述骨的构造。

六、思考题

从骨的性质分析幼儿骨为何容易变形，老年骨为何容易发生骨折。

【参 考 答 案】

一、名词解释

1. anatomical position：解剖学姿势。身体直立，两眼平视正前方，两上肢垂于躯干两侧，掌心向前，两下肢靠拢，足尖向前。
2. synovial joint：滑膜关节。为骨连结的最高分化形式，指骨与骨的关节面之间存在腔隙并充以滑液，活动度大。
3. articular cavity：关节腔。是由关节软骨面和关节囊滑膜共同围成的密闭腔隙，腔内含有少量滑液。关节腔内呈负压，具有维持关节稳定性的作用。
4. articular capsule：关节囊。由致密结缔组织所构成的囊状结构，附于关节面周围骨面上并与骨膜相融合，封闭关节腔。
5. articular disc：关节盘。是指位于两骨关节面之间的纤维软骨，其周缘附于关节囊，将关节腔分为两部，关节盘使两关节面更为适应，增加了关节的稳固性和运动的多样性。
6. articular labrum：关节唇。是附于关节窝周缘的纤维软骨环，它加深关节窝，增大关节面，增加了关节的稳固性。

二、填空题

1. 上　下　前/腹侧　后/背侧　垂直轴　冠状轴　矢状轴
2. 正中矢状切面
3. 骨　骨连结　骨骼肌
4. 206
5. 骨松质腔隙　骨髓腔
6. 长骨　短骨　扁骨　不规则骨
7. 骨密质　骨松质
8. 骨膜　骨质　骨髓
9. 关节面　关节囊　关节腔

三、是非题

1. B　2. A　3. B　4. B　5. A　6. B　7. B　8. B　9. B　10. B　11. A　12. B

四、选择题

A 型题

1. E　2. E　3. D　4. C　5. B　6. E　7. D　8. E　9. D　10. D　11. E　12. A　13. B　14. A　15. D

X 型题

16. ABDE　17. AE

五、简答题

1. 关节的基本结构包括关节面、关节囊和关节腔。
(1) 关节面为构成关节各相关骨的接触面，每个关节至少包括一凸一凹两个关节面，凸者称关节头，凹者称关节窝。关节面上包被有关节软骨，具有减少运动时的摩擦和缓冲外力冲击的作用。
(2) 关节囊由致密结缔组织所构成的囊状结构，附于关节面周围骨面上并与骨膜相融合，封闭关节腔，活动度较大的关节，其囊较松弛而薄。关节囊可分为外层的纤维膜和内层的滑膜。滑膜能产生滑液，其有减少运动时的摩擦和营养关节软骨的作用。
(3) 关节腔：是由关节软骨面和关节囊滑膜共同围成的密闭腔隙，腔内含有少量滑液。关节腔内呈负压，具有维持关节稳定性的作用。
2. 从外向内，骨由骨膜、骨质及骨髓构成。骨膜为含有丰富血管和神经的纤维结缔组织所构成，其覆盖除关节面（为关节软骨所覆盖）外的其余骨面。骨质可分为骨密质和骨松质。骨表面为坚硬而致密的骨密质，其两端为海绵状的骨松质。骨髓位于骨松质腔隙和骨髓腔内，有红骨髓和黄骨髓之分。

六、思考题

骨的物理特性主要取决于其化学成分，骨主要包括有机质及无机质。有机质为骨胶原纤维束和黏多糖等，赋予骨以弹性和韧性。无机质主要为钙盐类，使骨坚硬。成年人的骨有机质与无机质的比例约为 3 : 7，使骨既有弹性又较坚硬。幼儿骨有机质和无机质约各占一半，故骨弹性大硬度小，柔软而易于变形；老年人骨无机质所占比例更高，骨其脆性大而易于发生骨折。

第二节　躯干骨及其连结

【目 的 要 求】

1. 掌握　①掌握躯干骨的组成和功能。②掌握椎骨的一般形态结构和各部椎骨的特征。③掌握椎骨间的直接连结和椎间盘的结构。④掌握骨性胸廓的组成及胸骨角的临床意义。⑤掌握骨盆的组成、分部和女性骨盆的特点及意义。

2. 熟悉　①熟悉脊柱的位置、组成和分部。②熟悉一般肋骨的形态结构。③熟悉肋骨与椎骨及胸骨间的连结。

3. 了解　①了解脊柱的正常弯曲、各面观及其运动。②了解各肋的特点及变异。

【教学重点、难点】

1. 椎骨的共性及各部椎骨的特征。

2. 椎骨间的直接连结。

3. 骨性胸廓的组成；胸骨的形态结构及胸骨角。

【教 材 精 要】

一、躯干骨及其连结总览

- 躯干骨及其连结
  - 脊柱
    - 椎骨：一般形态、　各部特点
    - 连结：　椎间盘、韧带、椎间关节
    - 整体观：一线、两点、三弱区、四弯曲
    - 功能及运动：支持体重、保护脊髓和内脏；屈、伸、侧屈、环转运动
  - 骨性胸廓
    - 组成：胸骨、12 对肋、脊柱胸段
    - 连结：肋椎关节（肋头关节和肋横突关节）、胸肋关节
    - 整体观及功能：扁圆锥形，保护胸腔脏器、参与呼吸运动
  - 骨盆
    - 组成：髋骨、骶骨、尾骨
    - 连结：骶髂关节、耻骨联合、韧带
    - 形态特点及功能：大、小骨盆差异明显，支撑体重、保护盆腔脏器

二、脊柱

脊柱位于背部正中，男性长约 70 cm，女性长约 65 cm，老年人略短。

1. 组成　由 24 块椎骨、1 块骶骨和 1 块尾骨及其间的连结构成。

椎骨 24 块。其中，颈椎（C）7 块、胸椎（T）12 块和腰椎（L）5 块。

骶椎（S）5 块，骨化为 1 块骶骨。

尾椎（Co）4～5 块，骨化为 1 块尾骨。

2. 椎骨的基本结构及各部椎骨的特点

（1）椎骨的基本结构：可归纳为一体、一弓、一个孔、两对切迹、七突起。

1）一体：椎体位于椎骨的前部，是椎骨负重的主要部分。

2）一弓、一个孔、两对切迹：椎弓为椎体后方的弓形骨板，其连接椎体的缩窄部分称椎弓根，后部宽薄为椎弓板。椎弓与椎体共同围成椎孔 vertebral foramen，所有椎孔贯通构成椎管；在椎弓根上、下方分别有椎上、下切迹，相邻椎骨的椎上、下切迹共同围成椎间孔 intervertebral foramen，有脊神经和血管通过。

3）七突起

A. 三个肌突：一个棘突，由椎弓后部正中向后下方突起，体表可扪及；两个横突，为椎弓根与椎弓板移行处向两侧的突起。棘突和横突为韧带和肌肉所附着。

B. 四个关节突：上、下关节突各 2 个，分别位于椎弓根与椎弓板结合处的上、下方，与相邻椎骨的椎上、下关节突构成椎间关节（关节突关节）。

（2）各部椎骨的特点：见表 1-3。

表 1-3　各部椎骨的主要特征

	颈椎*	胸椎	腰椎
椎体	小，横卵圆形	大，心形	最大，豆形
椎孔	最大，三角形	最小，圆形	中等，三角形
棘突	小而分叉（第 1 颈椎、第 7 颈椎除外）	长叠瓦状指向后下方	扁平板状，指向正后方
横突	有横突孔	有横突肋凹	扁长形
肋凹	无	有	无

*三个特殊的颈椎：第 1 颈椎为呈环状的寰椎，无椎体；第 2 颈椎为向上伸出指状突起（齿突）的枢椎；第 7 颈椎棘突特长，称为隆椎。

（3）骶骨：由 5 块骶椎融合而成，呈倒三角形，分底、尖和前、后两面。

3. 脊柱的连结　脊柱的主要连结可归纳为一盘、两短、三长、四椎间关节。

（1）一盘：指椎间盘 intervertebral disc，是连结相邻两个椎体的纤维软骨盘，由互相移行的内外两部分构成。

1）纤维环：位于外部，由无数层纤维软骨环组成，坚韧而富有弹性。

2）髓核：位居内部，为白色而富有弹性的胶状物。

功能：可承受压力，具有“弹性垫”样缓冲作用，并允许脊柱做各个方向的运动。

髓核占椎间盘切面的50%～60%。髓核一般位于纤维环的中部偏后，并不在中心位置。随年龄的增长，椎间盘易发生退行性变。过度负重或剧烈运动可导致纤维环破裂，髓核突出，称椎间盘突出症，多见于第4、5腰椎。由于椎间盘前方有前纵韧带，后方中部有后纵韧带加强，后外侧相对薄弱，因此髓核常向后外侧突出并对向椎间孔，压迫脊神经，导致一系列的临床症状和体征。

（2）两短：为黄韧带和棘间韧带。

1）黄韧带 ligmentus flavum：由薄而坚韧的黄色弹性纤维构成，连于相邻两椎弓板之间。在上方附着于上一椎弓板下缘的前面，向下附着于下一椎弓板上缘的后面，如叠瓦状，其外侧延伸至椎间关节的关节囊，它的侧缘构成椎间孔软组织性后壁。黄韧带分左、右两半，在中线处有一空隙，有小静脉穿过。黄韧带正常厚度为 2～4mm，其厚度由上向下逐渐增加，腰段最厚。其有限制脊柱过度前屈的作用。

2）棘间韧带：位于相邻两棘突间，前接黄韧带，后续棘上韧带。

（3）三长：前纵韧带、后纵韧带和棘上韧带。

1）前纵韧带：位于椎体前面一条宽而坚韧的韧带，上起枕骨大孔前缘，下至第 1～2 骶椎椎体前方，有防止脊柱过度后伸和椎间盘前突的作用。

2）后纵韧带：位于椎管内椎体的后面，窄而坚韧的韧带，上起枢椎，下达骶骨，有防止脊柱过度前屈的作用。

3）棘上韧带：连接各椎骨棘突尖之间的纵行韧带，有限制脊柱前屈的作用。

（4）四椎间关节（关节突关节）：由相邻椎骨上、下关节突的关节面相关节而构成，为平面关节，只能做轻微滑动。

此外，尚有寰枕关节和寰枢关节。

4. 脊柱的整体观及功能 脊柱的整体观可归纳为一线、两点、薄弱区和四弯曲。

（1）一线：整个脊柱各椎骨的棘突均位于人体的后正中线上，棘突间距大致相等。

（2）二点：第 7 颈椎（隆椎），棘突特长，末端不分叉；第 4 腰椎棘突，左、右髂嵴最高点的连线，正好通过第 3～4 腰椎棘突之间或第 4 腰椎棘突。该两点可作为计数椎骨的标志。

（3）三薄弱区：分别为颈、胸椎交界处，胸、腰椎交界处和腰、骶椎交界处，为整个脊柱相对薄弱的区域，特别是腰部承受重力较大，且运动多，因此胸、腰椎交界处和腰、骶椎交界处为腰痛的好发部位。

（4）四弯曲：颈曲、腰曲凸向前，胸曲、骶曲凸向后。

人类由于脊柱出现上述弯曲而增加其弹性，可减轻走路、跳跃时，从下方传到脊柱的震动而减轻对头部的冲击。

5. 椎管的通向 向上，经枕大孔至颅腔；向下，至骶管裂孔；向两侧，经椎间孔、骶前孔和骶后孔至盆腔与躯干。

6. 脊柱的功能 支持体重、保护脊髓和内脏及屈、伸、侧屈、环转运动。

三、骨性胸廓

1. 组成 由后方的 12 个胸椎、两侧的 12 对肋（肋骨、肋软骨）和前方的 1 块胸骨（柄、体、剑突）通过连结所围成。

胸骨分为胸骨柄、胸骨体和剑突。胸骨角 sternal angle 为胸骨柄与胸骨体交界处所形成的向前凸起的结构。两侧的肋切迹与第 2 肋软骨相连接，为计数肋的重要标志。该平面还标志第 4 胸椎下缘水平、气管分叉水平、食管第二狭窄水平和主动脉弓起止处等。

肋由肋骨和肋软骨构成，肋骨属扁骨，共 12 对，有两面、两缘和两端。

2. 连结 肋骨与椎骨的连结为肋椎关节，包括两个关节。

（1）肋头关节：由肋头的关节面与相应的胸椎肋凹构成。

（2）肋横突关节：由肋结节关节面与相应的横突肋凹构成。

两个关节在功能上是联合关节、运动时肋骨沿肋头至肋结节的轴旋转，使肋的前部上升或下降，以增大或缩小胸廓前后径和横径，从而改变胸腔的容积。

3. 肋与胸骨的连结

（1）第 1 肋与胸骨柄为永久性的软骨结合。

（2）第 2～7 肋与胸骨的肋切迹构成胸肋关节。

（3）第 8～10 肋软骨的前端不直接与胸骨相连，而依次与上位肋软骨形成软骨间关节，构成肋弓 costal arch。

（4）第 11、12 肋的前端游离（浮肋）。

4. 骨性胸廓的整体观　成人骨性胸廓呈前后略扁的圆锥形（幼儿胸廓为圆柱形，即前、后径与左、右径几乎相等），有上、下两口。

（1）上口：较小，由第 1 胸椎上缘、第 1 肋上面和胸骨柄上缘围成，是胸腔与颈部的通道。

（2）下口：较大，由第 12 胸椎下缘，第 11、12 肋前端，肋弓和剑突围成，借膈肌与腹腔分隔。

5. 骨性胸廓的功能　保护胸腔脏器，参与呼吸运动。吸气时肋前端抬高，胸骨上升，胸廓前后径及左右径增大，胸腔容积增大，利于气体进入胸腔；呼气时肋前端降低，胸骨下降，胸廓前后径及左右径缩小，胸腔容积变小，利于气体呼出。

【强化训练题】

一、名词解释

1. vertebral foramen
2. intervertebral foramen
3. intervertebral disc
4. ligamenta flavum
5. sternal angle
6. costal arch

二、填空题

1. 每块椎骨由前方的______和后方的______构成。颈椎横突孔有______通过，后经______入颅。
2. 椎间盘是由周围的______和中央的______构成。
3. 胸骨从上而下可分为______、______和______三部分。
4. 脊柱由______个椎骨，一块______骨和一块______骨，借骨连结而成。脊柱的主要韧带有______、______、______、______、______，椎体间靠______相连结。
5. 从侧方观察，脊柱有四个生理弯曲，其中______和______凸向前，而______和______凸向后。
6. 胸廓由 12 块______，12 对______，一块____和它们之间的连结共同围成。

三、是非题（选择题模式，两个答案，A：对；B：错）

（　　）1. 胸廓上口由胸骨柄上缘，锁骨，第 1 肋和第 1 胸椎围成。

（　　）2. 所有颈椎均有椎体。

（　　）3. 胸骨角在前方平对第 2 肋间隙，后方达第 4 胸椎下缘水平。

四、选择题

A 型题

1. 每块椎骨均具有
A. 上、下关节突　B. 肋凹
C. 椎孔　D. 横突孔
E. 末端分叉的棘突

2. 关于黄韧带的描述正确的是
A. 限制脊柱过分后伸
B. 属于棘上韧带一部分
C. 位于椎体前面
D. 位于相邻两椎弓板之间
E. 位于椎体后面

3. 颈椎的特点是
A. 有椎体　B. 有棘突　C. 有肋凹
D. 有齿突　E. 有横突孔

4. 胸椎的特点是
A. 横突有孔　B. 棘突末端分叉
C. 有肋凹　D. 椎体大
E. 椎孔大

5. 关于肋的组成下列正确的是
A. 真肋：1～7 肋；假肋：8～12 肋
B. 真肋：1～5 肋；假肋：6～10 肋；浮肋：11～12 肋
C. 真肋：1～8 肋；假肋：9～12 肋
D. 真肋：1～7 肋；假肋：8～10 肋；浮肋：11～12 肋
E. 以上均不正确

6. 关于椎骨的叙述，正确的是
A. 颈椎均有椎体
B. 颈椎棘突都分叉
C. 第 12 胸椎无肋凹
D. 腰椎关节突关节面呈矢状位
E. 第 6 颈椎棘突又称隆椎

7. 横突孔中通行的结构有
A. 颈内动脉　B. 眼动脉　C. 颈外动脉
D. 椎动脉　E. 以上都不是

8. 围成椎孔的是
A. 上、下相邻的椎弓根
B. 椎弓根与椎弓板
C. 椎体与椎弓
D. 上、下相邻的棘突
E. 以上都不对

9. 围成椎间孔的是
A. 上、下相邻的棘突

B. 椎体与椎弓
C. 上、下相邻的椎弓根
D. 椎弓根与椎弓板
E. 上位椎骨的椎下切迹和下位椎骨的椎上切迹

10. 胸骨角平对
A. 第 1 肋软骨　B. 第 2 肋软骨
C. 第 3 肋软骨　D. 第 4 肋软骨
E. 第 7 肋软骨

11. 有关椎骨的描述正确的是
A. 椎体和椎弓共同围成椎间孔
B. 椎弓向上伸出一个上关节突
C. 成人有 33 块
D. 椎弓后部称椎弓板
E. 第 1 颈椎椎体最小

12. 关于胸椎的描述正确的是
A. 横突根部有横突孔
B. 横突上有半圆形肋凹
C. 棘突呈板状，平伸向后
D. 棘突末端分叉
E. 椎孔成三角形

13. 关于肋的描述正确的是
A. 上 6 对肋称真肋
B. 肋骨上缘内面有一浅沟，称肋沟
C. 由肋骨和肋软骨构成
D. 肋的前端与胸椎体相连结
E. 均与胸骨相连结

X 型题

14. 颈椎的结构特点有
A. 除寰椎及隆椎外，其他棘突短而分叉
B. 椎孔大，呈三角形
C. 椎体较大
D. 有横突孔
E. 有横突肋凹

15. 椎体间的连结有
A. 椎间盘　B. 黄韧带
C. 前纵韧带　D. 后纵韧带
E. 棘间韧带

16. 有关椎骨连接的叙述，正确的是
A. 连接胸、腰、骶椎各棘突尖之间的韧带称棘上韧带
B. 前纵韧带防止脊柱过伸
C. 后纵韧带附着于椎体与椎间盘的后面
D. 后纵韧带防止脊柱过伸
E. 黄韧带连结在相邻椎弓板之间

17. 下列有关颈椎的描述中错误的是
A. 都有棘突并分叉
B. 横突孔仅见于第 1～6 颈椎
C. 都有一个较小的椎体
D. 关节面都呈冠状位
E. 椎孔最大，呈圆形

18. 肋骨的结构特点是
A. 属于扁骨　B. 分为体和前、后两端
C. 前端接胸骨　D. 后端接胸椎
E. 除第 1 肋外，内面下缘处有肋沟

19. 属于扁骨的是
A. 椎骨　B. 骶骨　C. 肋骨
D. 胸骨　E. 尾骨

20. 下列关于胸骨角的描述正确的是
A. 两侧平对第 2 肋软骨
B. 为胸骨柄与胸骨体的连接
C. 为胸骨与锁骨的连接
D. 连接胸骨柄与剑突
E. 两侧平对第 3 肋

21. 下列关于骨性胸廓的叙述中正确的是
A. 上口狭小，向前下倾斜
B. 下口宽大
C. 上七位肋连于胸骨
D. 吸气运动时仅前后径变化
E. 肋下降时，助吸气

五、简答题

1. 椎骨的共同特征及颈椎、胸椎、腰椎有何差异？
2. 脊柱有哪些弯曲和韧带，有何意义？
3. 椎间盘的结构和功能如何？何谓椎间盘突出症？
4. 胸廓的组成及组成胸廓各骨的主要结构是什么？

六、思考题

椎骨之间的连结有哪些？各自的位置及作用是什么？

【参 考 答 案】

一、名词解释

1. vertebral foramen 椎孔：是指椎体与椎弓所围成的孔。
2. intervertebral foramen 椎间孔：相邻椎骨的椎上、下切迹围成椎间孔。
3. intervertebral disc 椎间盘：是连接相邻两椎体相对面的纤维软骨盘，由髓核和纤维环构成。椎间盘坚韧而有弹性，具有承受压力、缓冲冲击，以减轻脑和脊髓震荡的功能，并有利于脊柱向各方做少量的运动。

4. ligamenta flavum 黄韧带：为连接相邻两椎弓板之间的韧带，由黄色的弹力纤维构成，协助围成椎管，并有限制脊柱过度前屈的作用。
5. sternal angle 胸骨角：胸骨柄与胸骨体连结处稍向前突，称为胸骨角，可在体表扪及，两侧平对第 2 肋，是计数肋的重要标志。
6. costal arch 肋弓：第 8～10 对肋软骨依次附在上位肋软骨上，连结成为肋弓。

二、填空题

1. 椎体 椎弓 椎血管 枕骨大孔
2. 纤维环 髓核
3. 胸骨柄 胸骨体 剑突
4. 24 骶 尾 前纵韧带 后纵韧带 黄韧带 棘间韧带 棘上韧带 椎间盘
5. 颈曲 腰曲 胸曲 骶曲
6. 胸椎 肋 胸骨

三、是非题

1. B 2. B 3. B

四、选择题

A 型题

1. C 2. D 3. E 4. C 5. D 6. D 7. D
8. C 9. E 10. B 11. D 12. B 13. C

X 型题

14. ABD 15. ACD 16. ABCE 17. ABCDE
18. ABCDE 19. CD 20. AB 21. ABC

五、简答题

1. 椎骨由前方的椎体、后方的椎弓和由椎弓发出的突起三个部分构成。椎体与椎弓围成椎孔，所有椎骨的椎孔相连则构成椎管，容纳脊髓。椎体与椎弓相接的部分为椎弓根，其上、下方各有一切迹称椎上切迹和椎下切迹，相邻椎骨的椎上、下切迹围成椎间孔，孔内有脊神经和血管通过。椎弓的后部称椎弓板，椎弓板上发出一个棘突及一对横突、一对上关节突和一对下关节突。颈椎：横突根部有横突孔。棘突末端分叉。胸椎：椎体和横突上都有连接肋骨的关节面，称肋凹。邻位椎骨的棘突呈叠瓦状排列。腰椎：椎体粗大，棘突呈板状水平伸向后方。
2. 从侧面观察脊柱存在四个生理性弯曲，即凸向前的颈曲和腰曲，凸向后的胸曲和骶曲。连结椎骨间的韧带很多，可分长、短两种，长的有三条，短的有两条。长的韧带有前纵韧带和后纵韧带，它们分别位于椎体的前、后面，都纵贯脊柱的全长，棘上韧带连于各棘突的尖端。短的韧带主要为连结在椎弓之间的黄韧带，较强厚；连结于棘突之间的为棘间韧带。
3. 椎间盘是连接相邻两椎体相对面的纤维软骨盘，由髓核和纤维环构成。椎间盘坚韧而有弹性，具有承受压力、缓冲冲击，以减轻脑和脊髓震荡的功能，并有利于脊柱向各方做少量的运动。过度负重或剧烈运动可导致纤维环破裂，髓核突出，称椎间盘突出症，多见于第 4～5 腰椎。由于椎间盘前方有前纵韧带，后方中部有后纵韧带加强，后外侧相对薄弱，因此髓核常向后外侧突出并对向椎间孔，压迫脊神经，导致一系列的临床症状和体征。
4. 骨性胸廓由 1 块胸骨、12 对肋和 12 块胸椎及其连结构成。

六、思考题

相邻椎骨之间的连结包括椎间盘、韧带和关节。椎间盘连接相邻两个椎体之间，由纤维环和髓核构成。纤维环为呈环形排列的纤维软骨，前宽后窄，围绕在髓核的周围，可防止髓核向外突出，纤维环坚韧而有弹性。髓核是一种富有弹性的胶状体，位于椎间盘的中部稍偏后方，有缓和冲击的作用。它被限制在纤维环之内，施加压力则有向外膨出的趋势。韧带主要包括前纵韧带、后纵韧带、黄韧带、棘间韧带、棘上韧带。前纵韧带和后纵韧带位于椎体的前、后面，纵贯脊柱的全长，防止脊柱过度后伸（前纵韧带）、前屈（后纵韧带），以及防止椎间盘前突（前纵韧带）的作用。黄韧带协助围成椎管，并有限制脊柱过分前屈的作用。棘上韧带是连接胸、腰、骶椎各棘突的纵行韧带，能限制脊柱过屈。棘间韧带连接各棘突之间，后接棘上韧带或项韧带。关节突关节由相邻椎骨的上下关节突构成，可做微量运动。

第三节 下肢骨及其连结

【目的要求】

1. 掌握 ①掌握下肢骨的组成、分部和排列关系；掌握髋骨、股骨、胫骨、腓骨重要的形态结构。②掌握骨盆的组成、分部及女性骨盆的特点和意义。③掌握髋关节、膝关节和踝关节的组成、结构特点及运动形式。

2. 熟悉 ①熟悉足骨的分部和各骨的名称与排列。②熟悉小腿骨间的连结。

3. 了解 ①了解髌骨的位置。②了解跗跖关节、跖趾关节、趾关节的结构。

【教学重点、难点】

1. 下肢骨的组成、分部，髋骨、股骨、胫骨、腓骨重要的形态结构。

2. 髋关节、膝关节、踝关节的组成、结构特点及运动形式。

3. 骨盆的组成及性别差异。

【教 材 精 要】

一、下肢骨及其连结总览

- 下肢骨及其连结
  - 下肢骨
    - 下肢带骨：髋骨（髂骨、坐骨、耻骨）
    - 自由下肢骨：股骨、胫骨、腓骨、足骨（跗骨、跖骨、趾骨）
  - 连结
    - 下肢带骨连结：骶髂关节、耻骨联合、骶结节韧带、骶棘韧带
    - 自由下肢骨连结
      - 髋关节、膝关节、小腿骨连结
      - 足骨的连结（踝关节）

二、下肢骨

1. 下肢带骨 髋骨 hip bone 由髂骨、坐骨、耻骨三骨融合而成。

2. 自由下肢骨

- 上端：股骨头、大转子、小转子、转子间线、转子间嵴
- 体部：粗线、腘面
- 下端：内侧髁、外侧髁、内上髁、外上髁、收肌结节、髁间窝

（1）大腿：股骨。

（2）小腿：胫骨、腓骨（表 1-4）。

表 1-4 腓骨与胫骨的主要结构

部位	腓骨（外侧）	胫骨（内侧）
上端	腓骨小头及其上关节面	内侧髁、外侧髁、髁间隆起、胫骨粗隆
	腓骨颈	腓关节面
下端	外踝	内踝
		腓切迹

（3）足骨：跗骨 7 块、跖骨 5 块、趾骨 14 块。

三、下肢骨连结

1. 下肢带骨的连结

- 下肢带骨的连结
  - 间接连结：骶髂关节
  - 直接连结：骶结节韧带、骶棘韧带、耻骨联合

（1）骶髂关节

- 骶髂关节
  - 结构
    - 关节面：骶骨与髂骨的耳状面
    - 关节囊：紧张，前后均由韧带加强
  - 功能：支持体重，几乎不运动

（2）髋骨与脊柱间的韧带连结

1）骶结节韧带：起于髂后下棘、骶骨侧缘及尾骨上部，向外方经骶棘韧带的后方止于坐骨结节。

2）骶棘韧带起于骶骨下端及尾骨的外侧缘，向外方与骶结节韧带交叉后止于坐骨棘。

上述两条韧带与坐骨大、小切迹共同围成坐骨大孔和坐骨小孔，是臀部与盆腔和会阴部之间的通道，有肌肉、肌腱、神经、血管等通过。

（3）耻骨联合：由两侧的耻骨联合面借纤维软骨连接而成。

（4）骨盆 pelvis

1）骨盆的组成：由左、右髋骨，骶骨和尾骨通过连结而构成。

2）骨盆的连结

A. 直接连结：①骨性连结：髋骨、骶骨和尾骨。②软骨连结：耻骨联合。③韧带连结：骶结节韧带和骶棘韧带。

B. 间接连结：骶髂关节（微动关节）。

3）骨盆的整体形态：构成骨盆的各骨通过连结构成一个完整的骨环，骨盆以界线 terminal line 为界分为大骨盆和小骨盆。界线是由后方骶岬、两侧的弓状线、耻骨梳、耻骨结节和前方的耻骨联合上缘所围成的环形线。①大骨盆：位于界线上方，由髂骨翼和骶骨构成，几乎没有前壁。②小骨盆在界线下方，为大骨盆向下延伸的骨性狭窄部。其可分为骨盆上口和骨盆下口。骨盆上

口由上述的界线组成；骨盆下口由尾骨尖、骶结节韧带、坐骨结节、坐骨支、耻骨支和耻骨联合下缘围成。

4）男、女骨盆的性别差异：见表 1-5。

表 1-5 男、女骨盆的比较

比较项目	男性骨盆	女性骨盆
外形	窄长，相对粗糙	宽短，相对平滑
骶岬	前突明显	前突不明显
骨盆上口	近椭圆形	近似圆形
骨盆下口	较小	较大
耻骨下角	70°～75°	90°～100°
坐骨棘	内翻	外翻
坐骨结节	内翻，间距小	外翻，间距大
髂骨翼	较垂直	较水平
盆腔	深而狭窄	浅而宽大

5）骨盆的功能：支持、传递体重（经坐骶弓、耻骶弓）和保护盆腔脏器。在女性，骨盆还是胎儿娩出的产道。

2. 自由下肢骨的连结（主要）

（1）髋关节

1）组成：由股骨头与髋臼相对构成。

2）特点：①属于杵臼关节。②髋臼内仅月状面被覆关节软骨，髋臼窝内充满脂肪，可随关节内压的增减而被挤出或吸入，以维持关节内压的平衡。③髋臼周围有纤维软骨构成的髋臼唇加深髋臼的深度，股骨头约 3/4 包在窝内。④关节腔较窄，囊内有股骨头韧带，其内有神经、血管等通过至股骨头。⑤关节囊厚而坚韧，下端前面附于转子间线，后面附于转子间嵴的内侧（股骨颈后方外侧 1/3 在囊外）。因此，股骨颈骨折时，根据其骨折部位而有囊内、囊外或混合性骨折之分。⑥髋关节周围有韧带加强，主要是前面的髂股韧带，下部有耻骨囊韧带，关节囊后部有坐骨囊韧带，并有髋臼横韧带封闭髋臼切迹。

3）运动：髋关节为多轴性关节，能做屈伸、收展、旋转及环转运动。

运动髋关节的肌肉：①屈：髂腰肌、股前肌群（股直肌、缝匠肌）。②伸：臀大肌、股后肌群。③收：收肌群。④展：臀中肌。⑤旋内：臀中肌（前份）。⑥旋外：髂腰肌、臀大肌、梨状肌、臂中肌（后份）。

（2）膝关节

1）组成：由股骨内、外侧髁和胫骨内、外侧髁及髌骨构成。

2）特点：①为人体最大且构造最复杂的关节。由于重力在膝关节由上而下垂直传递，因此关节的相对关节面面积特别大，以保证关节的稳固性。②关节囊四周都有韧带增强，前方有髌韧带，是股四头肌肌腱的延续，止于胫骨粗隆。在髌韧带的两侧，有髌内、外侧支持带，为股内侧肌和股外侧肌腱膜的下延。后方有腘斜韧带。内侧有胫侧副韧带，外侧为腓侧副韧带。③关节囊的滑膜层广阔，突入关节腔内，称为翼状襞。④在关节内，有由纤维软骨构成的半月板，内侧呈“C”形，外侧呈环形。半月板周缘厚，中间薄，将膝关节腔分为上、下两腔，使关节头和关节窝更加适应，也增加了运动的灵活性。增强关节稳固性，并有缓冲作用。⑤膝关节内有两条交叉韧带。前交叉韧带附着于胫骨髁间前窝，向后外上方，止于股骨外侧髁内面的后份，有制止胫骨前移的作用；后交叉韧带位于前交叉韧带的后内侧，起自胫骨髁间后窝，向前上内方，附于股骨内侧髁外面的前份，具有限制胫骨后移的作用。

3）运动：主要是屈、伸运动，但在小腿半屈时，胫骨可做轻度的旋转运动。如当急剧伸小腿并做强力旋转，易发生半月板挤伤或破裂。

（3）小腿骨间的连结

小腿骨间的连结：
- 近侧：胫腓关节，由腓骨头关节面及胫骨腓关节面构成
- 中部：小腿骨间膜
- 远侧：胫腓韧带联合（不形成滑膜关节）

小腿两骨连结很紧密，几乎不能运动。

（4）足骨的连结：足骨的连接包括踝关节（距小腿关节）、跗骨间关节、跗跖关节、跖趾关节及趾间关节五种，其重点为踝关节。

1）踝关节的组成：由胫骨、腓骨下端的关节面与距骨滑车构成。

2）踝关节的特点：踝关节属滑车关节，关节囊前后较薄，两侧较厚，并有韧带加强。胫侧副韧带为一强韧的三角形韧带，又称三角韧带，位于关节的内侧。腓侧副韧带位于关节的外侧。

3）踝关节的运动：可沿冠状轴做背屈及跖屈运动。足尖向上，足与小腿间的角度小于 90°称为背屈；反之，足尖向下，足与小腿间的角度大于直角称为跖屈。踝关节和距跟舟关节共同作

用，可使足内翻和足外翻，背屈常伴外翻，而跖屈常伴内翻。

4）踝关节跖屈位时易发生内翻损伤的形态学基础：①距骨滑车前宽后窄，当跖屈位时，踝关节处于不稳定状态；②内踝高、外踝低；③韧带内侧强、外侧弱。

【强化训练题】

一、名词解释

1. hip bone
2. pelvis
3. inferior angle of the pubic
4. terminal line

二、填空题

骨盆上口称为界线，界线的组成是____、______、______和______。下口的构成是______、______、______和______。

三、是非题（选择题模式，两个答案，A：对；B：错）

(　　) 1. 膝关节是由股骨下端，胫骨、腓骨上端和髌骨所构成。

(　　) 2. 内侧半月板比较游离，因而易于撕裂。

(　　) 3. 三角韧带是距腓前韧带、距腓后韧带、跟腓韧带三者的合称。

(　　) 4. 股骨颈为关节囊完整包绕。

(　　) 5. 左、右髂嵴最高点连线，正好通过第4、5腰椎棘突之间。

四、选择题

A 型题

1. 股骨易骨折的部位是
A. 股骨颈　　B. 转子间线　　C. 粗线
D. 股骨体　　E. 外侧髁

2. 关于股骨的描述正确的是
A. 是人体最长的骨
B. 股骨头与闭孔相接
C. 股骨体下方有股骨头凹
D. 股骨体前面有粗线
E. 两髁前面的深窝称为髁间窝

3. 关于胫骨的描述，错误的是
A. 上端两髁间凹陷称髁间窝
B. 外侧髁的后下方有腓关节面
C. 下端内侧膨大称内踝
D. 上端前面的隆起称胫骨粗隆
E. 后面上份有斜向下的比目鱼肌线

4. 关于髋关节的描述，正确的是
A. 髋臼唇呈环形完整包绕髋臼
B. 属双轴关节
C. 股骨颈全部位于关节囊外面
D. 髋臼内仅月状面被覆关节软骨
E. 关节腔内有耻骨韧带

5. 关于骨盆的描述，正确的是
A. 由骶骨和两侧的髋骨构成
B. 借界线分为大骨盆和小骨盆
C. 直立位时，两侧髂前下棘和两侧耻骨结节同在一个水平面上
D. 骨盆上口呈水平位
E. 上、下口都是前后径大于横径

6. 关节囊包裹股骨颈的程度为
A. 关节囊前面包裹股骨颈的内侧 2/3
B. 髋关节囊前面仅包裹股骨颈内侧 1/3
C. 关节囊前面达转子间线，后面包裹股骨颈的内侧 2/3
D. 关节囊未包裹股骨颈
E. 关节囊只包裹股骨颈的内侧 1/2

7. 构成膝关节的骨有
A. 股骨和胫骨
B. 股骨、胫骨、腓骨
C. 腓骨、胫骨、股骨、髌骨
D. 股骨、胫骨、髌骨
E. 股骨、腓骨、髌骨

8. 关于踝关节的描述，正确的是
A. 由胫骨下端与距骨构成
B. 由胫骨、腓骨下端与距骨构成
C. 由胫骨下端与跟骨构成
D. 囊内有韧带　　E. 三角韧带位于外侧

9. 关于前交叉韧带的描述，正确的是
A. 限制胫骨向前移动
B. 起自股骨内侧髁
C. 伸膝时最松弛
D. 限制胫骨向后移动
E. 屈膝时最紧张

10. 关于胫骨下端的描述正确的是
A. 膨大形成内、外侧髁
B. 内侧面有关节面
C. 向内下突为内踝
D. 前面有胫骨粗隆
E. 与足舟骨形成关节

11. 不属于短骨的是
A. 月骨　　B. 钩骨　　C. 髌骨
D. 骰骨　　E. 距骨

12. 关于膝关节的描述正确的是
A. 既有囊外韧带，也有囊内韧带

B. 关节面由股骨下端和胫骨上端构成
C. 关节囊包裹着髌骨
D. 只能做屈伸运动
E. 关节腔被完全分隔为上、下、内侧、外侧四个腔

13. 参与骨盆界线围成的有
A. 髂嵴 B. 坐骨结节
C. 耻骨梳 D. 耻骨联合下缘
E. 髂前上棘

14. 大转子位于股骨颈、体交界处的
A. 外侧 B. 内侧 C. 前方
D. 后方 E. 下方

15. 属于跗骨的是
A. 跖骨 B. 骰骨 C. 大多角骨
D. 三角骨 E. 月骨

16. 参与膝关节构成的是
A. 股骨上端 B. 腓骨上端
C. 胫骨上端 D. 胫骨粗隆
E. 收肌结节

X 型题

17. 膝关节的特点是
A. 关节囊内有前、后交叉韧带加强
B. 髌韧带止于胫骨粗隆
C. 伸膝时可做旋内和旋外运动
D. 胫侧副韧带与内侧半月板紧密结合
E. 腓侧副韧带与关节囊紧密结合

18. 髋关节的特点是
A. 髋臼唇增加了髋关节的活动度
B. 关节囊内有股骨头韧带，内含血管
C. 股骨头是关节头，髋臼是关节窝
D. 髋臼横韧带封闭了髋臼切迹
E. 股骨颈骨折可分为囊内和囊外骨折

19. 膝关节的特点是
A. 由股骨、胫骨和膑骨构成
B. 囊内有前、后交叉韧带，限制胫骨前、后移动
C. 滑膜层深入关节囊内
D. 四周有韧带加强
E. 半月板不完全分隔关节腔

20. 组成骨盆界线的结构有
A. 骶岬 B. 弓状线 C. 耻骨梳
D. 耻骨结节 E. 耻骨联合上缘

21. 膝关节半月板的形态特点是
A. 由弹性软骨构成
B. 内侧半月板呈“C”形
C. 外侧半月板呈“O”形
D. 上面陷凹
E. 下面平坦

22. 踝关节易发生内翻损伤的形态学原因
A. 距骨滑车前宽后窄
B. 内踝高、外踝低
C. 韧带内侧强外侧弱
D. 损伤常发生于踝关节背屈时
E. 损伤常发生于踝关节跖屈内翻时

23. 关于髋臼组成的描述正确的是
A. 由髂骨、坐骨和耻骨三骨体组成
B. 窝内的月状面为关节面
C. 容纳股骨头大部分
D. 股骨头韧带一端附于髋臼横韧带上
E. 髋臼唇增加了髋关节的活动度

24. 足处于以下什么状态时踝关节最不稳定
A. 跖屈 B. 背屈 C. 内翻
D. 外翻 E. 内收

五、简答题

1. 简述骨盆界线的构成。
2. 何谓大、小骨盆?
3. 简述踝关节易发生内翻损伤的解剖学基础。
4. 试述髋关节的组成、特点及其运动。

六、思考题

1. 请叙述如何从关节的构成判断关节的稳定性及灵活性，并以此比较上肢及下肢的差异?
2. 为什么肩关节脱位比髋关节脱位常见?
3. 在活体上，能摸到下肢骨哪些重要的骨性标志?

【参 考 答 案】

一、名词解释

1. hip bone：髋骨。是由髂骨、耻骨和坐骨三者融合而成。
2. pelvis：骨盆。是由骶骨、尾骨及左、右髋骨借骶髂关节，耻骨联合及骶结节韧带和骶棘韧带连结而成的完整骨环。
3. inferior angle of the pubic：耻骨下角。两侧坐骨支与耻骨下支连成耻骨弓，其间的夹角称为耻骨下角。男性为 75°～75°，女性为 90°～100°。
4. terminal line：骨盆界线。以骶骨岬、左右弓状线、耻骨梳和耻骨上缘所连成的线为界线。

二、填空题

骶骨岬　左右弓状线　耻骨梳　耻骨上缘　尾骨　骶结节韧带(连于骶骨和坐骨结节之间) 坐骨结节　耻骨联合的下缘

三、是非题

1. B 2. B 3. B 4. B 5. B

四、选择题

A 型题

1. A 2. A 3. A 4. D 5. B 6. C 7. D
8. B 9. A 10. C 11. C 12. A 13. C 14. A
15. B 16. C

X 型题

17. ABD 18. BCDE 19. ABCDE 20. ABCDE
21. ABCDE 22. ABCE 23. ABCD 24. AC

五、简答题

1. 骨盆界线以骶骨岬、左右弓状线、耻骨梳和耻骨上缘所连成的线为界线。
2. 骨盆以界线为界分为大骨盆和小骨盆。
（1）大骨盆：位于界线上方，由髂骨翼和骶骨构成，几乎没有前壁。
（2）小骨盆：在界线下方，为大骨盆向下延伸的骨性狭窄部。其可分为骨盆上口和骨盆下口。①骨盆上口：由骶骨岬、左右弓状线、耻骨梳和耻骨上缘所连成的界线组成。②骨盆下口：由尾骨尖、骶结节韧带、坐骨结节、坐骨支、耻骨支和耻骨联合下缘围成。
3. ①内踝外置较高而外踝外置较低；②踝关节内侧副韧带强，外侧较弱；③距骨滑车前宽后窄，故当足半跖屈时，面差大、不稳定、活动度增加，故此时易致踝关节内翻损伤。
4. 髋关节由股骨头与髋臼构成，外覆关节囊。关节囊厚而牢固。但因关节窝深，股骨头全部都容纳在窝内，且受韧带的限制，故运动范围较肩关节小。髋关节能做屈、伸、收、展、旋内、旋外及环转运动。

六、思考题

1. 关节的灵活性取决于：①运动轴（关节类型），轴越多，灵活性越大。②关节面积差，关节面积差越大，关节越灵活。③关节囊的松紧，韧带的多少及关节盘的介入。④关节周围的肌肉状况。
在漫长的进化过程中，人体直立，上下肢出现分工，为适应上肢精细活动的需要，故上肢结构轻巧，关节灵活，在稳固中突出灵活；为适应下肢承重的特点，下肢结构粗壮，关节运动在灵活中突出稳固。
2. 肩关节脱位常见由其结构特点决定：肱骨头大，关节盂浅小，关节接触面仅 1/4～1/3；关节囊薄而松弛，其下壁没有韧带、肌腱加强，相对较薄弱，因此易向前下方脱位。而髋关节的特点为：髋臼深，周缘附有髋臼唇，加深关节窝，关节头的 2/3 在关节窝内。关节囊紧张而坚韧，关节囊周围有髂股韧带、股骨头韧带、耻股韧带、坐股韧带、轮匝带等加强。因此，其运动幅度远不及肩关节，有较大的稳固性，不易脱位。
3. 在活体上，能摸到下肢骨的重要骨性标志有髂前上棘、髂后上棘、髂嵴、髂结节、坐骨结节、耻骨结节、股骨大转子、股骨内上髁、股骨外上髁、收肌结节、胫骨内上髁、胫骨外上髁、胫骨粗隆、内踝、外踝、腓骨头、胫骨前缘、跟骨结节。

（甘胜伟）

第四节 上肢骨及其连结

【目 的 要 求】

1. 掌握 ①上肢骨的组成、分部和各骨的名称、排列。②肩胛骨、肱骨、桡骨、尺骨的形态、结构。③肩关节、肘关节、腕关节的组成、结构特点及运动形式。④上肢骨的骨性标志。

2. 熟悉 ①上肢带骨连结的类型、结构和功能。②腕骨的名称和排列位置。③前臂骨连结及拇指腕掌关节的结构和功能。

3. 了解 ①锁骨、掌骨和指骨的形态结构。②桡尺远侧关节、腕骨间关节、腕掌关节、掌指关节和指骨间关节的形态结构。

【教学重点、难点】

1. 上肢骨的组成、分部。
2. 肩胛骨、肱骨、桡骨、尺骨的重要结构。
3. 肩关节、肘关节、腕关节的组成、结构特点及运动形式。
4. 前臂旋前、旋后的解剖学基础。

【教 材 精 要】

- 上肢骨及其连结
  - 上肢骨
    - 上肢带骨：肩胛骨、锁骨
    - 自由上肢骨：肱骨、尺骨、桡骨、手骨（腕骨、掌骨、指骨）
  - 连结
    - 上肢带骨连结：胸锁关节、肩锁关节、喙肩韧带
    - 自由上肢骨连结
      - 肩关节、肘关节
      - 前臂骨的连结
      - 腕关节
      - 手骨的连结(拇指腕掌关节)

一、上肢骨

(一)上肢带骨

1. 肩胛骨　呈三角形的扁骨，位于胸廓后外上方。

(1)两面：腹侧面凹陷称肩胛下窝；背侧面有肩胛冈将其分为冈上窝和冈下窝，肩胛冈向外延伸的扁平末端为肩峰。

(2)三缘：上缘有肩胛切迹和喙突；内侧缘锐利；外侧缘圆钝。

(3)三角：上角平对第 2 肋；下角为肩胛骨脊柱缘与外侧缘汇合处，平对第 7 肋或第 7 肋间隙，是计数肋的标志；外侧角有关节盂与肱骨头相关节。

2. 锁骨　呈“S”形位于胸廓前上方，内侧端粗大为胸骨端，外侧端扁平为肩峰端。内侧 2/3 凸向前，外侧 1/3 凸向后。

(二)自由上肢骨

1. 肱骨　位于臂部的长骨，上端借肱骨头与关节盂相关节，下端与尺骨和桡骨形成肘关节。

重要结构有肱骨头、大结节、小结节、结节间沟、解剖颈、外科颈、桡神经沟、肱骨小头、肱骨滑车、冠突窝、鹰嘴窝、尺神经沟、内上髁、外上髁。

2. 尺骨　位于前臂内侧的长骨，重要结构有鹰嘴、滑车切迹、冠突、尺骨粗隆、桡切迹、尺骨茎突。

3. 桡骨　位于前臂外侧的长骨，重要结构有桡骨头、桡骨颈、桡骨粗隆、桡骨茎突。

4. 手骨

(1)腕骨：属于短骨，共 8 块。由桡侧向尺侧分成两列：舟月三角豆，大小头状钩。

(2)掌骨：属于长骨，共 5 块，分为底、体和头。

(3)指骨：属于长骨，共 14 块，分为底、体和滑车。

上肢骨的骨性标志：锁骨、肩胛冈、肩胛下角、肩峰，肱骨大结节及内、外上髁，桡骨头、尺骨鹰嘴、桡骨与尺骨茎突、豌豆骨、掌骨头。

二、上肢骨连结

(一)上肢带骨连结

1. 胸锁关节

(1)组成：由锁骨的胸骨端、胸骨的锁切迹和第 1 肋软骨的上面构成。

(2)特点：关节腔内有鞍状关节盘，将关节腔分为内下和外上两部分。

(3)运动：可做各个方向的微动运动。

2. 肩锁关节

(1)组成：由肩胛骨的肩峰关节面、锁骨的肩峰端关节面构成。

(2)特点：属平面关节，有喙锁韧带加固。

(3)运动：可做各方向的微动运动。

3. 喙肩韧带　连结于喙突与肩峰之间，形成喙肩弓架于肩关节上方，可防止肱骨头向上方脱位。

(二)自由上肢骨的连结

1. 肩关节

(1)组成：由肩胛骨的关节盂与肱骨头构成。

(2)特点：属典型的球窝关节。关节盂的面积仅为关节头面积的 1/3 或 1/4，故肱骨头的运动幅度较大；关节盂周缘有纤维软骨环构成的盂唇附着，以加深关节窝。关节腔宽大，有肱二头肌长头腱从关节囊内通过。关节囊薄而松弛，其前壁、上壁、后壁均有肌腱或韧带加强，其前下方为关节的薄弱部位，故肩关节脱位常发生于此。

(3)运动：为全身最灵活的关节，可做屈、伸、收、展、旋转及环转运动。

2. 肘关节

（1）组成：由肱尺关节、肱桡关节和桡尺近侧关节构成，为复合关节。肱骨滑车与尺骨滑车切迹构成肱尺关节，是肘关节的主体部分；肱骨小头与桡骨头凹构成肱桡关节；桡骨环状关节面与尺骨的桡切迹构成桡尺近侧关节。

（2）特点：关节囊前、后壁松弛，两侧有尺侧、桡侧副韧带加强，桡骨头周围有桡骨环状韧带，可防止桡骨头脱出。

（3）运动：肱尺关节可沿略斜的额状轴做屈、伸运动；桡尺近侧关节与桡尺远侧关节是必须同时运动的联合关节，司前臂的旋转运动；肱桡关节属球窝关节，但只能配合上述两关节的活动，即与肱尺关节一起，共同进行屈、伸运动，配合桡尺近侧关节进行垂直轴的旋转运动。

3. 前臂骨的连结

（1）桡尺近侧关节。

（2）前臂骨间膜：连结于桡骨、尺骨的骨间缘之间。当前臂两骨处于旋前或旋后位时，骨间膜松弛；而处于中间位时，骨间膜紧张。

（3）桡尺远侧关节：桡尺近侧关节和桡尺远侧关节是联合关节，运动时，沿桡骨垂直轴进行旋转。

4. 手骨的连结 包括桡腕关节、腕骨间关节、腕掌关节、掌指关节和指骨间关节。

（1）桡腕关节：又称腕关节。①组成：由桡骨下端的腕关节面、尺骨头下方的关节盘和手舟骨、月骨、三角骨的近侧关节面构成；②特点：属于椭圆关节，关节囊松弛，前后有桡腕掌侧韧带和桡腕背侧韧带，两侧有尺侧副韧带、桡侧副韧带；③运动：可做屈、伸、收、展及环转运动。

（2）拇指腕掌关节：①组成：由第 1 掌骨底、大多角骨构成；②特点：属于鞍状关节，关节囊松弛；③运动：可做屈、伸、收、展、环转及对掌运动。

第五节 颅骨及其连结

【目 的 要 求】

1. 掌握 ①颅骨的组成和各部颅骨的名称、位置。②下颌骨的分部及主要结构。③颅底内、外面的主要结构及相关孔裂通过的结构。④颅侧面观的结构，翼点的位置、组成及意义。⑤眶、骨性鼻腔的结构及交通。⑥鼻旁窦的位置和开口部位。⑦颞下颌关节的组成、结构特点和运动。

2. 熟悉 ①颞骨、蝶骨、筛骨的形态特点。②颅骨的骨性标志：眉弓、眶上缘、颧弓、枕外隆凸、乳突、下颌角和舌骨。③颅盖外面及颅侧面的形态结构和连通，翼腭窝的通连。④新生儿颅的特点。

3. 了解 ①分离颅骨的位置。②颅的连结形式。

【教学重点、难点】

1. 颅的组成。

2. 颅的整体观：颅底内、外面观、颅的前面观。

3. 眶、骨性鼻腔的结构及交通；骨性鼻旁窦的位置和开口；翼腭窝的交通。

4. 颞下颌关节的组成、结构特点和运动。

【教 材 精 要】

- 颅
  - 颅骨
    - 脑颅骨：额骨、筛骨、蝶骨、枕骨、顶骨、颞骨
    - 面颅骨：上颌骨、颧骨、腭骨、泪骨、鼻骨、下鼻甲、下颌骨、舌骨、犁骨
  - 颅骨的整体观：顶面观、后面观、侧面观、前面观，颅底内、外面观
  - 骨性眼眶
  - 骨性鼻腔
  - 颅骨的连结
    - 直接连结：缝、软骨或骨直接连结
    - 间接连结：颞下颌关节
  - 颅囟及其临床意义

一、颅骨

颅骨位于脊柱的上方，由 23 块骨组成。颅骨以眶上缘至外耳门上缘连线为界可分为后上方的脑颅和前下部的面颅。

（一）脑颅骨

成对的有顶骨、颞骨；不成对的有额骨、筛骨、蝶骨、枕骨。

（二）面颅骨

成对的有鼻骨、泪骨、颧骨、上颌骨、腭骨、下鼻甲；不成对的有犁骨、舌骨、下颌骨。

下颌骨：分为一体两支。重要结构有：下颌体、颏孔、下颌支、冠突、髁突、下颌切迹、下颌角、下颌孔。

二、颅骨的整体观

（一）颅顶外面观

颅顶外面观呈卵圆形，额骨和顶骨之间有冠

状缝，两侧顶骨之间有矢状缝，两块顶骨和枕骨之间有人字缝。

（二）颅底内面观

颅底内面高低不平，有呈阶梯状的颅前窝、颅中窝和颅后窝。

1. 颅前窝　由额骨眶部、筛骨筛板和蝶骨小翼构成，容纳大脑额叶。

主要结构：盲孔、鸡冠、筛孔（有嗅神经根丝通过）。

2. 颅中窝　由蝶骨体及大翼、颞骨岩部等围成，容纳大脑颞叶、下丘脑。

（1）主要结构：视神经管、前床突、后床突、垂体窝、鞍背、蝶鞍、颈动脉沟、眶上裂、圆孔、卵圆孔、棘孔、破裂孔、颈动脉管内口、三叉神经压迹。

（2）相关孔裂通过的结构

1）视神经管：有视神经和眼动脉通过。

2）眶上裂：有动眼神经、滑车神经、三叉神经眼支、展神经和眼上静脉通过。

3）圆孔：有三叉神经上颌支通过。

4）卵圆孔：有三叉神经下颌支和岩小神经通过。

5）棘孔：有脑膜中动脉通过。

6）颈动脉管内口：有颈内动脉通过。

3. 颅后窝　由枕骨和颞骨岩部的后面所构成，容纳脑干和小脑。

（1）主要结构：内耳门、枕骨大孔、舌下神经管内口、斜坡、枕内隆突、横窦沟、乙状窦沟和颈静脉孔。

（2）相关孔裂通过的结构

1）内耳门：有面神经和前庭蜗神经通过。

2）颈静脉孔：有颈内静脉、舌咽神经、迷走神经和副神经通过。

3）舌下神经管：有舌下神经通过。

4）枕骨大孔：有椎动脉，脊髓前、后动脉和副神经脊髓根通过。

（三）颅底外面观

借分别连接两侧下颌窝和两侧乳突前缘的横线可将颅底分为前、中、后三区。

（1）主要结构：骨腭、切牙孔（管）、腭大孔、鼻后孔、枕髁、舌下神经管外口、颈静脉孔、颈动脉管外口、茎突、乳突、茎乳孔、下颌窝和关节结节。

（2）相关孔裂通过的结构：茎乳孔有面神经通过。

（四）颅侧面观

由额骨、蝶骨、顶骨、颞骨和枕骨构成，还可见到面颅的颧骨和上、下颌骨。中部有外耳门，后方为乳突，前方为颧弓，以颧弓为界可分为上方的颞窝和下方的颞下窝。

1. 颞窝　可见翼点在额骨、顶骨、颞骨、蝶骨交汇处，其内面有脑膜中动脉前支经过。此处骨质薄，外伤骨折时易损伤血管。

2. 颞下窝　为上颌骨体、下颌支和颧骨后方的不规则间隙，内有咀嚼肌。颞下窝向上与颞窝相通，向前经眶下裂与眼眶相通，向内侧与翼腭窝相通，向上经卵圆孔、棘孔与颅中窝相通。

3. 翼腭窝　位于颞下窝前内侧，位于上颌骨、蝶骨翼突和腭骨垂直板之间。翼腭窝后方经圆孔通颅腔，经翼管通破裂孔，前方经眶下裂通眼眶，内侧经蝶腭孔通鼻腔，外侧与颞下窝相通，向下经翼腭管出腭大孔和腭小孔通口腔。

（五）颅前面观

主要构成有眶、骨性鼻腔和骨性口腔；三孔：眶上孔、眶下孔和颏孔。

1. 眶　为尖向后内，底向前外的四边锥体形，容纳眼球及附属结构，有尖、底、上壁、下壁和内侧壁、外侧壁。

（1）尖：向后内，视神经由视神经管向后通颅中窝。

（2）底：向前外，形成四边形眶缘，开口向面部。在眶上缘有眶上切迹或眶上孔，有眶上神经通过；眶下缘下方有眶下孔，内有眶下神经通过。

（3）上壁：前外侧有泪腺窝。

（4）内侧壁：最薄，有泪囊窝向下经鼻泪管通鼻腔的下鼻道。

（5）下壁：可见眶下沟向后延续达眶下裂，向前经眶下管出眶下孔。

（6）外侧壁：最厚，其后部和眶下壁之间有眶下裂通颞下窝和翼腭窝，和眶上壁之间有眶上裂通颅中窝。左、右眶腔的内侧壁相平行，外侧壁相垂直。

2. 骨性鼻腔　位于面颅中央，正中由犁骨和筛骨垂直板构成的骨性鼻中隔将鼻腔分为左、右两半。

（1）组成

1）四壁：上壁为筛骨筛板和蝶鞍；下壁为骨腭；内侧壁为鼻中隔（筛骨垂直板、犁骨和软骨）；外侧壁为筛骨迷路、上颌骨、下鼻甲和腭骨垂直板。

2）两孔：鼻前孔（梨状孔）、鼻后孔。

3）在外侧壁上有上、中、下三个鼻甲，三个鼻甲下方的间隙分别称为上鼻道、中鼻道、下鼻道。在上鼻甲后上方有一小间隙，为蝶筛隐窝。下鼻甲前部有鼻泪管开口。

（2）鼻旁窦：是上颌骨、额骨、蝶骨及筛骨内的含气空腔，位于鼻腔周围并开口于鼻腔。①上颌窦：位于上颌骨体内，开口在中鼻道，窦的最低处比开口低；②额窦：位于额骨内，开口于中鼻道；③筛窦：位于筛骨迷路中的含气空腔，前、中群开口于中鼻道，后群开口于上鼻道；④蝶窦：位于蝶骨体内，开口于蝶筛隐窝。

（3）鼻腔的交通：向前经鼻前孔通外界；向后经鼻后孔通鼻咽部；向上经筛孔通颅前窝；向下经切牙孔通口腔；向后上经蝶筛隐窝通蝶窦；向外侧经蝶腭孔通翼腭窝；经上鼻道通后筛窦；经中鼻道通前筛窦、中筛窦、上颌窦、额窦；经下鼻道、鼻泪管通眼眶。

3. 骨性口腔 由上颌骨、腭骨及下颌骨围成。顶为骨腭，前壁和外侧壁由上颌骨和下颌骨的牙槽突围成，下壁由软组织封闭，向后与口腔相通。

三、颅骨的连结

（一）直接连结

各颅骨之间多为缝、软骨或骨直接连结，十分牢固。

（二）间接连结

颞下颌关节

1. 组成 下颌骨的下颌头、颞骨的下颌窝和关节结节。

2. 特点 ①关节囊松弛，其外侧有外侧韧带增强；②关节囊的前部较薄弱；③囊内有关节盘，其周缘与关节囊相连，将关节腔分为上、下两部分。

3. 运动 属于联合关节，可做下颌骨上提（闭口）、下降（开口）、前进、后退及侧方运动。

四、新生儿颅的特点

（一）面颅骨面积小于脑颅骨面积

（二）颅囟及临床意义

1. 颅囟 新生儿各颅盖骨之间以较宽的结缔组织膜相连，间隙较大称为颅囟。

（1）前囟：矢状缝与冠状缝相接处，呈菱形，出生后1～2岁封闭。

（2）后囟：矢状缝与人字缝相接处，呈三角形，出生后6个月封闭。

2. 临床意义

（1）如颅囟膨隆说明颅内压增高。

（2）如颅囟凹陷说明有脱水现象。

（3）因为颅囟是膜状，临床对新生儿的某些颅内疾病可在此进行穿刺，以助诊疗。

（4）可根据颅囟的位置和形状，可确定胎位。如产前检查摸到是菱形（前囟）说明是枕前位，摸到三角形（后囟）说明是枕后位。

（5）根据颅囟的愈合时间，可判断新生儿的生长发育状况。

第六节　全身骨骼肌

【目 的 要 求】

1. 掌握 ①骨骼肌的构造和分类。②全身骨骼肌的分部、各部重点肌的位置和作用。③咀嚼肌的位置、起止和作用。④躯干肌的分部、分层及作用。⑤膈的形态、裂孔的位置和通过内容。⑥四肢肌群的分群、名称。

2. 熟悉 ①肌肉的辅助装置。②表情肌的分布概况与特点。③颈肌的分群、分层、名称。④上肢肌、下肢肌的位置、名称及作用。⑤支配肩关节、髋关节运动的肌肉。

3. 了解 ①肌的命名原则。②腹直肌鞘及腹白线。③足肌的分群、组成和作用。④盆底肌的位置和作用。

【教学重点、难点】

1. 咀嚼肌的位置、起止和作用。

2. 膈的位置、形态、作用，孔裂位置及作用。

3. 上肢肌与下肢肌的分部、分层、名称、排列概况和作用。

4. 腹肌的分群、形态、层次、纤维方向和作用。

5. 支配肩关节、髋关节、颞下颌关节运动的肌肉。

【教 材 精 要】

- 全身肌
  - 命名原则：形态、功能、部位、起止点、综合
  - 全身骨骼肌配布
    - 头肌
    - 颈肌
    - 躯干肌：背肌、胸肌、膈肌、腹肌
    - 上肢肌
    - 下肢肌

一、肌的形态

（1）长肌：呈梭形或带状，多位于四肢。
（2）短肌：短而小，多位于躯干深层。
（3）扁肌：呈宽扁状，多位于胸壁、腹壁。
（4）轮匝肌：呈环形，多位于孔裂的周围。

二、肌的构造

（1）肌腹：肌腹由肌纤维构成，具有收缩功能。

（2）肌腱：肌腱由胶原纤维构成，位于肌肉两端，附着于骨。

三、骨骼肌的命名原则

（1）按形态命名：如三角肌。
（2）按功能命名：如拇收肌。
（3）按部位命名：如肋间肌。
（4）按起止点命名：如喙肱肌、胸锁乳突肌。
（5）综合命名：如桡侧腕长伸肌。

四、肌的辅助结构

（1）筋膜：浅筋膜位于真皮之下，内含脂肪、浅血管、皮神经、淋巴管等结构；深筋膜包裹肌肉、深层的血管、神经等结构。

（2）滑膜囊：位于关节周围的肌腱和骨面之间，内有滑液。

（3）腱鞘：包绕在肌腱的外面，由腱纤维鞘和腱滑膜鞘组成。

五、全身主要骨骼肌的配布

（一）头肌

1. 面肌　又称表情肌。面肌为扁薄的皮肌，位置浅表，起自颅骨的不同部位，止于面部皮肤。其主要分布于面部口、眼、鼻等孔裂周围，可分为环形肌和辐射肌两种，有闭合或开大上述孔裂的作用，同时牵动面部皮肤显示喜、怒、哀、乐等各种表情。

（1）颅顶肌：包括前方的额腹和后方的枕腹。额腹收缩时可提眉并使额部皮肤出现皱纹，枕腹向后牵拉帽状腱膜。

（2）眼轮匝肌：位于眼裂周围，可闭合眼裂。

（3）口周围肌：包括辐射状肌和环形肌。辐射状肌位于口唇的上、下方，能上提上唇、降下唇或拉口角向上、向下或向外。环绕口裂的环形肌称口轮匝肌，收缩时闭口。

（4）鼻肌：分布在鼻孔周围，有开大或缩小鼻孔的作用。

2. 咀嚼肌　位于颞下颌关节周围，参与咀嚼运动。

（1）咬肌：起自颧弓，纤维斜向后下止于咬肌粗隆，收缩时上提下颌骨。

（2）颞肌：起自颞窝，肌束呈扇形向下经颧弓的深面，止于下颌骨冠突，使下颌骨上提，后部纤维使下颌骨向后。

（3）翼内肌：起自翼窝，纤维方向同咬肌，止于下颌骨内面翼肌粗隆，收缩时上提下颌骨，并使其向前运动。

（4）翼外肌：在颞下窝内，起自蝶骨大翼的下面和翼突的外侧，向后外止于下颌颈。两侧收缩时拉下颌关节盘连同下颌头向前至关节结节的下方，做张口运动；当一侧收缩时使下颌移向对侧。

（二）颈肌

1. 颈浅肌

（1）颈阔肌：为颈部浅筋膜中的皮肌，作用为拉口角向下，并使颈部皮肤出现皱折。

（2）胸锁乳突肌：起自胸骨柄和锁骨的胸骨端，二头会合斜向后上方，止于颞骨乳突。一侧肌收缩使头向同侧倾斜，脸转向对侧；两侧收缩可使头后仰。

2. 颈前肌

（1）舌骨上肌群：位于舌骨和下颌骨之间，包括二腹肌、下颌舌骨肌、茎突舌骨肌和颏舌骨肌。当舌骨固定时，下颌舌骨肌、颏舌骨肌和二腹肌前腹均能拉下颌骨向下而张口。吞咽时，下颌骨固定，舌骨上肌群收缩上提舌骨，使舌升高，推挤食团入咽，并关闭咽峡。

（2）舌骨下肌群：位于颈前部，包括胸骨舌骨肌、肩胛舌骨肌、胸骨甲状肌和甲状舌骨肌。收缩时下降舌骨和喉。

3. 颈深肌

（1）外侧群：位于脊柱颈段的两侧，有前斜角肌、中斜角肌和后斜角肌。一侧肌收缩，使颈侧屈；两侧肌同时收缩可上提第 1、2 肋，有助于深吸气。

（2）内侧群：位于脊柱颈段的前方，有头长肌和颈长肌等。其作用为屈头、屈颈。

（三）躯干肌

1. 背肌　位于躯干背面，分为浅、深两组。

（1）背浅肌：连于脊柱与上肢骨之间，主要运动上肢骨。①斜方肌：位于项部和背上部的浅层，为三角形的阔肌，左右两侧合在一起呈斜方形。其作用为上提、下降肩胛骨。②背阔肌：位于背的下半部及胸部的后外侧，使肱骨内收、旋内和后伸。③肩胛提肌：位于项部两侧、斜方肌的深面，可上提肩胛骨。④菱形肌：为位于斜方肌深面的菱形扁肌，可牵引肩胛骨向内上并向脊柱靠拢。

（2）背深肌：位于棘突两侧。①竖脊肌：纵列于躯干的背面，脊柱两侧。其作用是使脊柱后伸和仰头，一侧收缩使脊柱侧屈。②夹肌：位于斜方肌、菱形肌的深面。单侧收缩使头转向同侧，两侧收缩使头后仰。

2. 胸肌

（1）胸上肢肌：起于胸廓，止于上肢骨，主要运动上肢。①胸大肌：位于胸前壁，起于锁骨、胸骨和肋软骨，止于肱骨。其可使肩关节内收、旋内和前屈。②胸小肌：位于胸大肌深面，可拉肩胛骨向前下方。③前锯肌：位于胸廓侧壁。其可拉肩胛骨向前和紧贴胸廓，下部肌束使肩胛骨下角旋外，助臂上举，当肩胛骨固定时，可上提肋骨助深吸气。

（2）胸固有肌：位于肋间隙之间，参与呼吸运动。①肋间外肌：位于浅层，起自肋骨下缘，肌束斜向前下。提肋，使胸廓纵径及横径均扩大，以助吸气。②肋间内肌：位于肋间外肌的深面，肌束方向与肋间外肌相反。其有降肋助呼气的作用。③肋间最内肌：位于肋间隙中份，肋间内肌的深面，肌束方向和作用与肋间内肌相同。

3. 膈 位于胸腔、腹腔之间。其起自胸廓下口的周缘和腰椎前面，可分为胸骨部、肋部和腰部。各部肌纤维向中央移行于中心腱。膈上有三个裂孔（表1-6）：

表1-6 膈裂孔与脊柱对应高度及通过的结构

名称	水平高度	通过的结构
腔静脉裂孔	平第8胸椎水平	下腔静脉
食管裂孔	平第10胸椎水平	食管、迷走神经
主动脉裂孔	平第12胸椎水平	降主动脉、胸导管

膈为主要的呼吸肌，收缩时，膈穹窿下降，胸腔容积扩大，以助吸气；松弛时，膈穹窿上升，胸腔容积减小，以助呼气。膈与腹肌同时收缩，则能增加腹压，协助排便、呕吐、咳嗽、喷嚏及分娩等活动。

4. 腹肌

（1）前外侧群：构成腹腔的前外侧壁，包括3块扁肌和1块腹直肌。

1）腹外斜肌：位于腹前外侧部的浅层，起自下8个肋骨，肌纤维斜向前下。其腱膜向内侧参与形成腹直肌鞘，至腹正中线终于白线。腹外斜肌腱膜向下形成腹股沟韧带、腔隙韧带和耻骨梳韧带。在耻骨结节外上方，腹外斜肌腱膜形成腹股沟管浅环。

2）腹内斜肌：在腹外斜肌深面。其起始于胸腰筋膜、髂嵴和腹股沟韧带外侧1/2，肌束呈扇形斜向内上方，其腱膜向内侧参与构成腹直肌鞘，在腹正中线终于白线。腹内斜肌腱膜下部与腹横肌腱膜汇合形成腹股沟镰或称联合腱，止于耻骨梳。腹内斜肌的最下部发出一些细散的肌纤维，包绕精索和睾丸形成提睾肌。

3）腹横肌：在腹内斜肌深面，起自下6个肋软骨的内面、胸腰筋膜、髂嵴和腹股沟韧带外侧1/3，肌束横行向前延为腱膜，腱膜越过腹直肌后面参与组成腹直肌鞘，止于白线。腹横肌下部分亦参与构成提睾肌和腹股沟镰。

4）腹直肌：位于腹前正中线的两旁，上宽下窄。肌肉被3～4条横行的腱划分成几个肌腹。

腹直肌鞘：为包绕腹直肌的腱膜鞘，由腹前外侧壁三层阔肌的腱膜构成。鞘分为前、后两层，前层由腹外斜肌腱膜与腹内斜肌腱膜的前层愈合而成；后层由腹内斜肌腱膜的后层与腹横肌腱膜愈合而成。在脐以下4～5cm，鞘的后层完全转至腹直肌的前面参与构成鞘的前层，自此以下缺乏鞘的后层，后层的游离下缘呈弧线凸向上，称弓状线（半环线），此线以下腹直肌后面与腹横筋膜相贴。

腹前外侧群肌的作用：能使脊柱前屈、侧屈与旋转，还可降肋助呼气。三块扁肌肌纤维互相交错，结构如三合板，薄而坚韧，与腹直肌共同形成牢固而有弹性的腹壁，保护腹腔脏器，维持腹内压。腹内压对腹腔脏器位置的固定有重要意义，若这些肌张力减弱时，可使腹腔脏器下垂。当腹肌收缩时，可增加腹内压以完成排便、分娩、呕吐和咳嗽等生理功能。

（2）后群：腰方肌位于腹后壁，在脊柱两侧，其内侧有腰大肌，其后方有竖脊肌，两者之间隔有胸腰筋膜的中层。其作用为下降和固定第12肋，并使脊柱侧屈。

（四）上肢肌

1. 上肢带肌 配布于肩关节周围，起自上肢带骨，止于肱骨，能运动肩关节并能增强肩关节的稳固性。

（1）三角肌：呈三角形，位于肩部，起于锁骨、肩峰和肩胛冈，止于肱骨。收缩时外展肩关节，前部肌束可以使肩关节屈和旋内，后部肌束能使肩关节伸和旋外。

（2）冈上肌：位于斜方肌深面，肩胛骨背面的冈上窝。作用：使肩关节外展。

（3）冈下肌：位于冈下窝。作用：使肩关节旋外。

（4）小圆肌：位于冈下肌的下方。作用：使肩关节旋外。

（5）大圆肌：位于小圆肌的下方。作用：使肩关节内收和旋内。

（6）肩胛下肌：呈三角形，起自肩胛下窝。作用：使肩关节内收和旋内。

2. 臂肌　分为前群、后群两群。

（1）前群：①肱二头肌：有长、短头，向下止于桡骨粗隆。作用：屈肘关节；当前臂在旋前位时，能使其旋后。②喙肱肌：起自喙突，止于肱骨中部。作用：协助肩关节屈和内收。③肱肌：位于肱二头肌下半部的深面，起自肱骨下半，止于尺骨粗隆。作用：屈肘关节。

（2）后群：肱三头肌起端有三个头，分别起自肩胛骨和肱骨，三个头向下以一坚韧肌腱止于尺骨鹰嘴。作用：伸肘关节。

3. 前臂肌　分为前群（屈肌）、后群（伸肌）两群，主要运动肘关节、腕关节和手关节。

（1）前群：共9块肌，分四层排列。其作用是屈肘、屈腕、屈指及使前臂旋前。①第一层：自桡侧向尺侧依次为肱桡肌、旋前圆肌、桡侧腕屈肌、掌长肌和尺侧腕屈肌；②第二层：指浅屈肌；③第三层：拇长屈肌和指深屈肌；④第四层：旋前方肌。

（2）后群：共10块肌，分浅、深两层排列。其作用是伸肘、伸腕、伸指及使前臂旋后。①浅层：有5块肌，自桡侧向尺侧为桡侧腕长伸肌、桡侧腕短伸肌、指伸肌、小指伸肌和尺侧腕伸肌；②深层：有5块肌，从上外向下内依次为旋后肌、拇长展肌、拇短伸肌、拇长伸肌和示指伸肌。

4. 手肌　手的固有肌位于手掌侧，其作用为运动手指，包括屈、伸、收、展和对掌运动。

（1）外侧群：又称鱼际，有4块肌，分别为拇短展肌、拇短屈肌、拇对掌肌和拇收肌。可使拇指做展、屈、对掌和收等动作。

（2）内侧群：又称小鱼际，有3块肌，分别为小指展肌、小指短屈肌和小指对掌肌。可以展、屈小指和对掌。

（3）中间群：位于掌心，包括蚓状肌、骨间掌侧肌和骨间背侧肌。可以收、展指。

（五）下肢肌

1. 髋肌　主要起自骨盆的内、外面，跨过髋关节，止于股骨，主要运动髋关节。

（1）前群：①髂腰肌，由腰大肌和髂肌组成。作用：使髋关节前屈和旋外。下肢固定时，可使躯干前屈。②阔筋膜张肌，位于大腿上部前外侧。作用：使阔筋膜紧张并屈髋。

（2）后群：又称臀肌，共7块肌。①臀大肌：位于臀部浅层，起于骶骨和髂骨翼，止于股骨。作用：使髋关节伸和外旋。②臀中肌：前上部位于皮下，后下部位于臀大肌的深面。③臀小肌：位于臀中肌的深面。④梨状肌：起自盆内骶骨前面，向外出坐骨大孔，止于股骨大转子。⑤闭孔内肌：起自闭孔膜内面及其周围骨面，由坐骨小孔出骨盆转折向外，止于转子窝。此肌腱上下各有一块小肌，分别称为上孖肌、下孖肌。⑥股方肌：起自坐骨结节，向外止于转子间嵴。⑦闭孔外肌：在股方肌深面。以上后面6块肌皆经髋关节囊后面，均可外旋髋关节。

2. 大腿肌

（1）前群：①缝匠肌，起于髂前上棘，斜向下内止于胫骨。作用：屈髋和屈膝关节，并使已屈的膝关节旋内。②股四头肌，有四个头，即股直肌、股内侧肌、股外侧肌和股中间肌。四个头向下形成髌韧带，止于胫骨粗隆。作用：是膝关节强有力的伸肌。

（2）内侧群：位于大腿的内侧，有耻骨肌、长收肌、股薄肌、短收肌和大收肌。作用：内收髋关节。

（3）后群：有股二头肌、半腱肌和半膜肌。作用：可以屈膝关节、伸髋关节。

3. 小腿肌

（1）前群：有胫骨前肌、趾长伸肌和䟴长伸肌，起于胫、腓骨前面，经踝关节前方至足背。作用：足内翻、伸踝关节（背屈）。

（2）外侧群：有腓骨长肌和腓骨短肌，起于腓骨，肌腱绕过外踝后下方，止于足底内侧缘或足背外侧缘。作用：足外翻、屈踝关节（跖屈）。

（3）后群：①浅层，有腓肠肌和比目鱼肌，起于股骨后面，汇合向下，以跟腱止于跟骨结节。作用：屈踝关节（跖屈）和屈膝关节。②深层，有趾长屈肌、䟴长屈肌和胫骨后肌。作用：足内翻、跖屈。

4. 足肌

（1）足背肌：有踇短伸肌、趾短伸肌。

（2）足底肌：①内侧群，踇展肌、踇短屈肌、踇收肌；②外侧群，小趾展肌、小趾短屈肌；③中间群：趾短屈肌、足底方肌、蚓状肌、骨间足底肌、骨间背侧肌。

【强化训练题】

一、名词解释

1. pterion
2. paranasal sinuses
3. cranial fontanelle
4. inferior angle of scapula
5. sheath of rectus abdominis

二、填空题

1. 自由上肢骨有臂部的______，前臂的______和______，以及手部的______、______和______。
2. 尺神经沟位于______，桡神经沟位于______。
3. 近侧列腕骨由外侧向内侧依次为：______、______、______和______。
4. 脑颅骨有______块，其中成对脑颅是______和______，不成对脑颅有______、______、______和______。面颅骨有______块，不成对的是______、______和______。
5. 鼻腔外侧壁有三个骨片，自上而下为______、______和______，三个鼻甲下外方的空间分别为______、______和______。
6. 鼻旁窦有四对，分别是______、______、______和______。
7. 蝶骨体内含有______，开口于______。
8. 翼点位于______、______、______和______四块骨汇合处。
9. 颞下颌关节由下颌骨的______与颞骨的______和______构成。
10. 骨骼肌的辅助装置有______、______、____和______。
11. 腹前外侧壁三层扁肌由浅入深为______、______和______。
12. 膈上有______、______和______三个裂孔。
13. 臂的前群肌有______、______和______三块，主要作用是______和______，后群肌有______，主要作用是______。
14. 咀嚼肌有______、______、______和______四块。
15. 股四头肌位于______，有______髋关节的作用，同时也可以______膝关节。
16. 大腿后群肌有______、______和______三块，主要作用是______髋______膝。

三、是非题（选择题模式，两个答案，A：对；B：错）

（　）1. 肱骨中段骨折时容易损伤尺神经。

（　）2. 肱三头肌肌腱通过肩关节囊。

（　）3. 肘关节是由肱尺关节、肱桡关节、桡尺近侧关节组成的复合关节。

（　）4. 桡腕关节由桡骨、尺骨下端作为关节窝，舟骨、月骨和三角骨的近侧关节面作为关节头组成。

（　）5. 手掌平放于桌面上、掌心向上，拇指尖对向天花板的运动称为“伸”。

（　）6. 内耳门位于颅后窝，有面神经和前庭蜗神经通过。

（　）7. 膈作为呼吸肌，收缩时使胸腔容积减小而呼气，松弛时增大胸腔容积而吸气。

（　）8. 一侧的口周肌瘫痪，咧嘴时口歪向患侧。

四、选择题

A 型题

1. 上肢带骨包括

A. 肩胛骨和肱骨　B. 椎骨和肩胛骨
C. 肩胛骨和锁骨　D. 肋骨和胸骨
E. 锁骨和肋骨

2. 有关肩胛骨的描述正确的是

A. 后面被肩胛冈分成冈上窝和冈下窝
B. 上角和肱骨头相关节
C. 下角平对第 8 肋或第 8 肋间隙
D. 活体不能触及喙突
E. 喙突位于关节盂外侧

3. 肩胛骨下角平对

A. 第 5 肋骨　B. 第 6 肋骨
C. 第 7 肋骨　D. 第 8 肋骨
E. 第 9 肋骨

4. 有关肱骨的描述，正确的是

A. 上端外侧有肱骨头
B. 肱骨体中部有尺神经沟
C. 外科颈是易发生骨折的部位
D. 桡神经沟可以在体表被触及
E. 下端有鹰嘴

5. 有桡切迹的骨是

A. 胸骨　B. 肩胛骨　C. 肱骨
D. 尺骨　E. 桡骨

6. 与桡骨头凹相关节的是

A. 肱骨小头　B. 鹰嘴窝

C. 冠突窝　　D. 尺骨头
E. 尺骨粗隆
7. 以下关于手骨的描述，错误的是
A. 包括腕骨、掌骨和指骨
B. 有 8 块腕骨
C. 豌豆骨位于近侧列
D. 掌骨和指骨属于长骨
E. 近侧列腕骨都参与构成桡腕关节
8. 远侧列腕骨包括
A. 手舟骨、月骨、三角骨、钩骨
B. 小多角骨、大多角骨、豌豆骨、距骨
C. 手舟骨、月骨、三角骨、豌豆骨
D. 距骨、跟骨、头状骨、钩骨
E. 大多角骨、小多角骨、头状骨、钩骨
9. 下列关于肩关节的描述正确的是
A. 由锁骨、肩胛骨和肱骨构成
B. 关节盂较深
C. 关节囊上壁缺乏肌肉和韧带加强
D. 关节囊内有肱三头肌肌腱通过
E. 关节囊松弛
10. 肩关节脱位常见的方位是
A. 上方　B. 后方　C. 前上方
D. 前下方　E. 后上方
11. 通过肩关节囊内的肌腱是
A. 肱三头肌长头肌腱
B. 冈上肌肌腱
C. 肱二头肌短头肌腱
D. 肱二头肌长头肌腱
E. 肱三头肌内侧头肌腱
12. 关于肘关节的描述，错误的是
A. 由肱骨、尺骨和桡骨组成
B. 包括肱尺关节和肱桡关节两个关节
C. 关节囊松弛
D. 关节囊两侧有韧带加强
E. 主要进行屈、伸运动
13. 桡腕关节描述正确的是
A. 由近侧列腕骨构成关节头
B. 由桡骨下端的腕关节面构成关节窝
C. 属于椭圆关节
D. 后伸的幅度大于屈
E. 不能做环转运动
14. 无关节盘的关节是
A. 胸锁关节　B. 颞下颌关节
C. 桡腕关节　D. 膝关节
E. 肩关节
15. 下列属于脑颅骨是的
A. 额骨　B. 泪骨　C. 颚骨
D. 鼻骨　E. 颧骨
16. 下列属于面颅骨的是
A. 蝶骨　B. 筛骨　C. 上颌骨
D. 颞骨　E. 顶骨
17. 构成骨性鼻中隔的是
A. 鼻骨和筛骨　B. 犁骨和筛骨垂直板
C. 额骨和犁骨　D. 泪骨和筛骨
E. 蝶骨和筛骨
18. 关于视神经管描述正确的是
A. 位于颅前窝　B. 位于颅后窝
C. 位于颞窝　D. 向前通眼眶
E. 有眼静脉和视神经通过
19. 有关颅骨孔裂交通错误的叙述是
A. 卵圆孔通颅中窝　B. 圆孔通颅前窝
C. 眶上裂通眶　D. 筛孔通鼻腔
E. 棘孔通颞下窝
20. 颅中窝不能见到的孔裂是
A. 内耳门　B. 棘孔　C. 卵圆孔
D. 眶上裂　E. 视神经管
21. 颅中窝不能见到
A. 鼓室盖　B. 颈静脉孔
C. 三叉神经压迹　D. 垂体窝　E. 蝶鞍
22. 穿过棘孔的结构是
A. 眼神经　B. 颈内动脉　C. 颈内静脉
D. 脑膜中动脉　E. 上颌神经
23. 开口于下鼻道的是
A. 额窦　B. 筛窦　C. 鼻泪管
D. 上颌窦　E. 蝶窦
24. 翼点是由哪几块骨围成的
A. 额骨、顶骨、上颌骨、颞骨
B. 颧骨、额骨、枕骨、蝶骨
C. 顶骨、颞骨、颧骨、泪骨
D. 额骨、顶骨、颞骨、蝶骨
E. 额骨、顶骨、筛骨、颞骨
25. 前囟闭合的时间是
A. 出生前　B. 生后 6 个月
C. 生后 12～24 个月　D. 生后 24～36 个月
E. 以上均不对
26. 有关肌的描述，错误的是
A. 骨骼肌包括肌腱和肌腹两部分
B. 肌腹由肌纤维组成，具有收缩功能
C. 肌腱由胶原纤维组成，无收缩功能
D. 肌按外形大致可分为长肌、短肌、扁肌和不规则肌
E. 肌的辅助装置包括筋膜、腱鞘、滑膜囊和籽骨等
27. 属于臂后肌群的是

A. 三角肌　　B. 肱三头肌　C. 肱二头肌
D. 喙肱肌　　E. 肱肌
28. 位于臀区最浅层的肌肉为
A. 髂腰肌　　B. 臀大肌　　C. 臀中肌
D. 梨状肌　　E. 闭孔内肌
29. 位于股后部的肌肉是
A. 股四头肌　　B. 股二头肌
C. 臀大肌　　D. 臀中肌
E. 臀小肌
30. 如肩胛骨固定，一侧斜方肌收缩
A. 使颈向同侧屈，脸转向同侧
B. 使颈向对侧屈，脸转向对侧
C. 使颈向对侧屈，脸转向同侧
D. 使颈向同侧屈，脸转向对侧
E. 使头后仰
31. 使下颌骨后移的肌是
A. 咬肌　　B. 颞肌前部　　C. 翼内肌
D. 翼外肌　　E. 颞肌后部
32. 关于膈肌的描述，下列正确的是
A. 膈肌收缩，膈穹窿上升，协助吸气
B. 膈肌收缩，膈穹窿下降，协助吸气
C. 膈肌收缩，膈穹窿上升，协助呼气
D. 膈肌舒张，膈穹窿下降，协助呼气
E. 膈肌舒张，膈穹窿上升，协助吸气
33. 膈的食管裂孔位于
A. 第 8 胸椎高度　　B. 第 9 胸椎高度
C. 第 10 胸椎高度　　D. 第 11 胸椎高度
E. 第 12 胸椎高度
34. 有关膈的说法错误的是
A. 呼气时膈顶上升
B. 食管裂孔的右前方有腔静脉裂孔
C. 由肌性部和中心腱组成
D. 食管裂孔约在第 8 胸椎水平
E. 在第 12 胸椎前方有主动脉裂孔

X 型题

35. 有关肩胛骨的描述，下列错误的有
A. 位于胸廓的后外侧上份
B. 上缘与外侧缘相交处为上角，平对第 2 肋
C. 后面被肩胛冈分为冈上窝和冈下窝
D. 外侧角有喙突，与肱骨头相关节
E. 下角平对第 7 肋或第 7 肋间隙
36. 关于肩关节的描述正确的是
A. 由肱骨头与关节盂相关节
B. 关节囊薄而松弛
C. 关节腔宽大，囊内有肱二头肌长头腱通过
D. 容易从前下方脱位
E. 关节可做屈、伸、收、展、旋内、旋外、环转运动
37. 关于颅骨的描述，错误的是
A. 由 23 块扁骨组成
B. 颅中窝内有眶上裂、视神经管、内耳门等孔裂
C. 颅后窝中央有垂体窝
D. 横窦沟开口于颈静脉孔
E. 额骨和两侧的颞骨之间有冠状缝
38. 有关下颌骨的描述，错误的是
A. 下颌骨属于面颅骨
B. 下颌体的内面有颏孔
C. 下颌支的内面有下颌孔
D. 下颌支上端前方为冠突，后方为髁突
E. 冠突与颞骨形成关节
39. 开口于中鼻道的鼻旁窦是
A. 额窦　　B. 上颌窦　　C. 前筛窦
D. 后筛窦　　E. 蝶窦
40. 鼻中隔由下列哪些骨构成
A. 筛骨垂直板　　B. 犁骨　　C. 筛骨筛板
D. 上颌骨　　E. 腭骨垂直板
41. 经眶上裂出颅的脑神经有
A. 动眼神经　　B. 三叉神经眼支
C. 滑车神经　　D. 展神经
E. 视神经
42. 翼腭窝借
A. 腭大孔通口腔　　B. 翼管通鼻腔
C. 眶下裂入眶　　D. 棘孔通颅中窝
E. 圆孔通颅中窝
43. 与颈内静脉一起出颅的脑神经包括
A. 迷走神经　　B. 舌下神经
C. 前庭蜗神经　　D. 副神经
E. 舌咽神经
44. 开口于鼻腔的结构有
A. 前筛窦　　B. 中筛窦　　C. 后筛窦
D. 鼻泪管　　E. 视神经管
45. 颞下颌关节的结构特点是
A. 关节腔内有关节盘
B. 关节头是下颌骨的冠突
C. 关节囊前部薄而松弛
D. 颞下颌关节可单侧运动
E. 颞骨的下颌窝及关节结节参与构成关节窝
46. 参与颞下颌关节闭口运动的肌肉有
A. 翼外肌　　B. 咬肌　　C. 颞肌
D. 翼内肌　　E. 舌骨上、下肌群
47. 使肩关节旋内的肌肉为
A. 背阔肌　　B. 胸大肌　　C. 肱二头肌
D. 三角肌（前份）E. 前锯肌

48. 有关膈的说法正确的是
A. 呼气时膈顶上升
B. 食管裂孔的右前方有腔静脉裂孔
C. 由肌性部和中心腱组成
D. 食管裂孔约在第 8 胸椎水平
E. 在第 12 胸椎前方有主动脉裂孔
49. 有关膈肌食管裂孔的描述正确的是
A. 平第 8 胸椎
B. 有迷走神经前、后干通过
C. 平第 10 胸椎
D. 有膈神经通过　　　E. 有食管通过

五、简答题

1. 活体上可触摸到哪些重要的上肢骨性标志？（列举不少于 10 个结构名称）
2. 试述肩关节的组成、特点及其运动。
3. 试述肘关节的组成、特点及其运动。
4. 试述拇指腕掌关节组成、特点及其运动。
5. 列出颅底内面的孔裂名称及其通过的结构。
6. 能在活体上触摸到哪些重要的颅骨骨性标志？
7. 试述骨性鼻腔的组成及交通。
8. 鼻腔外侧壁上有哪些重要的结构？
9. 简述眶的交通。
10. 试述颞下颌关节的组成、特点及其运动。
11. 试述新生儿颅囟的形态特征及意义。
12. 简述膈肌的形态特点及通过的结构。
13. 何谓咀嚼肌？各有何作用？
14. 下列症状是哪些肌肉瘫痪所引起的？
（1）右上肢不能外展。
（2）右侧不能耸肩。
（3）“马蹄内翻足”畸形。
（4）手腕下垂。
15. 试述大腿肌的分群、各群肌肉的名称及作用。
16. 简述腹前外侧壁有几块肌肉。

【参 考 答 案】

一、名词解释

1. pterion：翼点。是颞骨、顶骨、蝶骨和额骨交汇处，此部骨质较薄，其内面（颅腔面）有脑膜中动脉的前支经过，当颞部遭暴力撞击骨折时易伤及此动脉。

2. paranasal sinuses：鼻旁窦。是上颌骨、额骨、蝶骨及筛骨内的含气空腔，位于鼻腔周围并开口于鼻腔。鼻旁窦包括上颌窦、额窦、筛窦和蝶窦。

3. cranial fontanelle：颅囟。新生儿颅顶骨之间以结缔组织膜相连，间隙较大，称颅囟。较大的有前囟和后囟。

4. inferior angle of scapula：肩胛骨下角。为肩胛骨脊柱缘与外侧缘汇合处，平对第 7 肋或第 7 肋间隙，是计数肋的标志。

5. sheath of rectus abdominis：腹直肌鞘。为包绕腹直肌的腱膜鞘，由腹前外侧壁三层阔肌的腱膜构成。鞘分前、后两层，前层由腹外斜肌腱膜与内斜肌腱膜的前层愈合而成；后层由腹内斜肌腱膜的后层与腹横肌腱膜愈合而成。在脐以下 4～5cm，鞘的后层完全转至腹直肌的前面参与构成鞘的前层，自此以下缺乏鞘的后层，后层的游离下缘呈弧线凸向上，称弓状线（半环线），此线以下腹直肌后面与腹横筋膜相贴。

二、填空题

1. 肱骨　尺骨　桡骨　腕骨　掌骨　指骨
2. 肱骨内上髁后面　肱骨骨干后方
3. 手舟骨　月骨　三角骨　豌豆骨
4. 八　顶骨　颞骨　额骨　蝶骨　枕骨　筛骨　十五　下颌骨　舌骨　犁骨
5. 上鼻甲　中鼻甲　下鼻甲　上鼻道　中鼻道　下鼻道
6. 上颌窦　额窦　蝶窦　筛窦
7. 蝶窦　蝶筛隐窝
8. 额骨　顶骨　颞骨　蝶骨
9. 下颌头　下颌窝　关节结节
10. 筋膜　滑膜囊　腱鞘　籽骨
11. 腹外斜肌　腹内斜肌　腹横肌
12. 腔静脉裂孔　食管裂孔　主动脉裂孔
13. 肱二头肌　喙肱肌　肱肌　屈肩关节　屈肘关节　肱三头肌　伸肩关节
14. 咬肌　颞肌　翼内肌　翼外肌
15. 大腿前肌群　屈　伸
16. 半腱肌　半膜肌　股二头肌　伸　屈

三、是非题

1.B　2.B　3.A　4.B　5.B　6.A　7.B　8.B

四、选择题

A 型题

1. C　2. A　3. C　4. C　5. D　6. A　7. E
8. E　9. E　10. D　11. D　12. B　13. C　14. E
15. A　16. C　17. B　18. D　19. B　20. A　21. B
22. D　23. C　24. D　25. C　26. D　27. B　28. B
29. B　30. D　31. E　32. B　33.C　34. D

X 型题

35. BD　36. ABCDE　37. ABCDE　38. BE
39. ABC　40. AB　41. ABCD　42. ACE

43. ADE 44. ABCD 45. ACE 46. BCD
47. ABD 48. ABCE 49. BCE

五、简答题

1. 锁骨、肩胛骨内侧缘、喙突、肩胛冈、肩峰、下角、肱骨大结节、内上髁、外上髁、鹰嘴、尺骨后缘、尺骨头、尺骨茎突、桡骨茎突、桡骨头、豌豆骨。

2. （1）组成：由肩胛骨的关节盂和肱骨头所构成。

（2）特点：①属球窝关节。②关节盂周缘有纤维软骨环构成的盂缘附着，加深关节窝。③肱骨头关节面较大，关节盂的面积仅为关节头的 1/4 或 1/3，因此肱骨头的运动幅度较大。④关节腔宽大，有肱二头肌长头腱从关节囊内通过。⑤关节囊薄而松弛，囊外缺乏坚强的韧带加固，仅关节囊的上壁有喙肱韧带、喙肩韧带等加强，其前下方缺少韧带和肌腱的加强，为关节的薄弱部位，故肩关节脱位常发生于此。

（3）运动：为全身最灵活的球窝关节，可做屈、伸、收、展、旋转及环转运动。

3. （1）组成：肘关节由肱骨下端与尺骨、桡骨上端构成的复合关节，包括三个关节：①肱尺关节，由肱骨滑车和尺骨滑车切迹构成；②肱桡关节，由肱骨小头和桡骨头关节凹构成；③桡尺近侧关节，由桡骨的环状关节面和尺骨桡切迹构成。

（2）特点：①三个关节在一个关节囊内；②关节囊前壁、后壁松弛，两侧有桡侧副韧带和尺侧副韧带加强；③桡骨头处有桡骨环状韧带。

（3）运动：肘关节主要是做屈、伸运动。肘关节囊的后壁最薄弱，故常见桡、尺二骨向后脱位。

4. 拇指腕掌关节的运动：拇指腕掌关节由大多角骨和第一掌骨底组成，关节囊松弛，可做屈、伸，展、收、环转运动和拇指对掌运动。

5. 颅底内面的孔裂：

颅底孔裂	穿行的结构
筛孔	嗅丝
视神经管	视神经、眼动脉
眶上裂	动眼神经、滑车神经、展神经、泪腺神经、额神经、鼻睫神经、眼上静脉
圆孔	上颌神经
卵圆孔	下颌神经、岩小神经、海绵窦与翼丛间导血管
棘孔	脑膜中动脉
破裂孔	海绵窦与翼丛间导血管
内耳门	面神经、前庭蜗神经
颈静脉孔	舌咽神经、迷走神经、副神经、颈内静脉
舌下神经管	舌下神经、基底丛与颈内静脉间的导静脉
枕骨大孔	延髓和脑膜、椎动脉、脊髓前动脉、脊髓后动脉、副神经脊髓根齿突尖韧带、覆膜

6. 枕外隆突、乳突、颧弓、眉弓、下颌角、眶上缘、眶下缘、额结节、顶结节。

7. （1）骨性鼻腔的组成有四壁：①上壁，为筛骨筛板和蝶鞍；②下壁，为硬腭；③内侧壁，是鼻中隔（筛骨垂直板、犁骨和软骨）；④外侧壁，由上鼻甲、中鼻甲、下鼻甲和上鼻道、中鼻道、下鼻道构成。

（2）交通：①前方借梨状孔与外界相通。②后方经鼻后孔与咽部相通。③每侧鼻腔外侧壁有上鼻道、中鼻道、下鼻道，骨性鼻腔在下鼻道借鼻泪管通泪囊窝；在中鼻道，借上颌窦裂孔通上颌窦，借额窦口和前、中筛窦口分别通额窦和前、中筛窦；在上鼻道，借后筛窦口通后筛窦；在蝶窦隐窝，借蝶窦口通蝶窦。在骨性鼻腔外侧壁的后份借蝶骨与腭骨之间的蝶腭孔通翼腭窝。④向上经筛孔通颅前窝。⑤向下经切牙孔，通骨性口腔。

8. 自上而下有上鼻甲、中鼻甲、下鼻甲和上鼻道、中鼻道、下鼻道。上鼻甲后上方与蝶骨之间有蝶筛隐窝，中鼻甲后方有蝶腭孔，各鼻道内还有鼻旁窦和鼻泪管的开口。

9. 眶位于额部下方，为一对四棱锥形深隙，有一尖一底四壁。尖：向后内，有视神经管（通颅中窝）。底：朝前外。上壁：前外侧部有泪腺窝。下壁：有眶下沟，通眶下管（出眶下孔）。外侧壁：与上壁交界处有眶上裂（通颅中窝），与下壁交界处有眶下裂（通颞下窝）。内侧壁：最薄，前方有泪囊窝（经鼻泪管通下鼻道）。
10.（1）组成：下颌骨的下颌头与颞骨的下颌窝及前方的关节结节。
（2）特点：①关节囊松弛，其外侧有外侧韧带增强；②关节囊的前部较薄弱；③关节囊内有关节盘，将关节腔分为上、下两部分；④翼外肌的部分肌腱穿过关节囊附着于关节盘。
（3）运动：开口和闭口运动，前进和后退运动，侧方运动。
11.（1）形态特征：前囟呈菱形，1～2 岁封闭；后囟呈三角形，生后 6 个月封闭。
（2）临床意义：①颅囟膨隆说明颅内压增高。②颅囟凹陷说明有脱水现象。③因为颅囟是膜状，临床对新生儿的某些颅内疾病可在此进行穿刺，以助诊疗。④可根据颅囟的位置和形状确定胎位。⑤根据颅囟的愈合时间，可判断新生儿的生长发育状况。
12. 膈肌分为肌性部和腱性部（中心腱），有三孔：腔静脉孔，平第 8 胸椎水平，有下腔静脉所通过；食管裂孔，平第 10 胸椎水平，有食管和迷走神经通过；主动脉裂孔，平第 12 胸椎水平，有降主动脉和胸导管等通过。
13. 咀嚼肌为运动颞下颌关节的肌肉，共 4 对，即颞肌、咬肌、翼内肌和翼外肌。
（1）颞肌：作用为上提下颌骨做闭口运动，使牙齿咬合；颞肌还有助于侧方的研磨运动，当下颌骨前伸时，颞肌后部肌纤维收缩可使其后退。
（2）咬肌：作用为上提下颌骨，也可使下颌骨做轻微的侧方、前进和后退运动。
（3）翼外肌：起于翼突外侧板的外面和蝶骨大翼。其纤维向后外止于下颌颈前面的压迹和颞下颌关节囊及关节盘。一侧收缩使下颌移向对侧，双侧收缩可做张口运动。
（4）翼内肌：起于蝶骨翼突窝，止于下颌支内面后下部的咬肌粗隆。翼内肌协助上提下颌骨，和翼外肌协同作用可使下颌骨前伸，如一侧翼内肌和翼外肌同时收缩，下颌骨以对侧的下颌头为垂直轴，可使同侧下颌骨前进并向对侧运动。两侧肌肉交替收缩，则产生侧向运动，这一运动可研磨食物。
14.（1）右上肢不能外展，为右侧三角肌瘫痪。
（2）右侧不能耸肩，为右侧斜方肌瘫痪。
（3）“马蹄内翻足”畸形，为小腿前、外侧肌群瘫痪。
（4）手腕下垂，为前臂后群肌瘫痪。
15.（1）前群：①股四头肌，分别为股直肌、股内侧肌、股外侧肌和股中间肌。其作用为伸膝关节。②缝匠肌，位于大腿的前面及内侧，作用为屈髋关节和屈膝关节，并使已屈的膝关节旋内。
（2）内侧群：共 5 块肌，分层排列依次为耻骨肌、长收肌、股薄肌、短收肌和大收肌。内侧肌群收缩可使髋关节内收，股薄肌还有使膝关节屈曲和旋内的作用。
（3）后群：共 3 块肌，有股二头肌、半腱肌和半膜肌。后群肌可屈膝关节和伸髋关节；屈膝时，股二头肌可使小腿旋外，而半腱肌及半膜肌则使小腿旋内。
16. 外侧有三块扁肌，从浅入深为腹外斜肌、腹内斜肌和腹横肌，中线两侧有腹直肌。

（黄　娟）

第二章 内脏总论及消化系统

第一节 内脏总论

【目的要求】

1. 掌握 ①胸部、腹部的标志线。②腹部的分区。

2. 熟悉 内脏的一般结构。

3. 了解 ①内脏的概念。②内脏的范围及各系统的主要功能。

【教学重点、难点】

1. 胸部、腹部的标志线和腹部的分区。
2. 内脏的一般形态和构造。

【教材精要】

一、内脏的概述

内脏各系统都由中空性器官和实质性器官组成，大部分器官位于胸腔、腹腔和盆腔内，各系统都借其中空性管道直接或间接与外界相通。

二、内脏的组成和功能

内脏由消化、呼吸、泌尿和生殖四个系统组成，主要是进行物质代谢和繁殖后代。

三、内脏器官的一般结构

1. 中空性器官 呈管状或囊状，内部均有空腔，一般有四层结构，由内向外依次为黏膜、黏膜下层、肌层和外膜层。

2. 实质性器官 内部没有特定的空腔，表面有被膜并深入器官实质内，将器官分为“叶”和“小叶”。还有供血管、神经、管道出入的“门”。

四、胸、腹部标志线和分区

（一）胸、背部标志线

前、后正中线，胸骨线，锁骨中线，胸骨旁线，腋前线，腋中线，腋后线，肩胛线。

（二）腹部分区

可通过两组线将腹部分为九区（表2-1）。

（1）两横线：上横线为通过左、右肋弓最低点的连线；下横线为左、右髂结节间的连线。

（2）两竖线：经过左、右腹股沟韧带中点所作的垂线。

表 2-1 腹部分区

右季肋区	腹上区	左季肋区
右外侧（腰）区	脐 区	左外侧（腰）区
右腹股沟（髂）区	腹下区	左腹股沟（髂）区

第二节 消化系统

【目的要求】

1. 掌握 ①消化系统的组成及上、下消化道的组成。②口腔的分部及境界，各部的结构特点。③三大唾液腺的位置、形态和导管开口。④咽的位置、分部及各部的形态结构和交通。⑤食管的形态、位置和狭窄部位及临床意义。⑥胃的形态、位置和分部。⑦小肠的分部及各部的结构特点。⑧大肠的分部及各部的结构特点。⑨肝的形态、位置（体表投影）及毗邻。⑩肝外胆道的组成，胆囊的结构特点，胆汁的排出途径。⑪胰的形态、位置及胰液的排出途径。

2. 熟悉 ①牙的种类、形态、构造，乳牙和恒牙的排列方式；牙周组织的概念。②咽淋巴环的组成及意义。③梨状隐窝的位置与意义。④空肠、回肠的区别。⑤肝的分叶、分段及其意义。

3. 了解 ①消化系统的功能。②硬腭的构成，唇、颊和腭的形态。③舌肌的配布和功能。④胃壁的构造。⑤Meckel 憩室的位置、形成及临床意义。⑥肝和胰的功能；肝外胆道的主要变异。

【教学重点、难点】

1. 消化系统的组成。
2. 上、下消化道的定义。
3. 咽峡的组成。
4. 咽的位置及分部。
5. 食管的三个狭窄。
6. 胃的位置、形态。
7. 十二指肠的形态、位置、分部；空肠、回肠的区别。
8. 大肠的分部及结肠形态特点；直肠的形态、位置。
9. 肝的位置、形态；肝脏面的“H”形结构；

肝外胆道的组成及胆汁的排泄途径。

【教 材 精 要】

一、消化系统的组成

消化系统 alimentary system 包括消化管和消化腺两部分。消化管是从口腔到肛门的管道，依次分为口腔、咽、食管、胃、小肠和大肠。在临床工作中，通常把从口腔到十二指肠的一段称为上消化道；空肠以下的部分称为下消化道。消化腺有大消化腺和小消化腺，大消化腺有大唾液腺、肝、胰等，均独立地位于消化管之外，小消化腺散在于口腔至肛门的整个消化管壁内。大消化腺可借导管将分泌物排入消化管腔内，以对食物进行化学性消化。

二、口腔

向前借口裂通外界，向后借咽峡通咽部。前壁为上、下唇，侧壁为颊，上壁为腭，下壁为口腔底。借上、下牙弓和牙龈分为口腔前庭和固有口腔。

（一）口唇

略。

（二）颊

平对上颌第二磨牙牙冠的颊黏膜处有腮腺管乳头，是腮腺导管的开口处。

（三）腭

腭构成口腔的顶壁。前 2/3 为硬腭，后 1/3 为软腭。软腭后份称腭帆，向下突出为腭垂，向两侧形成腭舌弓和腭咽弓。腭垂、腭帆游离缘、两侧的腭舌弓及舌根围成咽峡 isthmus of fauces，是口腔与咽的分界，也是口腔的狭窄部。

（四）牙

1. 牙的种类　人一生中先后有两组牙发生，第一组称乳牙，第二组称恒牙。乳牙出生后 6 个月开始萌出，6 岁开始脱落，共 20 颗，包括切牙、尖牙和磨牙。恒牙共 32 颗，包括中切牙、侧切牙、尖牙、第一前磨牙、第二前磨牙、第一磨牙、第二磨牙和第三磨牙。乳、恒牙替换结束时间约 12 岁；第三磨牙（智齿）萌出时间为 20～30 岁。

2. 牙的分部　牙冠、牙颈、牙根。

3. 牙的构造

（1）牙组织：釉质、牙质、牙骨质、牙髓。

（2）牙周组织：包括牙周膜、牙槽骨、牙龈，对牙起支持、保护和固定作用。

4. 临床牙位记录　我国目前最常用部位记录法描述牙的部位及名称。采用面对患者，以两条相互垂直的“＋”符号将患者上、下牙弓分为四区，水平线用以区分上下；垂直线用以区分左右。乳牙用罗马数字Ⅰ～Ⅴ表示，恒牙用阿拉伯数字 1～8 表示。

（五）舌

1. 舌的分部　舌尖、舌体、舌根。

2. 舌黏膜　舌背面有丝状乳头、菌状乳头、叶状乳头、轮廓乳头。丝状乳头无味蕾，只有一般感觉；后三种乳头含有味蕾。舌下面有舌系带、舌下阜及舌下襞。

3. 舌肌　舌内肌可改变舌的形态；舌外肌可改变舌的位置。一侧颏舌肌收缩，舌尖伸向对侧，双侧收缩拉舌伸出口腔。

（六）唾液腺

小唾液腺散在于口腔的黏膜及黏膜下层中，大唾液腺有如下三对。

1. 舌下腺　位于口腔底黏膜深面，舌下腺大管开口于舌下襞和舌下阜，舌下腺小管开口于舌下襞。

2. 下颌下腺　位于下颌下三角，导管开口于舌下阜。

3. 腮腺　位于颧弓下，咬肌表面，腮腺导管开口于正对上颌第二磨牙的颊黏膜上的腮腺管乳头 papilla of parotid duct。

三、咽

（一）起止

上起于颅底，下至第 6 颈椎下缘（环状软骨水平）。

（二）咽的分部

以软腭和会厌上缘为界分为三部分。

1. 鼻咽部　鼻腔向后的延续。咽鼓管咽口位于鼻咽部两侧壁下鼻甲后方，咽腔经此口通过咽鼓管与中耳鼓室相通。咽鼓管咽口的上、后方弧形隆起的黏膜皱襞，称为咽鼓管圆枕 tubal torus，是寻找咽鼓管咽口的标志。咽鼓管圆枕后方与咽后壁之间纵行的深窝为咽隐窝 pharyngeal recess，是鼻咽癌的好发部位。

2. 口咽部　向前经咽峡与口腔相通。舌会厌正中襞连于舌根后部与会厌之间，两侧为会厌谷，是异物易滞留处。腭扁桃体位于外侧的腭扁桃体窝，是淋巴器官，具有防御功能。由咽扁桃体、两侧的咽鼓管扁桃体、两侧的腭扁桃体和舌扁桃体构成的咽淋巴环，对消化道和呼吸道具有防御功能。

3. 喉咽部 是咽的最下部，向前经喉口通喉腔，向下与食管相续。梨状隐窝 piriform recess 是位于喉口两侧的一对深窝，是异物易滞留处。

（三）咽的交通

向前上经鼻后孔通鼻腔；向前经咽峡通口腔；向前下经喉口通喉腔；向两侧经咽鼓管咽口和咽鼓管通中耳鼓室；向下通食管。

四、食管

（一）起止

上端于第 6 颈椎下缘与咽交界，下端于第 11 胸椎高度与胃的贲门相连，长约 25cm。

（二）食管的分部

1. 颈部 第 6 颈椎下缘平面至胸骨颈静脉切迹平面。

2. 胸部 胸骨颈静脉切迹平面至膈的食管裂孔平面。

3. 腹部 穿膈食管裂孔至与胃贲门相接处。

（三）食管的狭窄

食管的狭窄见表 2-2。

表 2-2 食管的三个狭窄

	狭窄所在位置	高度	距上颌切牙的距离
第一个狭窄	与咽交界处	第 6 颈椎下缘	15cm
第二个狭窄	食管与左主支气管交叉处	第 4、5 胸椎水平	25cm
第三个狭窄	穿膈食管裂孔处	第 10 胸椎水平	40cm

五、胃

（一）位置

中等充盈度时，胃大部分位于左季肋区，小部分位于腹上区。贲门位于第 11 胸椎左侧，幽门位于第 1 腰椎右侧。

（二）形态和分部

胃呈囊状，有两口、两壁、两缘和四部。

1. 两口 入口称贲门，与食管相连；出口为幽门，与十二指肠相通。

2. 两壁 胃前壁朝向前上方，胃后壁朝向后下方。

3. 两缘 上缘较短，凹向右上方，称胃小弯，其最低点称角切迹；下缘较长，凸向左下方，称胃大弯。

4. 四部 分为贲门部、胃底部、胃体部、幽门部（以角切迹分为幽门窦和幽门管）。

（三）胃壁的结构

胃壁由内向外分为黏膜层、黏膜下层、肌层和外膜四层。

六、小肠

（一）小肠的分部

小肠分为十二指肠、空肠和回肠三部分。十二指肠长约 25cm；空肠约占小肠全长的 2/5；回肠约占小肠全长的 3/5。

（二）十二指肠

十二指肠起于胃幽门，以十二指肠悬韧带与空肠分界。十二指肠始、末两端被腹膜包绕，属腹膜内位器官，其余大部分均为腹膜外位器官，位于腹后壁被腹膜覆盖，呈“C”形弯曲包绕胰头。十二指肠分为上部、降部、水平部和升部四部分。

1. 上部 长约 5cm，其近侧与幽门相连接处，长约 2.5cm 的肠管称十二指肠球 duodenal bulb，是十二指肠溃疡及穿孔的好发部位。上部与降部转折处形成的弯曲称十二指肠上曲。

2. 降部 长约 7cm，在胰头的右侧自第 1 腰椎至第 3 腰椎右侧弯向左，移行为水平部，转折处的弯曲称为十二指肠下曲。在十二指肠纵襞下有隆起的十二指肠大乳头 major duodenal papilla 及肝胰腹壶开口。

3. 水平部 长约 10cm，自十二指肠下曲向左横过下腔静脉和第 3 腰椎体的前方，至腹主动脉前方、第 3 腰椎体左前方移行为升部。肠系膜上动、静脉紧贴此部前面下行。

4. 升部 长 2～3cm，自水平部斜行向左上方，至第 2 腰椎椎体左侧转向下，移行为空肠，转折处形成的弯曲称十二指肠空肠曲。此弯曲上后壁被十二指肠悬肌固定于右膈脚，十二指肠悬肌和其下段表面的腹膜皱襞共同构成十二指肠悬韧带 suspensory ligament of duodenum，又称 Treitz 韧带，为腹部外科手术中确定空肠起始的重要标志。

（三）空肠和回肠

空肠和回肠上端起自于十二指肠空肠曲，下端接续盲肠。空肠和回肠一起被肠系膜悬系于腹后壁，合称系膜小肠。空肠和回肠的形态结构不完全一致（表2-3）。

在距回盲瓣0.3～1m范围的回肠对系膜缘上，有2～5cm的囊袋状突起，管径与回肠近似，称Meckel憩室，又称回肠憩室，此为胚胎时期卵黄囊管未完全消失形成的，出现率约为3%。Meckel憩室可发炎或合并溃疡穿孔，因其位置靠近阑尾，故症状与阑尾炎相似。

表2-3 空肠和回肠的比较

对比项	空肠	回肠
长度	占小肠全长的2/5	占小肠全长的3/5
位置	腹腔左上方	腹腔右下方
黏膜皱襞	高而密集	低而稀疏
肠壁的厚薄	较厚	较薄
管径	较大	较小
活体色泽	较红	较暗
淋巴滤泡	孤立淋巴滤泡	孤立、集合淋巴滤泡
血管弓的级数	1～2级	4～5级

七、大肠

大肠全长约1.5m，续自回肠末端，止于肛门。大肠管径较粗，肠壁较薄，全程围绕于空肠、回肠周围，可分阑尾、盲肠、结肠、直肠和肛管五部分。结肠和盲肠具有三种特征性结构，即结肠带、结肠袋和肠脂垂。结肠带有三条，沿大肠纵轴平行排列，三条结肠带汇聚于阑尾根部。

（一）盲肠

盲肠主要位于右髂窝内。回肠末端向盲肠的开口称回盲口，其上、下两片半月形的皱襞称回盲瓣ileocecal valve。在回盲口的下方约2cm处，有阑尾的开口。

（二）阑尾

阑尾一般长5～7cm，管径为0.5～1.0cm。阑尾根部较固定，多在回盲口后下方约2cm处开口于盲肠，此口为阑尾口，其下缘有一条半月形黏膜皱襞称阑尾瓣。阑尾根部的体表投影点常为右髂前上棘与脐连线的中、外1/3交界处，即McBurney点。阑尾尖端游离，移动性大，可在回肠下位、回肠后位、盲肠后位、盲肠下位及回肠前位等。阑尾系膜呈三角形或扇形，内含血管、神经、淋巴管及淋巴结。

（三）结肠

结肠介于盲肠和直肠之间，呈“M”形包绕空肠、回肠。结肠分为升结肠、横结肠、降结肠和乙状结肠四部分。

1. 升结肠 于右髂窝起自盲肠上端，行至肝右叶下方转折向左前下方移行于横结肠，转折处的弯曲称结肠右曲（或称肝曲）。

2. 横结肠 自结肠右曲向左，至脾下份，转折处为结肠左曲（或称脾曲），向下续于降结肠。横结肠由横结肠系膜连于腹后壁，活动度较大。

3. 降结肠 起自结肠左曲，于左肾外缘和腰方肌前下降，至左髂嵴续于乙状结肠。降结肠与升结肠均属腹膜间位器官。

4. 乙状结肠 自左髂嵴起自降结肠，沿左髂窝入盆腔，全长呈“乙”字形弯曲，至第3骶椎平面续于直肠。乙状结肠属腹膜内位器官，由乙状结肠系膜连于盆腔左后壁，活动度较大。

（四）直肠

直肠位于盆腔下部。在矢状面形成两个弯曲，直肠骶曲突向后，距肛门7～9cm；直肠会阴曲突向前，距肛门3～5cm。直肠横襞一般有三个，中间一个较为恒定，距肛门约7cm，常用作肛门指检的标志。

（五）肛管

肛管上端在盆膈平面与直肠相接，下端终于肛门，长3～4cm。肛管内面上段有6～8条纵行黏膜皱襞，称肛柱。相邻两肛柱下端有呈半月形黏膜皱襞的肛瓣相连，肛瓣与相邻两肛柱的下端共同形成开口向上的袋状陷窝称肛窦。

肛瓣的边缘和肛柱的下端共同形成锯齿状的环行线，称齿状线dentate line。齿状线下方有宽约1cm的光滑环形区称痔环或肛梳，齿状线是临床上判别内、外痔的重要依据（表2-4）。在痔环下缘有一不明显的环形白线white line，它相当于肛门内、外括约肌的交界处，临床上直肠指诊时，可触知此处有一环行浅沟。

表2-4 肛管齿状线上、下结构的比较

对比项	齿状线以上	齿状线以下
上皮类型	单层柱状上皮	复层扁平上皮
胚胎发生	源于内胚层	源于外胚层
动脉来源	直肠上动脉、直肠下动脉	肛动脉
静脉回流	直肠上静脉到肠系膜下静脉	肛静脉到髂内静脉
淋巴引流	肠系膜下淋巴结和髂内淋巴结	腹股沟浅淋巴结
神经支配	内脏神经	躯体神经
（病理状态）痔疮	内痔，疼痛不明显	外痔，疼痛明显

八、肝脏

（一）形态

肝脏呈不规则的楔形，可分膈面和脏面，有前、后、左、右四缘。

1. 两面

（1）膈面：膨隆，以镰状韧带分为左、右两叶。

（2）脏面：较凹陷，有左、右纵沟及横沟，呈“H”形，分肝下面为左叶、右叶、方叶和尾状叶。左纵沟的前部有肝圆韧带（脐静脉的遗迹）；左纵沟的后部有静脉韧带（静脉导管的遗迹）；右纵沟的前部为胆囊窝，容纳胆囊；右纵沟的后部为腔静脉沟，有下腔静脉通过，在腔静脉沟的上端有肝左、肝中、肝右静脉出肝后立即注入下腔静脉，临床常称此处为第二肝门 secondary porta of liver。横沟又称肝门 porta hepatis，右前方有左、右肝管，肝固有动脉左、右支居中，后方有肝门静脉。进出肝门的肝管，肝门静脉，肝固有动脉左、右支，神经和淋巴管等被结缔组织包裹称肝蒂 hepatic pedicle。

2. 四缘

（1）前缘：薄而锐利，是肝的脏面和膈面的分界线，有胆囊切迹和脐静脉切迹。

（2）后缘：钝圆，朝向脊柱。

（3）右缘：即肝右叶的右下缘，钝圆。

（4）左缘：即肝左叶的左缘，薄而锐利。

（二）位置

肝脏大部位于右季肋区和腹上区，小部位于左季肋区。上界与膈穹窿一致，可用下述3点的连线表示：右锁骨中线与第5肋的交点；前正中线与剑胸结合的交点；左锁骨中线与第5肋间隙的交点。下界不超出肋弓，剑突下可扪及（不超过3cm）。

（三）分叶和分段

由于肝内管道的配布与肝的外形分叶并不吻合，目前多采用 Glisson 系统和肝静脉系统对肝脏进行分叶和分段。Glisson 系统由肝门静脉、肝动脉和肝管三者在肝内分支被 Glisson 囊（纤维结缔组织囊）包裹而组成，它们在肝内的分支及分布大体一致，其中以肝门静脉的管径较粗，且较恒定，故一般用门静脉的分支和分布作为肝内分叶、分段的基础，将肝分为左、右两半肝，五个肝叶，八个肝段。

- 肝
  - 左半肝
    - 尾状叶（Ⅰ）
    - 左外叶
      - 左外上段（Ⅱ）
      - 左外下段（Ⅲ）
    - 左内叶（Ⅳ）
  - 右半肝
    - 右前叶
      - 右前上段（Ⅷ）
      - 右前下段（Ⅴ）
    - 右后叶
      - 右后上段（Ⅶ）
      - 右后下段（Ⅵ）

（四）肝外胆道

肝外胆道由胆囊和输胆管道（肝左管、肝右管、肝总管和胆总管）组成。

1. 胆囊 容量为 40～60ml，是贮存和浓缩胆汁的器官；胆囊分底、体、颈和管四部分，胆囊底体表投影为右锁骨中线与右肋弓的交点处。由胆囊管、肝总管和肝的脏面共同围成的三角形区域称胆囊三角，又称 Calot 三角 Calot’s triangle，是行胆囊手术时寻找胆囊动脉的标志区域。

2. 输胆管道 肝左管、肝右管出肝门后合成肝总管，肝总管与胆囊管合成胆总管。胆总管与胰管合成肝胰壶腹 hepatopancreatic ampulla（或称 Vater 壶腹），开口于十二指肠大乳头。

九、胰

（一）位置

胰位于腹上区和左季肋区，平对第1～2腰椎体，紧贴腹后壁，为腹膜外位器官。

（二）胰的分部

胰分为头（含钩突）、颈、体和尾四部。

（三）胰的功能

胰外分泌部可分泌与蛋白质、脂肪和糖类分解及消化有关的消化酶（原）。内分泌部即胰岛，主要分泌胰岛素和胰高血糖素，调节血糖浓度。

（四）胆汁和胰液的产生及排出途径

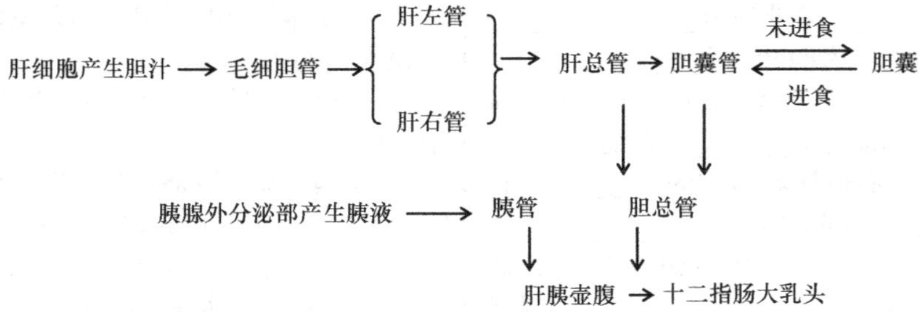

【强化训练题】

一、名词解释

1. papilla of parotid duct
2. isthmus of fauces
3. pharyngeal recess
4. tubal torus
5. piriform recess
6. pharyngeal lymphatic ring
7. duodenal bulb
8. major duodenal papilla
9. suspensory ligament of duodenum
10. ileocecal valve
11. McBurney point
12. dentate line
13. white line
14. Meckel diverticulum
15. porta hepatis
16. hepatic pedicle
17. secondary porta of liver
18. Calot's triangle
19. hepatopancreatic ampulla

二、填空题

1. 消化系统是由______和______两大部分组成的。临床上常把______、______、______、______和______称为上消化道。

2. 咽淋巴环由______、______、______和______共同组成。

3. 鼻咽侧壁上，下鼻甲后方可见______的开口，通向______；该口的前、上和后方围成一半环形隆起称为______，它与咽后壁之间有一纵行的深凹陷称为______，是鼻咽癌的易发部位。

4. 咽峡是由______、______、______和______共同围成的狭窄部，是______与______的分界线。

5. 咽向前经______、______和______分别与鼻腔、口腔和喉腔相通。

6. 食管全长有三个狭窄的地方，第一个狭窄位于______，相当于______，距中切牙约______cm；第二个狭窄位于______，相当于______，距中切牙约______cm；第三个狭窄位于______，相当于______，距中切牙约______cm。

7. 消化腺包括口腔周围的______、______和______；位于腹腔内的______、______及遍布于消化管道黏膜层内的______。

8. 大唾液腺有______、______、______三对，其中______导管只开口在舌下阜。

9. 腮腺、下颌下腺的导管分别开口于______和______；舌下腺的大管开口于______，而其小导管则直接开口于______。

10. 十二指肠呈“C”形包绕______，可分为______、______、______和______四部，十二指肠的二个弯曲指的是十二指肠______和______。临床上确认十二指肠与空肠的分界标志是______。

11. 十二指肠悬肌和包绕于其下段表面的腹膜皱襞共同构成______，在腹部外科手术中可作为确定______起始的重要标志。

12. 空肠与回肠的形态结构不完全一致，空肠的管径______，管壁______；回肠的管径______，管壁______。肠系膜内血管的分布也有区别，空肠的动脉弓级数______，直血管______；而回肠的动脉弓级数______，直血管______。

13. 寻找阑尾的方法是______。阑尾根部的体表投影点通常以______与______连线的______交点处作为标志。

14. 大肠分______、______、______、______和______；除______、______、______以外均有三种特征性结构，即______、______、______。

15. 结肠分______、______、______和______四部分，其外形特征是______、______和______，结肠中有系膜的为______和______；两个弯曲的名称分别为______和______。

16. 齿状线又称______，位于______下端，此线以上形成的痔称______，而线以下形成的痔称______。离齿状线下方的肛管内面有一条宽约

1cm 略微凸起的环形带，称______，又称______。

17. 肝的膈面被______韧带分为______、______；脏面被“H”形的沟分为四叶，即______、______、______和________。左纵沟窄而深，其前部有______，右纵沟前部为______，容纳______，横沟又称______，有位居右前方的______，左前方的______及两者之间后方的_________。

18. 出入肝门的诸结构被结缔组织包绕，称为______，其内有______、______、______及神经、淋巴管等通过。

19. 肝上界与膈穹窿一致，可用下述 3 点的连线来表示：即______与______的交点、________与______的交点、______与______的交点。

20. 胆汁由肝细胞分泌，经肝内的各级输胆管道汇集成_______和_______，两者出肝门后合并成______，该结构与胆囊管合并，形成______，走行于十二指肠降部与_______之间，最后与合并形成______，共同开口于______。

21. 胆囊底的体表投影点在______与______交点附近。

22. 胆囊三角由______、______和______围成，其内常有______动脉通过。

23. 胰的______部能分泌______，经胰管汇集后，排泄到______；胰的______部，散在于胰实质内，主要分泌______、______，以调节血糖浓度。

三、是非题（选择题模式，两个答案，A：对；B：错）

(　　) 1. 由腭帆后缘、两侧腭咽弓及舌根共同围成咽峡。

(　　) 2. 下颌下腺开口于舌下阜和舌下襞。

(　　) 3. 右侧颏舌肌瘫痪，当患者伸舌时，舌尖偏向左侧。

(　　) 4. 咽部借咽鼓管与中耳鼓室相通。

(　　) 5. 喉口两侧与咽侧壁之间有一较深凹陷称为梨状隐窝，是异物易停留的部位。

(　　) 6. 食管的第一狭窄位于其起始处距中切牙约 25cm。

(　　) 7. 腭舌弓与腭咽弓间为扁桃体窝，其内容纳咽扁桃体。

(　　) 8. 十二指肠上部左侧与幽门相连的一段称十二指肠球。

(　　) 9. 十二指肠悬肌是空肠、回肠的分界标志。

(　　) 10. 回肠只有集合淋巴滤泡，空肠只有孤立淋巴滤泡。

(　　) 11. 所有大肠均有结肠带、结肠袋、肠脂垂。

(　　) 12. 阑尾根部的体表投影位于脐与右髂前上棘连线的中点处。

(　　) 13. 直肠在矢状面上，即从侧面看，有三个弯曲。

(　　) 14. 齿状线是直肠和肛管的分界线。

(　　) 15. 有系膜的器官均有一定的活动度，并且大部分是腹膜内位器官。

(　　) 16. 肝是腹膜内位器官。

(　　) 17. 肝脏左纵沟前有肝镰状韧带，后半有静脉韧带。

(　　) 18. 第 2 肝门有左、中、右肝静脉注入下腔静脉。

(　　) 19. 出入肝门的结构由结缔组织包绕，称肝蒂。

(　　) 20. 肝的脏面中部有“H”形沟，其横沟又称肝门。

(　　) 21. 胆囊是储存和浓缩胆汁的器官。

(　　) 22. 胆囊底的体表投影点在右锁骨中线与右肋弓交点处附近。

四、选择题

A 型题

1. 下列属于内脏器官的是
A. 心　　B. 脾　　C. 胸腺
D. 腹主动脉　　E. 胰腺

2. 下列属于中空性内脏器官的是
A. 中央水管　　B. 胸导管　　C. 输乳管
D. 下腔静脉　　E. 支气管

3. 关于消化系统，错误的是
A. 由消化管道和消化腺组成
B. 通常称口腔到咽的一段为上消化道
C. 食管为上消化道的一部分
D. 肝、胰为消化腺
E. 结肠和直肠为下消化道的一部分

4. 上消化道是指
A. 口腔和咽
B. 口腔至胃的消化管
C. 口腔至食管的消化管
D. 口腔至空肠的消化管
E. 口腔至十二指肠的消化管

5. 有关腭的描述，下列正确的是
A. 分为硬腭和软腭
B. 硬腭由腭骨水平板构成
C. 软腭位于腭的后 1/2
D. 软腭两侧连于腭帆
E. 腭舌弓位于腭咽弓后方

6. 关于舌的描述，下列正确的是
A. 轮廓乳头位于舌根背面
B. 舌尖与舌体以界沟为界
C. 丝状乳头内含有味蕾
D. 舌根占舌的后 1/2
E. 一侧颏舌肌收缩，拉舌尖伸向对侧
7. 下颌下腺管和舌下腺大管共同开口在
A. 舌系带 B. 舌下襞 C. 舌下阜
D. 伞襞 E. 以上均不是
8. 组成咽淋巴环的结构
A. 喉扁桃体、腭扁桃体和舌扁桃体
B. 咽扁桃体、腭扁桃体和舌扁桃体
C. 鼻扁桃体、腭扁桃体和舌扁桃体
D. 腭扁桃体和舌扁桃体
E. 腭扁桃体和咽扁桃体
9. 咽峡是口腔与咽的分界处，它由下列结构围成
A. 腭垂、两侧腭舌弓和腭咽弓
B. 腭垂、两侧腭舌弓和舌根
C. 两侧腭咽弓、腭帆后缘和舌根
D. 两侧腭舌弓、腭帆后缘和舌根
E. 腭帆和舌根
10. 乳牙和恒牙的数目及出牙时间为
A. 乳牙 20 个，出生后 6 个月开始萌出；恒牙 32 个，6～7 岁开始长出
B. 乳牙 16 个，出生后 6 个月开始萌出；恒牙 32 个，6～7 岁开始长出
C. 乳牙 20 个， 6～7 岁开始出齐；恒牙 32 个，10 岁左右出齐
D. 乳牙 20 个，2 岁左右出齐；恒牙 30 个，14 岁左右出齐
E. 以上均不正确
11. 关于牙的叙述， 正确的是
A. 牙质外面均覆有釉质
B. 牙根部外面才覆有釉质
C. 牙冠的牙质外面覆有釉质
D. 牙包括牙质、牙龈、牙髓和牙釉质四种成分
E. 牙的中央有腔，称牙髓
12. 关于恒牙的叙述，正确的是
A. 有 30 个
B. 上颌磨牙常有 2 个牙根
C. 前磨牙常有 1 个牙根
D. 切牙可有 2 个牙根
E. 尖牙可有 2 个牙根
13. 腮腺导管开口于
A. 平对上颌第一磨牙牙冠的颊黏膜处
B. 平对上颌第二磨牙牙冠的颊黏膜处
C. 平对下颌第二磨牙牙冠的颊黏膜处
D. 平对下颌第一磨牙牙冠的颊黏膜处
E. 以上都不是
14. 关于咽的描述，不正确的是
A. 为一上宽下窄的肌性管道
B. 上端起于颅底，下端于第 6 颈椎下缘连于食管
C. 可分为鼻咽、口咽和喉咽三部分
D. 可与鼻腔、口腔和喉腔相通
E. 与中耳鼓室不相通
15. 做胃镜检查时，从口腔开始需吞下多长的胃镜管方可到达贲门
A. 15cm B. 25cm C. 40cm
D. 75cm E. 90cm
16. 关于咽的描述，错误的是
A. 是漏斗形的肌性管道
B. 位于上 6 个颈椎的前方
C. 口咽侧壁有梨状隐窝
D. 鼻咽侧壁有咽扁桃体
E. 喉咽位于喉的后方
17. 胃前壁在剑突下可直接与下列结构相邻的是
A. 膈 B. 肝右叶 C. 肝左叶
D. 腹前壁 E. 胰
18. 食管的第二个狭窄
A. 位于穿膈处
B. 距中切牙 25cm
C. 前面有右主支气管跨过
D. 后面与主动脉弓相贴
E. 相当于第 10 胸椎水平
19. 食管的三个狭窄分别在
A. 第一个狭窄距中切牙约 15cm 处
B. 左主支气管跨越食管处
C. 平第 10 胸椎处
D. 以上都对
E. 以上都错
20. 关于胃描述正确的是
A. 上接食管，下续空肠
B. 分为贲门部、胃底、胃体和幽门部
C. 胃底又称胃窦
D. 幽门处，平滑肌增厚成幽门瓣
E. 属腹膜间位器官
21. 关于胃的描述，错误的是
A. 是消化管中最膨大的部分
B. 入口称贲门，出口称幽门
C. 胃小弯凹向右上方
D. 角切迹是胃大弯的最低处
E. 由腹腔干分支供血
22. 关于胃的描述，下列正确的是

A. 胃右上缘靠贲门处有角切迹
B. 胃底是位于角切迹以上的部分
C. 幽门部包括左侧的幽门窦和右侧的幽门管
D. 胃壁肌层自内向外分别是纵行、斜行和环形
E. 胃小弯凸向右上方
23. 关于十二指肠描述，不正确的是
A. 呈“C”形，包绕胰头
B. 分为球部、降部、水平部和升部
C. 其降部有十二指肠大乳头
D. 十二指肠空肠曲被 Treitz 韧带悬吊于腹后壁
E. 十二指肠大乳头是胆总管和主胰管的共同开口处
24. 关于十二指肠描述正确的是
A. 位于第 1～3 腰椎的前方
B. 其后方与左侧输尿管相贴
C. 全部为腹膜外位
D. 越过肠系膜上动脉的前方
E. 十二指肠球部有胆总管开口
25. 十二指肠溃疡多发生于
A. 十二指肠水平部　B. 十二指肠降部
C. 十二指肠球　D. 十二指肠空肠曲
E. 十二指肠升部
26. 十二指肠纵襞的位置多在
A. 十二指肠上部内侧
B. 十二指肠降部外侧
C. 十二指肠降部的后内侧
D. 十二指肠水平部内侧
E. 十二指肠升部内侧
27. 十二指肠悬韧带（Treitz 韧带）可作为
A. 十二指肠起始部的标志
B. 空肠起始的标志
C. 回肠起始的标志
D. 十二指肠降部起始的标志
E. 以上都不对
28. 空肠、回肠在腹腔主要占据正确的是
A. 空肠在右上部
B. 回肠在左上部
C. 空肠在左下部
D. 回肠在右下部
E. 回肠在右上部
29. 有关空肠和回肠的叙述错误的是
A. 为腹膜内位器官
B. 借肠系膜连于腹后壁
C. 由肠系膜上动脉分支供血
D. 空肠位于腹腔左上部
E. 回肠约占全长远侧 2/5
30. 结肠带、结肠袋和肠脂垂通常存在于
A. 所有肠管　B. 大肠　C. 小肠
D. 仅见结肠　E. 盲肠和结肠
31. 关于盲肠的描述，错误的是
A. 位于右髂窝内，属于大肠
B. 有结肠带
C. 回肠末端与盲肠左侧相连，此处有回盲瓣
D. 盲肠通常属于腹膜外位器官
E. 由回结肠动脉供血
32. 有关盲肠的叙述，错误的是
A. 是大肠的起始部
B. 位于右髂窝内
C. 右侧为右结肠旁沟
D. 有 3 条结肠带
E. 后外侧壁有阑尾开口
33. 阑尾多见的位置是
A. 左下腹位
B. 盲肠下位和肝下位
C. 回肠前位
D. 回肠后位和盲肠后位
E. 盆位和盲肠下位
34. 手术时寻找阑尾常用的方法是
A. 沿结肠旁沟寻找
B. 打开网膜囊寻找
C. 沿小肠系膜寻找
D. 沿回肠动脉寻找
E. 沿结肠带向盲肠端寻找
35. 有结肠带的肠管是
A. 直肠　B. 空肠　C. 盲肠
D. 回肠　E. 阑尾
36. 关于横结肠的描述，正确的是
A. 为腹膜外位器官
B. 肠管上无结肠带
C. 与小网膜相连
D. 其静脉直接汇入下腔静脉
E. 由中结肠动脉供血
37. 关于肝的叙述，错误的是
A. 是人体最大的腺体
B. 膈面借肝镰状韧带分为左叶和右叶
C. 脏面借肝门分为四叶
D. 肝门后方为尾状叶
E. 出入第一肝门的结构构成肝蒂
38. 关于肝脏，下列叙述错误的是
A. 第一肝门位于肝脏脏面的横沟处
B. 第一肝门处有肝管与肝动、静脉
C. 脏面的右纵沟前部是胆囊窝
D. 脏面的左纵沟前部是肝圆韧带
E. 其上面与膈相贴，故肝脓肿可穿破膈进入胸

腔

39. 第二肝门位于肝脏

A. 左纵沟后部 B. 右纵沟前部

C. 腔静脉沟上端 D. 腔静脉沟下端

E. 肝管、门静脉和肝动脉出入肝脏处

40. 肝十二指肠韧带内有

A. 胆囊管、肝固有动脉和肝门静脉

B. 肝总管、肝静脉和肝门静脉

C. 胆总管、肝固有动脉和肝静脉

D. 胆囊管、肝固有动脉和肝静脉

E. 胆总管、肝固有动脉和肝门静脉

41. 关于胆总管的描述，正确的是

A. 由左、右肝管合成

B. 由胆囊管与肝管合成

C. 由胆囊管与肝总管合成

D. 由肝总管和胰管汇合而成

E. 由胆囊管直接延续而成

42. 关于胆囊的描述，正确的是

A. 位于右纵沟的前部 B. 能分泌胆汁

C. 位于横沟内 D. 位于左纵沟的前部

E. 位于右纵沟的后部

43. 不参与肝蒂组成的是

A. 肝的神经 B. 肝固有动脉

C. 肝静脉 D. 肝的淋巴管

E. 肝管

44. 有关胆囊的叙述，正确的是

A. 可分泌与浓缩胆汁

B. 位于肝脏面、左纵沟前部

C. 胆囊底体表投影为右旁正中线与右肋弓的交点处

D. 为腹膜间位器官

E. 胆囊的毗邻是右侧为胃幽门部、左侧为结肠右曲

45. 构成胆囊三角（Calot 三角）的结构是

A. 肝左动脉、肝总管及肝脏下面

B. 胆总管、十二指肠及肝固有动脉

C. 胆囊管、肝总动脉及肝脏下面

D. 胆囊管、肝总管和肝脏下面

E. 肝固有动脉、胆囊管及十二指肠上部

46. 关于胆总管的描述，正确的是

A. 位于肝胃韧带内

B. 在门静脉的左后方

C. 由胆囊管与肝总管汇合而成

D. 越过十二指肠上部的前方

E. 与胰管汇合共同开口于十二指肠上部

47. 胆总管与胰管的共同开口是

A. 十二指肠上部 B. 十二指肠球部

C. 十二指肠水平部 D. 十二指肠大乳头

E. 十二指肠纵襞中部

48. 关于肛管的描述，正确的是

A. 上端在盆膈平面接续直肠

B. 被肛门括约肌所包绕

C. 肛管长 3.0～4.0cm

D. 其内面有 6～10 条纵行肛柱

E. 以上都正确

49. 关于胰的叙述，正确的是

A. 位于小网膜囊内

B. 胰尾位于胃结肠韧带内

C. 胰腺前面隔腹膜与十二指肠相贴

D. 肠系膜下动脉的分支供血

E. 在胰颈后方有肝门静脉起始部

50. 关于胰的描述，错误的是

A. 腹膜间位器官

B. 横卧于腹后壁平第 1～2 腰椎

C. 右端膨大称胰头

D. 左端为胰尾毗邻脾

E. 胰体前面隔网膜囊与胃相邻

X 型题

51. 内脏的正确描述是

A. 由消化、呼吸、泌尿、生殖系统组成， 参与机体的新陈代谢和繁衍后代

B. 内脏器官主要位于胸腔、腹腔和盆腔内，都可借一定的孔道与外界相通

C. 内脏器官分中空性器官和实质性器官两类

D. 内脏器官均有神经、血管等出入的门

E. 在形态发生上看，胸膜、腹膜和会阴也归属于内脏器官的范畴

52. 属于上消化道的是

A. 咽 B. 食管 C. 胃

D. 十二指肠 E. 空肠

53. 属于下消化道的是

A. 十二指肠 B. 空肠 C. 回肠

D. 盲肠 E. 结肠

54. 口腔的描述，正确的是

A. 上界为腭，下界为口腔底

B. 可分为口腔前庭和固有口腔两部分

C. 上、下牙弓咬合后，口腔前庭与固有口腔互不相通

D. 向前借口裂与外界相通

E. 向后借咽峡与口咽部相通

55. 关于牙的描述，正确的是

A. 牙是身体最硬的器官

B. 由牙本质、牙釉质、恒牙骨质及牙髓构成

C. 根据形态和功能，恒牙可分为切牙、尖牙、

前磨牙和磨牙
D. 可分为牙冠、牙根、牙颈和牙髓腔四部分
E. 乳牙为 20 颗，恒牙为 28～32 颗
56. 参与围成咽峡的结构是
A. 舌根 B. 腭舌弓 C. 腭扁桃体
D. 腭咽弓 E. 腭帆后缘
57. 关于唾液腺的描述正确的是
A. 包括腮腺、下颌下腺和舌下腺
B. 腮腺导管开口于平对上颌第二磨牙所对的颊黏膜处
C. 下颌下腺导管开口于舌下阜
D. 舌下腺大管直接开口于舌下襞
E. 腮腺的分泌受舌咽神经控制，而下颌下腺及舌下腺的分泌由面神经控制
58. 有关咽的描述，正确的是
A. 位于第 1～7 颈椎的前方
B. 借软腭及会厌上缘分为鼻咽部、口咽部及喉咽部
C. 可分别与鼻腔、口腔、喉腔、中耳鼓室及食管相交通
D. 梨状隐窝为异物容易滞留的部位
E. 咽隐窝为鼻咽癌的好发部位
59. 有关咽的描述，正确的是
A. 位于颈椎前方
B. 上端附着于颅底、下端在第 7 颈椎的下缘平面续食管
C. 为一个前后略扁的漏斗状肌性管道
D. 分为鼻咽、口咽和喉咽三部分
E. 是呼吸道和消化道的共同通道
60. 咽淋巴环包括
A. 腭扁桃体 B. 小脑扁桃体
C. 咽扁桃体 D. 咽鼓管扁桃体
E. 舌扁桃体
61. 属于鼻咽的结构有
A. 咽扁桃体 B. 咽鼓管咽口
C. 腭扁桃体 D. 梨状隐窝
E. 咽隐窝
62. 有关口咽的描述，正确的是
A. 为软腭下缘与会厌上缘之间的咽腔
B. 向上经咽峡通鼻咽
C. 向下与食管相续
D. 侧壁上有腭扁桃体
E. 向前通口腔
63. 与咽腔相交通的是
A. 鼻腔 B. 口腔 C. 喉腔
D. 中耳鼓室 E. 气管
64. 食管的第二个狭窄部
A. 位于食管颈部与胸部的交界处
B. 相当于胸骨角平面稍下方
C. 距中切牙 25cm
D. 前面有左主支气管跨过
E. 是食管癌的好发部位
65. 有关食管的描述，正确的是
A. 上端于环状软骨下缘水平起自口咽
B. 下端于第 11 胸椎水平终于胃贲门
C. 全长分颈、胸、腹三部分
D. 颈部位于气管的后方
E. 第三个狭窄距中切牙 40cm
66. 有关食管的描述，正确的是
A. 为肌性管道，全长约 25cm，胸段最长，腹段最短
B. 第一个狭窄位于咽与食管移行处，距中切牙约 15cm
C. 第二个狭窄位于食管与左主支气管交叉处，距中切牙约 25cm
D. 第三个狭窄位于穿食管裂孔处，距中切牙约 40cm
E. 管壁肌层由平滑肌构成
67. 有关胃的描述，正确的是
A. 大部分位于左季肋区，小部位于腹上区
B. 胃底又称胃穹窿，是胃的最低部分
C. 幽门部分为右侧的幽门管和左侧的幽门窦
D. 幽门窦近胃小弯处是胃溃疡和胃癌的好发部位
E. 后壁与胰、横结肠、左肾、左肾上腺等相邻
68. 关于小肠的描述，正确的是
A. 上接胃幽门，下连盲肠
B. 有肠脂垂无结肠带
C. 分十二指肠、空肠和回肠三部分
D. 十二指肠各部均属腹膜外位器官
E. 空肠和回肠合称系膜小肠
69. 关于十二指肠的描述，正确的是
A. 为小肠中最短的部分
B. 上起幽门，下接空肠
C. 降部有胆总管和胰管的共同开口
D. 十二指肠溃疡好发于十二指肠球
E. 完全由腹腔干分支供血
70. 关于十二指肠的描述，正确的是
A. 可分为上部、降部、水平部和升部
B. 为腹膜内位器官，但无系膜
C. 幽门后约 2.5cm 长的一段称十二指肠球，为十二指肠溃疡的好发部位
D. 降部后内侧壁上的十二指肠大乳头为胆总管和胰管的共同开口处

E. 水平部后面紧邻肠系膜上血管，动脉硬化时可致此部肠管受压迫而影响食物通过
71. 与回肠比较，空肠的特点是
A. 主要位于左上腹部，约占空、回肠全长近侧的 2/5
B. 管径细、肠壁较薄
C. 血供丰富而颜色较红润
D. 环状黏膜皱襞高而致密
E. 黏膜内含有孤立淋巴滤泡
72. 空肠和回肠的描述，正确的是
A. 十二指肠悬韧带是空肠起点的标志
B. 回肠以回盲瓣与大肠分界
C. 回肠黏膜皱襞高而密
D. 回肠黏膜内有集合淋巴滤泡
E. 由肠系膜下动脉分支供血
73. 有关大肠的描述，正确的是
A. 包括盲肠、阑尾、结肠、直肠和肛管
B. 盲肠和结肠具有结肠带、结肠袋和肠脂垂
C. 结肠左曲以前的部分主要由肠系膜上动脉供血
D. 结肠左曲以后的部分主要由肠系膜下动脉供血
E. 大肠均为腹膜内位器官
74. 关于盲肠和结肠的描述，正确的是
A. 均为大肠的一部分
B. 管径较小，壁较薄
C. 沿肠的纵轴排列有三条平行的结肠带
D. 肠壁上有结肠袋
E. 结肠带附近有脂肪垂
75. 关于盲肠和阑尾的描述，正确的是
A. 属大肠　　B. 无结肠带
C. 为腹膜内位器官　　D. 常位于左髂窝内
E. 由肠系膜上动脉分支供血
76. 有关阑尾正确的描述是
A. 根部的体表投影位于右髂前上棘与脐连线的中、外 1/3 交界处
B. 三条结肠带均汇集于阑尾根部，可借此寻找到阑尾
C. 其位置以回肠前位多见
D. 阑尾的动脉发自中结肠动脉
E. 为腹膜内位器官
77. 关于直肠的描述，正确的是
A. 于第 3 骶椎前面与降结肠相续
B. 穿过小骨盆入口移行于肛管
C. 上部凸向后为骶曲
D. 下部膨大称直肠壶腹
E. 在女性，前邻子宫和阴道
78. 直肠指诊时可以触及的结构为
A. 前列腺　　B. 直肠子宫陷窝
C. 阑尾　　D. 子宫颈
E. Meckel 憩室
79. 关于肛管的描述正确的是
A. 位于盆膈与肛门之间，为腹膜外位器官
B. 血供主要来自髂外动脉的分支阴部内动脉
C. 肛管内面齿状线以上为黏膜，齿状线以下为皮肤
D. 齿状线以下的淋巴引流至腹股沟浅淋巴结
E. 齿状线以上的是内脏神经分布，齿状线以下的是躯体神经分布
80. 关于肝的描述，正确的是
A. 为人体内最大的消化腺
B. 大部分位于右季肋区和腹上区，小部分位于左季肋区
C. 为腹膜间位器官
D. 肝固有动脉为其功能性血管
E. 肝门静脉为其营养性血管
81. 关于肝脏面结构的描述，正确的说法是
A. 可分为左叶、右叶、方叶和尾状叶
B. 右纵沟前部容纳胆囊，后部有下腔静脉
C. 左纵沟前部有肝圆韧带，后部容纳静脉韧带
D. 肝带中，肝左管、肝右管居前方，肝门静脉左支、右支则位于最后方
E. 在腔静脉沟的上端，有 3 条肝静脉直接注入下腔静脉，此处称第二肝门
82. 关于肝外胆道系统描述，正确的是
A. 由肝左管、肝右管、肝总管、胆囊、胆总管组成
B. 胆囊具有浓缩和储存胆汁的作用
C. 胆囊具有分泌产生胆汁的作用
D. 胆总管由肝左管、肝右管汇合形成
E. 胰头的肿物可压迫胆总管而产生阻塞性黄疸
83. 肝十二指肠韧带内有
A. 胆总管　　B. 肝静脉　　C. 肝门静脉
D. 下腔静脉　　E. 肝固有动脉
84. 关于肝外胆道的描述，正确的是
A. 由肝左管、肝左管、肝总管和胆总管组成
B. 肝左管、肝右管经肝门出肝汇合为肝总管
C. 肝总管与胆囊管汇合成胆总管
D. 胆总管起始段行于肝十二指肠韧带内
E. 胆总管下端在胰头后方与胰管汇合
85. 属腹膜外位器官的是
A. 输尿管　　B. 子宫　　C. 胰
D. 肾上腺　　E. 脾
86. 关于胰腺的描述，正确的是

A. 为腹膜外位器官
B. 具有内、外分泌双重功能
C. 胰液经胰管排入十二指肠，帮助食物的分解和消化
D. 胰岛素入血液，参与糖代谢的调节
E. 胰头的肿物可压迫胆总管及门静脉，导致阻塞性黄疸和门静脉高压

87. 进出肝门的结构有
A. 肝门静脉　　B. 肝管
C. 肝固有动脉　　D. 肝静脉
E. 肝的淋巴管

88. 关于胆囊的描述，正确的是
A. 位于肝脏面胆囊窝内
B. 为腹膜外位器官
C. 可分为底、体、颈、管四部分
D. 胆囊管和胰管合成肝胰壶腹
E. 能分泌胆汁

五、简答题

1. 请写出乳牙、恒牙的牙式,并注明各牙的名称。
2. 试述舌乳头的类型及分布。何处黏膜上皮中含有味蕾?
3. 三对大唾液腺各位于何处？各开口于何处?
4. 试述咽的形态、位置和分部，以及各部主要结构及交通。
5. 食管分哪几部，三个狭窄位于何处，各距中切牙的距离是多少?
6. 试述胃的位置、形态和分部。
7. 简述十二指肠的起止、分部及重要结构。
8. 比较空肠与回肠的解剖特点。
9. 简述盲肠的位置。
10. 试述阑尾的体表投影和阑尾常见的位置。
11. 试述肛管的形态、结构。
12. 试述肝的位置和形态。
13. 试述胆囊的位置、形态、分部及功能。
14. 简述胆汁和胰液的产生及排出途径。
15. 胰头肿大可压迫哪些主要结构?

【参考答案】

一、名词解释

1. papilla of parotid duct：腮腺管乳头。在上颌第二磨牙牙冠相对的颊黏膜处，呈乳头状隆起，是腮腺导管的开口。

2. isthmus of fauces：咽峡。由腭垂、腭帆后缘、两侧的腭舌弓和舌根共同围成的由口腔通向咽部的狭窄通道，称咽峡。

3. pharyngeal recess：咽隐窝。位于鼻咽部的外侧壁上，为咽鼓管圆枕后方与咽后壁之间的凹陷，称咽隐窝，是鼻咽癌的好发部位。

4. tubal torus：咽鼓管圆枕。位于咽鼓管咽口的上、后方的弧形黏膜隆起，是寻找咽鼓管咽口的标志。

5. piriform recess：梨状隐窝。在喉口的两侧各有一深窝为梨状隐窝，是异物常滞留部位。

6. pharyngeal lymphatic ring：咽淋巴环。位于咽上部,即咽的入口处。由咽后壁上部的咽扁桃体、两侧的咽鼓管扁桃体、腭扁桃体及前下方的舌扁桃体组成，几乎围成一环，是消化道及呼吸道的第一道防线，有重要的防御和保护作用。外来异物从呼吸道、消化道进入人体，首先刺激这些淋巴器官，引起免疫反应。

7. duodenal bulb： 十二指肠球。十二指肠上部近侧与幽门相连接的一段肠管，长约 2.5cm，由于其管壁薄，管径大，黏膜面光滑平坦，无环状襞，故临床常称此段为十二指肠球，是十二指肠溃疡及穿孔的好发部位。

8. major duodenal papilla：十二指肠大乳头。位于十二指肠降部的圆形隆起，为肝胰壶腹的开口。

9. suspensory ligament of duodenum：十二指肠悬韧带。十二指肠悬肌和包绕于其下段表面的腹膜皱襞共同构成十二指肠悬韧带，将十二指肠空肠曲的上后壁固定于右膈脚上。十二指肠悬韧带又称 Treitz 韧带，在腹部外科手术中常作为确定空肠起始的重要标志。

10. ileocecal valve：回盲瓣。在回盲口，肠壁内的环形肌增厚，并覆以黏膜而形成的上、下两片半月形的皱襞称回盲瓣，有阻止小肠内容物过快流入大肠，并防止盲肠内容物逆流到回肠。

11. McBurney point：麦氏点。为阑尾根部的体表投影点，通常在右髂前上棘与脐连线的中、外 1/3 交点处。

12. dentate line：齿状线。肛柱下端与各肛瓣边缘的锯齿状环行线称齿状线，又称肛皮线。齿状线上、下肠管的血管、淋巴引流、神经分布皆不相同，临床上有重要意义。

13. white line：白线。又称 Hilton 线，为肛梳下缘的一不甚明显的环行线，该线位于肛门外括约肌皮下部与肛门内括约肌下缘之间。

14. Meckel diverticulum：梅克尔憩室。在距回盲瓣 0.3～1m 范围的回肠对系膜缘上，有长 2～5cm 的囊袋状突起，管径与回肠近似，称梅克尔憩室，此为胚胎时期卵黄囊管未完全消失形成的。梅克尔憩室易发炎或合并溃疡穿孔，因其位置靠近阑尾，故症状与阑尾炎相似。

15. porta hepatis：肝门。肝脏面的横沟中有肝左、右管，肝固有动脉左、右支，肝门静脉左、右支和肝的神经、淋巴管等出入，称肝门。
16. hepatic pedicle：肝蒂。出入肝门的结构，即肝固有动脉左、右支，肝门静脉左、右支，肝左、右管，神经和淋巴管等被结缔组织包绕，称肝蒂。
17. secondary porta of liver：第二肝门。在肝脏后缘腔静脉沟的上端处，有肝静脉出肝后立即注入下腔静脉，此处称为第二肝门。
18. Calot's triangle：胆囊三角。肝总管、胆囊管与其上方的肝下面之间围成的三角区称胆囊三角（或称 Calot 三角），三角内常有胆囊动脉通过，此三角是胆囊手术中寻找胆囊动脉的标志。
19. hepatopancreatic ampulla：肝胰壶腹。是胆总管和胰管汇合处形成的一略膨大的共同管道，开口于十二指肠大乳头。胆汁和胰液由此开口进入十二指肠。

二、填空题

1. 消化管 消化腺 口腔 咽 食管 胃 十二指肠
2. 腭扁桃体 咽扁桃体 咽鼓管扁桃体 舌扁桃体
3. 咽鼓管咽口 鼓室 咽鼓管圆枕 咽隐窝
4. 腭垂 腭帆 腭舌弓 舌根 口腔 咽
5. 鼻后孔 咽峡 喉口
6. 食管的起始处 第 6 颈椎下缘 15 食管与左主支气管交叉处 第 4、5 胸椎水平 25 膈的食管裂孔处 第 10 胸椎 40
7. 腮腺 下颌下腺 舌下腺 肝 胰 小消化腺
8. 腮腺 下颌下腺 舌下腺 下颌下腺
9. 上颌第二磨牙颊黏膜 舌下阜 舌下阜 舌下襞
10. 胰头 上部 降部 水平部 升部 上曲 空肠曲 十二指肠悬韧带
11. 十二指肠悬韧带 空肠
12. 粗 厚 细 薄 少 长 多 短
13. 沿结肠带向盲肠端追踪 右髂前上棘 脐中、外 1/3
14. 盲肠 阑尾 结肠 直肠 肛管 直肠 肛管 阑尾 结肠带 结肠袋 肠脂垂
15. 升结肠 横结肠 降结肠 乙状结肠 结肠带 结肠袋 肠脂垂 横结肠 乙状结肠 结肠左曲 结肠右曲
16. 肛皮线 肛柱 内痔 外痔 肛梳 痔环
17. 镰状韧带 左叶 右叶 左叶 右叶 方叶 尾状叶 肝圆韧带 胆囊窝 胆囊 肝门 肝管 肝固有动脉 肝门静脉
18. 肝蒂 肝管 肝固有动脉 肝门静脉
19. 右锁骨中线 第 5 肋 前正中线 胸骨体和剑突交界处 左锁骨中线 第 5 肋间隙
20. 肝左管 肝右管 肝总管 胆总管 胰头 胰管 肝胰壶腹 十二指肠大乳头
21. 右锁骨中线 右肋弓
22. 胆囊管 肝总管 肝的脏面 胆囊
23. 外分泌 胰液 十二指肠 内分泌 胰岛素 胰高血糖素

三、是非题

1. B 2. B 3. B 4. A 5. A 6. B 7. B
8. A 9. B 10. B 11. B 12. B 13. B 14. B
15. A 16. B 17. B 18. A 19. A 20. A 21. A
22. A

四、单选题

A 型题

1. E 2. E 3. B 4. E 5. A 6. E 7. C
8. B 9. B 10. A 11. C 12. C 13. B 14. E
15. C 16. C 17. D 18. B 19. D 20. B 21. D
22. C 23. B 24. A 25. C 26. C 27. B 28. D
29. E 30. E 31. D 32. E 33. C 34. E 35. C
36. E 37. C 38. B 39. C 40. E 41. C 42. A
43. C 44. D 45. D 46. C 47. D 48. E 49. E
50. A

X 型题

51. ACE 52. ABCD 53. BCDE 54. ABDE
55. ABCE 56. ABE 57. ABCE 58. BCDE
59. CDE 60. ACDE 61. ABE 62. ADE
63. ABCD 64. BCDE 65. BCDE 66. ABCD
67. ACDE 68. ACE 69. ABCD 70. ACD
71. ACDE 72. ABD 73. ABCD 74. ACDE
75. ACE 76. ABCE 77. CDE 78. ABD
79. ACDE 80. ABC 81. ABCDE 82. ABE
83. ACE 84. BCDE 85. ACD 86. ABCDE
87. ABCE 88. AC

五、简答题

1. 我国目前最常用部位记录法描述牙的部位及名称。采用面对患者，以两条相互垂直的“+”符号将患者上下牙弓分为 A、B、C、D 四区，水平线用以区分上下；垂直线用以区分左右。┘代表患者的右上区，称为 A 区；└代表患者的左上区，称为 B 区；┐代表患者的右下区，称为 C 区；┌代表患者的左下区，称为 D 区。乳牙用罗马数字Ⅰ～Ⅴ表示，恒牙用阿拉伯数字 1～8 表示。越近中线数字越小，如中切牙为“1”，越远离中线数字越大，如第三磨牙为“8”。

（1）恒牙临床牙位：采用阿拉伯数字记录如下。

	(A)	上	(B)	
右	8 7 6 5 4 3 2 1	|	1 2 3 4 5 6 7 8	左
	8 7 6 5 4 3 2 1	|	1 2 3 4 5 6 7 8	
	(C)	下	(D)	

1	2	3	4	5	6	7	8
中切牙	侧切牙	尖牙	第一前磨牙	第二前磨牙	第三前磨牙	第一磨牙	第二磨牙

例如：⌊7表示左上颌第 1 磨牙；43⌉表示右下颌尖牙及第 1 前磨牙。

（2）乳牙临床牙位：采用罗马数字记录如下。

	(A)	上	(B)	
右	Ⅴ Ⅳ Ⅲ Ⅱ Ⅰ	|	Ⅰ Ⅱ Ⅲ Ⅳ Ⅴ	左
	Ⅴ Ⅳ Ⅲ Ⅱ Ⅰ	|	Ⅰ Ⅱ Ⅲ Ⅳ Ⅴ	
	(C)	下	(D)	

Ⅰ	Ⅱ	Ⅲ	Ⅳ	Ⅴ
乳中切牙	乳侧切牙	乳尖牙	第一乳磨牙	第二乳磨牙

例如：⌊Ⅳ表示左上颌第 1 乳磨牙，Ⅳ⌋表示右上颌第 1 乳磨牙。

2. ①轮廓乳头：分布于界沟前方；②菌状乳头：分布于舌尖及舌体两侧缘；③叶状乳头：分布于舌外侧缘的后部；④丝状乳头：分布于舌背前 2/3。

在菌状乳头、叶状乳头、轮廓乳头、会厌和软腭等处的黏膜上皮含有味蕾，能感受甜、酸、苦、咸等味觉。

3. （1）腮腺浅部上达颧弓，下至下颌角，前至咬肌后 1/3 的浅面，后续深部。深部伸入下颌支与胸锁乳突肌之间的下颌后窝内。导管开口于上颌第二磨牙相对颊黏膜上的腮腺管乳头。

（2）下颌下腺位于下颌骨下缘与二腹肌前、后腹所围成的下颌下三角内，导管开口于舌下阜。

（3）舌下腺位于口底舌下襞深面，其大导管与下颌下腺管共同开口于舌下阜，舌下腺小导管开口于舌下襞表面。

4. （1）咽的形态、位置和分部：咽是一个上宽下窄、前后略扁的漏斗状肌性管道，上起自颅底，下至第 6 颈椎体下缘，全长约 12cm，后壁贴附于 1～6 颈椎椎体的前面；咽以软腭、会厌上缘为界分为鼻咽、口咽、喉咽三部分。

（2）各部主要结构及相通：①鼻咽部的结构有咽鼓管咽口、咽鼓管圆枕、咽隐窝、咽扁桃体及咽鼓管扁桃体。②口咽的结构有腭扁桃体、舌会厌正中襞、会厌谷。③喉咽部有梨状隐窝。④咽前壁不完整，从上向下分别有鼻后孔、咽峡和喉口，借此可依次通鼻腔、口腔和喉腔。鼻部的侧壁借咽鼓管咽口通中耳鼓室，咽向下方连接食管。

5. （1）食管据其行经的部位可分为颈部、胸部和腹部。

（2）第一个狭窄部位于咽与食管交接处，距中切牙 15cm。第二个狭窄部位于与左支气管交叉处，距中切牙 25cm。第三个狭窄部为食管通过膈的食管裂孔处，距中切牙 40cm。

6. （1）位置：位于左季肋区和腹上区。

（2）形态：胃是消化管道最膨大的部分，有两口、两壁、两缘。

1）两口：入口称贲门，与食管相连。出口为幽门，与十二指肠相通。

2）两壁：前壁和后壁。

3）两缘：上缘较短，凹向右上方，称胃小弯，其最低点称角切迹。下缘较长，凸向左下方，称胃大弯。

（3）分部：贲门部、胃底部、胃体部和幽门部（幽门窦和幽门管）。

7. 十二指肠上端起自胃的幽门，末端移行于空肠（十二指肠空肠曲）；其可分为上部、降部、水平部和升部；在降部后内侧壁的内面有十二指肠大乳头，在大乳头上方 1 ～ 2 cm 处，有时可见十二指肠小乳头。

8. 比较空肠与回肠的解剖特点。

对比项	空肠	回肠
长度	占小肠全长的 2/5	占小肠全长的 3/5
位置	腹腔左上方	腹腔右下方
黏膜皱襞	高而密集	低而稀疏

续表

对比项	空肠	回肠
肠壁的厚薄	较厚	较薄
管径	较大	较小
活体色泽	较红	较暗
淋巴滤泡	孤立淋巴滤泡	孤立、集合淋巴滤泡
血管弓的级数	1～2 级	4～5 级

9. 盲肠为大肠的起始部，通常位于右髂窝内，直立时可垂入盆腔。盲肠左侧接回肠末端，后内侧壁有阑尾附着，上方延续于升结肠，右侧为右结肠旁沟，后方邻髂腰肌，前面邻腹前壁并常为大网膜覆盖。

10. （1）体表投影：一般位于右髂窝内，阑尾根部附着于盲肠后内侧壁三条结肠带的汇合部。其体表投影约在脐与右髂前上棘连线的中、外 1/3 交界处，即 McBurney 点。也可用左、右髂前上棘连线的中、右 1/3 交界处，即 Lanz 点作为投影点。

（2）①回肠前位，约占 28%；②盆位，约占 26%；③盲肠后位，约占 24%；④回肠后位，约占 8%；⑤盲肠下位，约占 6%。

11. 肛管内面有 6～10 条纵行的黏膜皱襞称肛柱，肛柱下端借半月形黏膜皱襞相连，黏膜皱襞称肛瓣。肛瓣与肛柱下端共同围成的小隐窝称肛窦。肛柱下端与肛瓣基部连成锯齿状环行线，环绕肛管内面，称齿状线。在齿状线下方有一微凸起的环形带，称肛梳，是肛门内括约肌紧缩形成。在肛梳下方活体上可见浅蓝色的环形线，称白线，相当于肛门内、外括约肌之间，直肠指诊可触知此处有一环形浅沟，称括约肌间沟。肛管下口称肛门，为一前后纵形的裂孔，前后径约 2cm。

12. （1）位置：①大部分位于右季肋区和腹上区，小部分位于左季肋区。②体表投影：上界与膈穹窿一致，右侧在右锁骨中线第 5 肋；左侧在左锁骨中线第 5 肋间隙。下界不超出肋弓，剑突下可扪及（不超过 3cm）。

（2）形态：有两面、四缘。①两面：膈面膨隆，以镰状韧带分左、右两叶。脏面平坦，以“H”形沟分左、右、方和尾状叶；沟内的结构安排：左纵沟的前部有肝圆韧带（脐静脉的遗迹）。左纵沟的后部有静脉韧带（静脉导管的遗迹）。右纵沟的前部称为胆囊窝，容纳胆囊。右纵沟的后部称为腔静脉窝，有下腔静脉通过，第二肝门开口于此。横沟（第一肝门）的左前方有左、右肝动脉进入；右前方有左、右肝管走出；后方有门静脉进入。进出肝门的肝管、肝门静脉、肝动脉、神经和淋巴管道被结缔组织包裹称肝蒂。②四缘：前缘薄而锐利，是肝的脏面和膈面的分界线，有胆囊切迹和脐静脉切迹；后缘钝圆，朝向脊柱；右缘即肝右叶的右下缘，钝圆；左缘即肝左叶的左缘，薄而锐利。

13. （1）位置和形态：位于肝右叶下面的胆囊窝内，呈梨形，容量为 40～60ml。

（2）分部：可分为胆囊底、胆囊体、胆囊颈和胆囊管四部分。

（3）功能：具有储存和浓缩胆汁的功能。

14. 胆汁和胰液的产生及排出途径：

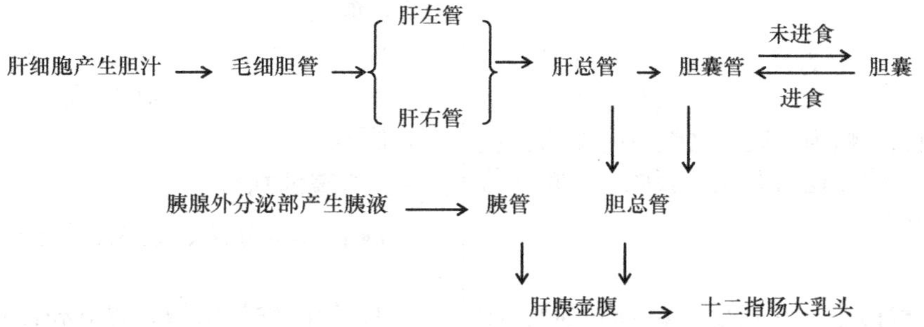

15. （1）胰头肿大可压迫胆总管，出现阻塞性黄疸。（2）压迫肝门静脉起始段，影响血液回流，出现胃肠道淤血、腹水和脾大等症状。（3）也可压迫下腔静脉和十二指肠等，出现相应的症状。

（龚　霞　陆蔚天）

第三节　腹膜和腹膜腔

【目 的 要 求】

1. 掌握　①腹膜及腹膜腔的概念。②腹膜三种不同被覆脏器和各类器官的名称及其临床意义。③大网膜、小网膜的位置与分部，网膜囊与网膜孔的位置和交通。④男性、女性不同陷凹的位置及临床意义。

2. 熟悉　①男性、女性腹膜腔的特点。②系膜、系膜根的名称及特点。③腹膜形成的韧带名称和位置。

3. 了解　①腹膜的功能。②大网膜的构成和功能。

【教学重点、难点】

1. 腹膜及腹膜腔的概念。

2. 腹膜被覆脏器的不同情况。

3. 腹膜的形成物。

【教 材 精 要】

- 腹膜
  - 概述
    - 脏腹膜
    - 壁腹膜
  - 与脏器的关系
    - 腹膜内位器官
    - 腹膜外位器官
    - 腹膜间位器官
  - 形成的结构：网膜、系膜、韧带、皱襞、隐窝、陷凹
  - 分区与间隙
    - 结肠上区
      - 肝上间隙
        - 左肝上间隙
          - 左肝上前间隙
          - 左肝上后间隙
        - 右肝上间隙
      - 肝下间隙
        - 右肝下间隙（肝肾隐窝）
        - 左肝下间隙
          - 左肝下前间隙
          - 左肝下后间隙（网膜囊）
    - 结肠下区
      - 结肠旁沟
      - 肠系膜窦

一、概述

腹膜 peritoneum 为覆盖于腹、盆腔脏器表面和衬贴在腹、盆腔壁内面的一层薄而光滑的浆膜，呈半透明状。贴附于腹、盆腔壁内面的腹膜称为壁腹膜，壁腹膜返折并覆于腹腔、盆腔脏器的表面称脏腹膜。

（一）腹膜腔

脏腹膜与壁腹膜相互延续、移行而共同围成的不规则的潜在性腔隙，称为腹膜腔 peritoneal cavity，内有少量浆液。在男性为一封闭的腔隙，而女性则通过生殖管道间接与外界相通。

（二）腹腔

腹腔指膈以下、盆膈以上，腹前、后壁之间的腔隙。因此，腹腔、盆腔脏器均位于腹腔之内，但在腹膜腔之外。

（三）腹膜的功能

腹膜具有分泌、吸收、保护、支持和修复功能。

1. 分泌少量浆液，润滑和保护脏器，减少摩擦。

2. 支持和固定脏器。

3. 吸收腹腔内的液体和气体等，一般认为上

腹部的腹膜吸收能力较强，因此腹腔手术后或炎症时患者常采取半卧位，使有害液体流至下腹部，以减少腹膜对有害物质的吸收。

4. 防御功能。腹膜与腹膜腔内浆液含有大量的巨噬细胞，可吞噬细菌和有害物质。

5. 腹膜有较强的修复和再生能力，分泌的浆液中含有纤维素，其粘连作用可促进伤口的愈合和炎症的局限化。

二、腹膜与腹腔、盆腔脏器的关系

根据腹膜覆盖腹腔、盆腔内脏器的不同程度，将脏器分为腹膜内位器官、腹膜间位器官和腹膜外位器官。

1. 腹膜内位器官 表面几乎全被腹膜覆盖的器官，如胃、十二指肠上部、空肠、回肠、盲肠、阑尾、横结肠、乙状结肠、脾、卵巢、输卵管等。

2. 腹膜间位器官 表面大部分被腹膜覆盖的器官，如肝、胆囊、升结肠、降结肠、子宫、直肠上段、充盈时的膀胱等。

3. 腹膜外位器官 仅一面被腹膜覆盖的器官，如肾、肾上腺、输尿管、空虚的膀胱、十二指肠降部、水平部和升部，直肠中、下段及胰等。

三、腹膜的形成物

（一）网膜

网膜为与胃小弯和胃大弯相连的双层腹膜皱襞。

1. 小网膜 是肝门与胃小弯和十二指肠上部间的双层腹膜结构。其游离右缘的后方为网膜孔，经此孔可进入胃后方的网膜囊。其左侧大部分连于胃小弯称肝胃韧带，内有胃左、右血管等；右侧小部分连于十二指肠上部称肝十二指肠韧带，内有右前方的胆总管、左前方的肝固有动脉，两者后方为肝门静脉。

2. 大网膜 构成小网膜的两层腹膜贴于胃和十二指肠上部的前面、后面而向下延伸，在胃大弯处相互愈合，形成大网膜的前两层，下降至脐平面稍下方返折向上，形成大网膜的后两层，连于横结肠并形成横结肠系膜，贴于腹后壁。整个大网膜形似围裙样覆盖于空肠、回肠和横结肠的前方，其内含有丰富的脂肪和巨噬细胞，具有重要的防御功能。

3. 网膜囊 是小网膜、胃后壁与腹后壁腹膜之间的间隙，为腹膜腔的一部分。前界为小网膜和胃后壁的腹膜及胃结肠韧带；后界为横结肠及其系膜和覆于胰、左肾、左肾上腺等处的腹膜；上界为肝尾叶和膈下方的腹膜；下界为大网膜前层、后层的愈着处。网膜囊的左侧为脾、胃脾韧带和脾肾韧带；右侧借网膜孔与腹膜腔的其余部分相通。

4. 网膜孔 约在第12胸椎至第2腰椎体的前方，成人可容1～2指通过。上界为肝尾叶；下界为十二指肠上部；前界为肝十二指肠韧带；后界为覆于下腔静脉表面的腹膜。手术时，若遇外伤性肝破裂或肝门附近动脉出血，可将示指伸入孔内，拇指在小网膜游离缘前方加压，进行暂时止血。

（二）系膜

系膜为将某些肠管悬置于腹腔、盆腔后壁或器官上的双层腹膜结构，其内含血管、神经、淋巴管和淋巴结等。

1. 肠系膜 将空肠与回肠悬置于腹后壁的双层腹膜结构。整体呈扇形，附着于腹后壁的部分称小肠系膜根，长约15cm，起自第2腰椎左侧，斜向右下，跨越脊柱及其前方结构，止于右骶髂关节前方。该系膜活动较大，易发生肠扭转、肠套叠等急腹症。

2. 阑尾系膜 呈三角形，将阑尾系于回肠系膜下方。阑尾的血管行于系膜的游离缘，行阑尾切除时，应从系膜的游离缘进行血管结扎。

3. 横结肠系膜 为将横结肠连于腹后壁的横位双层腹膜结构，其根部起于结肠右曲，向左跨越右肾中部、十二指肠降部、胰头等器官的前方，沿胰前缘达左肾前方，直至结肠左曲。通常以横结肠系膜为标志，将腹膜腔分为结肠上区和结肠下区。

4. 乙状结肠系膜 是将乙状结肠固定于左下腹的双层腹膜结构，根部附着于左髂窝和骨盆左后壁。因该系膜较长，故其活动度较大，易发生肠扭转。

（三）韧带

韧带是连于腹壁与脏器之间或相邻脏器之间的双层腹膜结构，对脏器有固定和悬吊作用。如肝胃韧带、肝十二指肠韧带（两者合称小网膜）、肝圆韧带（胚胎时脐静脉闭锁后的遗迹）、脾肾韧带、胃脾韧带、肝冠状韧带、肝镰状韧带等。

（四）皱襞和隐窝

皱襞为腹膜形成的条形隆起。其深部常有血管走行。在脏、壁腹膜返折移行或脏器之间形成的腹膜凹陷称隐窝，较大的隐窝称为陷凹。

1. 腹后壁的皱襞和隐窝

（1）十二指肠上襞：位于十二指肠升部左侧，约平第2腰椎高度，呈半月形，下缘游离。皱襞深面为十二指肠上隐窝。

（2）肝肾隐窝：位于肝右叶与右肾之间，在仰卧位时是腹膜腔的最低部位，腹膜腔的液体常聚集于此。

2. 腹前壁的皱襞和隐窝 在脐下，有5条腹膜皱襞。

（1）脐正中襞：位于脐与膀胱尖之间，内有脐尿管闭锁后形成的脐正中韧带。

（2）脐内侧襞：位于脐正中襞的两侧，内有脐动脉闭锁后形成的脐内侧韧带。

（3）脐外侧襞：分别位于脐内侧襞的外侧，内有腹壁下动脉和静脉。在腹股沟韧带上方。

上述5条皱襞之间形成3对浅凹，由中线向两侧依次为膀胱上窝、腹股沟内侧窝和腹股沟外侧窝，后二者分别与腹股沟皮下环和腹环的位置相对应。

（五）陷凹

陷凹由腹膜在盆腔脏器之间移行返折而形成。

1. 男性 直肠膀胱陷凹，位于直肠与膀胱之间。

2. 女性 直肠子宫陷凹，位于直肠与子宫之间；膀胱子宫陷凹，位于膀胱与子宫之间。

在坐位或站立时，男性的直肠膀胱陷凹和女性的直肠子宫陷凹（Douglas 腔）是腹膜腔的最低部位，腹膜腔内的积液常聚积于此，临床上常在此处行直肠穿刺或阴道后穹穿刺，以便进行诊断和治疗。

四、腹膜腔的分区与间隙

依据横结肠及其系膜可将腹膜腔分为结肠上区和结肠下区。

（一）结肠上区

结肠上区又称膈下间隙，内有肝、胆囊、脾、胃和十二指肠上部等器官。以肝为界将该区分为肝上间隙和肝下间隙。

1. 肝上间隙 位于肝与膈之间，借镰状韧带将其分为左肝上间隙和右肝上间隙；借左冠状韧带将左肝上间隙分为前方的左肝上前间隙和后方的左肝上后间隙，以及冠状韧带前层、后层之间无腹膜覆盖的肝裸区。

2. 肝下间隙 位于肝下面与横结肠及其系膜之间，借肝圆韧带将其分为右肝下间隙（即肝肾隐窝）和左肝下间隙，后者借小网膜和胃将其分为前方的左肝下前间隙和后方的左肝下后间隙（即网膜囊）。

（二）结肠下区

结肠下区为横结肠及其系膜与盆底上面之间的区域，内有空肠、回肠、盲肠、阑尾、结肠及盆腔脏器等器官。借肠系膜根和升结肠、降结肠将其分为四个间隙。

1. 结肠旁沟 右结肠旁沟为右结肠与右腹侧壁之间的裂隙，向上通肝肾隐窝，向下经右髂窝通盆腔。左结肠旁沟为左结肠与左腹侧壁之间的裂隙，向上因膈结肠韧带的限制，与结肠上区不相通，向下通盆腔。

2. 肠系膜窦 位于肠系膜根与左、右结肠之间。右肠系膜窦为肠系膜根与右结肠之间的三角形间隙，下方因有回肠末端相隔，故间隙的炎性渗出物常聚集于此间隙。左肠系膜窦为肠系膜根与左结肠之间的斜方形间隙，向下通往盆腔，因此如有积液可沿乙状结肠向下流入盆腔。

【强化训练题】

一、名词解释

1. peritoneum
2. peritoneal cavity
3. Douglas 腔

二、填空题

1. 腹膜形成的系膜包括有______、______、___和______。

2. 站立位或坐位时，男性腹膜腔的最低部位是______，女性腹膜腔的最低部位是______。

三、是非题（选择题模式，两个答案，A：对；B：错）

（　　）膀胱在任何时候都是腹膜外位器官。

四、选择题

A 型题

1. 人体仰卧位时，腹膜腔最低部位是
A. 直肠膀胱陷凹　　B. 肝肾隐窝
C. 右肠系膜窦　　D. 膀胱子宫陷凹
E. 直肠子宫陷凹

2. 腹盆腔脏器与腹膜、腹膜腔的关系
A. 位于腹膜腔之内的脏器称腹膜内位器官
B. 腹膜外位器官各面均无腹膜覆盖
C. 腹盆腔脏器位于腹膜腔内

D. 表面大部分被腹膜覆盖的器官是腹膜间位器官
E. 位于脏腹膜与壁腹膜之间的脏器称腹膜内位器官
3. 以下器官属于腹膜间位器官的是
A. 胃 B.空肠 C.回肠、阑尾 D.卵巢 E. 肝
4. 以下器官属于腹膜内位器官的是
A. 升结肠 B. 降结肠
C. 充盈时的膀胱 D. 乙状结肠
E. 子宫
5. 有关大网膜的描述，错误的是
A. 大网膜由四层腹膜构成
B. 大网膜的后两层，连于横结肠并形成横结肠系膜，贴于腹后壁
C. 整个大网膜形似围裙样覆盖于空肠、回肠和横结肠的前方
D. 大网膜无防御功能
E. 连于横结肠和胃大弯之间
6. 有关网膜囊的叙述，错误的是
A. 是小网膜、胃后壁与腹后壁腹膜之间的间隙
B. 右侧借网膜孔与腹膜腔的其余部分相通
C. 上界为肝尾叶和膈下方的腹膜
D. 左侧为脾、胃脾韧带和脾肾韧带
E. 又称左肝下前间隙

X 型题

7. 肝十二指肠韧带内的结构包括
A. 肝门静脉 B. 肝静脉
C. 肝固有动脉 D. 胆总管
E. 胃左动脉
8. 以下是腹膜形成结构的是
A. 系膜 B. 网膜 C. 韧带
D. 凹陷 E. 隐窝
9. 腹膜的功能包括
A. 支持和固定脏器
B. 分泌少量浆液，润滑和保护脏器，减少摩擦
C. 可以吸收腹腔内的液体
D. 浆液含有大量的巨噬细胞，可吞噬细菌和有害物质
E. 腹膜有较强的修复和再生能力
10. 不是腹膜外位器官的有
A. 卵巢 B. 肾上腺 C. 子宫
D. 肝 E. 肾

五、简答题

1. 何为腹膜内位器官？试举 3～5 个例子。
2. 试述网膜囊的位置和构成。

【参考答案】

一、名词解释

1. peritoneum：腹膜。为覆盖于腹腔、盆腔脏器表面和衬贴在腹腔、盆腔壁内面的一层薄而光滑的浆膜，呈半透明状。贴附于腹腔、盆腔壁内面的腹膜称为壁腹膜，壁腹膜返折并覆于腹腔、盆腔脏器的表面称脏腹膜。
2. peritoneal cavity：腹膜腔。脏腹膜与壁腹膜相互延续、移行而共同围成的不规则的潜在性腔隙，称为腹膜腔，内有少量浆液。在男性为一封闭的腔隙，而女性则通过生殖管道间接与外界相通。
3. Douglas 腔：即直肠子宫陷凹，为腹膜在女性直肠与子宫之间反折移行形成，是站立位和坐位时女性腹膜腔的最低部位，与阴道穹后部之间仅隔阴道后壁和一层腹膜。腹膜腔的积液常积于此。

二、填空题

1. 肠系膜、阑尾系膜、乙状结肠系膜、横结肠系膜
2. 直肠膀胱陷凹、直肠子宫陷凹

三、是非题

B

四、选择题

A 型题

1. B 2. D 3. E 4. D 5. D 6. E

X 型题

7. ACD 8. ABCDE 9. ABCDE 10. ACD

五、简答题

1. 表面几乎全被腹膜覆盖的器官为腹膜内位器官。例如，胃、十二指肠上部、空肠、回肠、盲肠、阑尾、横结肠、乙状结肠、脾、卵巢、输卵管等。
2. 网膜囊为小网膜、胃后壁与腹后壁腹膜之间的间隙，为腹膜腔的一部分。前界为小网膜和胃后壁的腹膜及胃结肠韧带；后界为横结肠及其系膜和覆于胰、左肾、左肾上腺等处的腹膜；上界为肝尾叶和膈下方的腹膜；下界为大网膜前、后层的愈着处。网膜囊的左侧为脾、胃脾韧带和脾肾韧带；右侧借网膜孔与腹膜腔的其余部分相通。

（刘 茜）

第三章 呼吸系统

【目的要求】

1. 掌握 ①掌握呼吸系统的组成和功能。②掌握固有鼻腔的形态结构、鼻旁窦的位置和开口。③掌握鼻腔的通向。④掌握喉的位置、组成和喉腔的形态结构。⑤掌握弹性圆锥的位置和形态。⑥掌握气管的组成和位置。⑦掌握左、右主支气管的形态差异。⑧掌握肺的形态和分叶。⑨掌握胸膜和胸膜腔的概念与特点。⑩掌握胸膜隐窝的概念。⑪掌握肋膈隐窝的位置、形态和临床意义。

2. 熟悉 ①熟悉声带、声襞、声门裂、声门等概念。②熟悉前庭襞、前庭裂的概念。③熟悉壁胸膜的划分。④熟悉纵隔的概念和分部。

3. 了解 ①了解肺根处的结构安排。②了解纵隔内容物。③了解肺段的概念和意义。④了解纵隔的分部。

【教学重点、难点】

1. 弹性圆锥的位置和形态。
2. 两对拮抗性喉肌对声带和声门裂的影响。

【教材精要】

呼吸系统 respiratory tract 由呼吸道和肺组成，具有呼吸和内分泌的功能。其中，呼吸道包括鼻、咽、喉、气管和各级支气管，临床上常把鼻、咽、喉称为上呼吸道 upper respiratory tract；气管、主支气管及其在肺内的各级分支称为下呼吸道 lower respiratory tract。

此外，还有呼吸的辅助装置——胸膜。

一、鼻

鼻 nose 是呼吸道的起始部，包括外鼻、鼻腔和鼻旁窦三部分。鼻还是嗅觉器官。

1. 外鼻 分为鼻根、鼻背、鼻尖、鼻翼（两旁有鼻唇沟）。

2. 鼻腔 由鼻阈分为前方的鼻前庭和后方的固有鼻腔（临床上简称鼻腔）两部分。鼻阈 nasal limen 即鼻腔侧壁靠近前端一弧形隆起。位于正中矢状位的鼻中隔 nasal septum 由骨性鼻中隔覆盖黏膜而成，常偏向一侧，将鼻腔分成左右不等的两部分，如偏至贴着鼻甲，即为鼻中隔偏曲，成为鼻塞的原因之一。

（1）鼻前庭：覆盖皮肤、长有鼻毛，富含皮脂腺和汗腺，可过滤、净化空气。

（2）固有鼻腔：有嗅区和呼吸区。嗅区 olfactory region 位于上鼻甲和相对应的鼻中隔部分，黏膜在活体呈淡黄色，内有嗅细胞，能感受嗅觉；其余部位为呼吸区，供空气进出的通道。外侧壁有上鼻甲、中鼻甲、下鼻甲，其下方裂隙为上鼻道、中鼻道、下鼻道。鼻中隔前下方，黏膜内血管丰富而表浅，受外伤或干燥空气的刺激，血管易破裂而出血，称易出血区（Little 区）little area。

3. 鼻旁窦 paranasal sinus 除覆盖有黏膜外，结构如前述，包括上颌窦、筛窦、额窦和蝶窦。其都开口于鼻腔（表 3-1），对发音起共鸣作用，还可减轻颅骨重量。其中，上颌窦 maxillary sinus 是最大的鼻旁窦，位于上颌骨体内，窦口高于窦底，如有炎性渗出物，直立位不易引流。

表 3-1 鼻旁窦名称、位置和开口

	上颌窦	额窦	蝶窦	前筛窦、中筛窦	后筛窦
开口	中鼻道	中鼻道	蝶筛隐窝	中鼻道	上鼻道
位置	上颌骨体	额骨体	蝶骨体	筛骨外侧板	筛骨外侧板

二、咽

详见消化系统。

三、喉

1. 组成和功能 喉 larynx 既是呼吸管道，又是发音器官。其由甲状软骨、会厌软骨、环状软骨和杓状软骨及其之间的连接构成支架，有喉肌附着，内衬黏膜而成。其中，成对的为杓状软骨，呈环形的是环状软骨，其前方为环状软骨弓，后方为环状软骨板。甲状软骨两侧的甲状软骨板前缘愈合，上端向前上突出的部分称喉结 laryngeal prominence，成年男性特别明显。会厌软骨呈上宽下窄的树叶状，下端借甲状会厌韧带连于甲状软骨前角的后面上部。喉软骨间的间接连结有 1 对环甲关节和 1 对环杓关节，直接连结还有弹性圆锥和方形膜。

2. 间接连接

（1）环杓关节：①组成，由环状软骨板的杓关节面与杓状软骨底的关节面构成。②运动，杓状软骨可沿垂直轴向内、外侧旋转。旋内可使声门裂减小，旋外可使声门裂开大。

（2）环甲关节：①组成，环状软骨的甲关节面和甲状软骨下角上的关节面构成。②运动，甲状软骨围绕冠状轴做前倾和后退运动。前倾可使声带紧张，后退可使声带松弛。

3. 直接连接

（1）弹性圆锥 conus elasticus：紧张于环状软骨上缘、甲状软骨前角后面和杓状软骨声带突之间的三角形结缔组织膜，其上缘游离称为声韧带，表面覆盖黏膜即声襞；声韧带、声带肌及其表面所覆盖的喉黏膜（声襞）一起称为声带 vocal fold，是人体形态学发音的基础；两侧声襞及杓状软骨基底部之间的裂隙即声门裂 fissure of glottis，是喉腔中最狭窄的部位；声带和声门裂合成声门。前缘增厚，称为环甲正中韧带 median cricothyroid ligament。

（2）方形膜：起始于甲状软骨前角后面和会厌软骨两侧缘，向后附着于杓状软骨前内侧缘。其下缘游离即前庭韧带，表面覆盖黏膜即前庭襞。两侧前庭襞之间的裂隙即前庭裂，比声门裂宽。

4. 喉肌 有环甲肌和甲杓肌（一对拮抗肌）、环杓后肌和环杓侧肌（一对拮抗肌），还有杓肌、杓横肌、杓斜肌等。喉肌属骨骼肌。

5. 喉腔 上起自喉口，下至环状软骨下缘。喉口由会厌上缘、杓会厌襞和杓间切迹等结构围成。喉腔借前庭襞和声襞分为喉前庭、喉中间腔和声门下腔。喉前庭 laryngeal vestibule：为喉口至前庭襞及前庭裂平面以上的区域，向上与咽腔喉部相通，向下与喉中间腔相续。喉中间腔 intermediate cavity of larynx：为前庭裂至声门裂之间的区域；喉中间腔向外侧延伸至前庭襞和声襞之间形成的梭性隐窝称为喉室 ventricle of larynx。声门下腔 infraglottic cavity：为声襞及声门裂平面至环状软骨下缘平面的部分，向下通气管。声门下腔黏膜下组织疏松，炎症时极易发生水肿，梗死喉腔造成窒息死亡。

6. 喉肌收缩与声音的关系（表 3-2）

表 3-2 喉肌收缩与声音的关系

喉肌收缩	作用	对声音的影响
环甲肌	紧张声带	使音调升高
甲杓肌	松弛声带	使音调降低
环杓后肌	开大声门裂	使音量增大
环杓侧肌	关小声门裂	使音量减小

四、气管和左、右主支气管

1. 组成 气管 trachea 由 14～17 个“C”形软骨环及其之间的平滑肌、结缔组织组成，以胸廓上口为界，分为颈部和胸部。气管软骨缺口朝后，被气管肌（由弹性纤维和平滑肌构成）封闭。在胸骨角平面气管分叉形成左主支气管和右主支气管。分叉处即气管杈 bifurcation trachea。气管杈内面向上凸出的部位，呈弧形，略偏向左称气管隆嵴 carina of trachea，是支气管镜检查的标志。

2. 左、右主支气管形态位置差异及肺内分支

（1）形态差异：左主气管细而长，嵴下角大，斜行；右主支气管粗而短，嵴下角小，走行近垂直。

（2）肺内分支：左、右主支气管在肺门处分为二级支气管，即肺叶支气管；叶支气管进入肺叶后继续分出三级支气管，即肺段支气管；全部支气管如此不断分支形成树状，即支气管树。

3. 气管分叉处的特点及异物易落入右主支气管的原因

（1）右主支气管比左主支气管粗短。

（2）右主支气管比左主支气管更近垂直位。

（3）气管隆嵴偏向左侧。

五、肺

1. 位置和形态 位于胸腔内，膈之上，纵隔两侧，左右各一。左肺较狭长、右肺稍宽短。其有一尖即肺尖 apex of lung（圆钝，超过胸廓上口突入颈根部，最高点在锁骨内侧 2～3cm）；一底即肺底 base of lung（紧邻膈肌，又称膈面，凹向上）；两面即胸肋面和纵隔面；三缘（即前缘：锐薄，后缘：圆钝，下缘：锐薄）。内侧面即纵隔面中央有一椭圆形凹陷为肺门 hilum of lung，是支气管、血管、神经和淋巴管出入之处。它们被结缔组织包裹称肺根 root of lung。

2. 肺叶 pulmonary lobule 气管第二级分支所属的肺组织，称肺叶。左肺被斜裂分为两叶（上叶、下叶），右肺被斜裂和水平裂分为三叶（上叶、中叶、下叶）。

3. 肺门处肺根结构的安排 由前向后：上肺静脉、肺动脉、主支气管；由上向下：左肺，肺动脉、左主支气管、下肺静脉；右肺，上叶支气管、肺动脉、肺静脉。

4. 肺段 segmental bronchi 即支气管肺段，由每个肺段支气管及其分支、伴行血管、神经、淋巴管等和其所属的肺组织共同组成。通常左肺、右肺各有 10 个肺段。有时左肺因为出现共干支气管而只有 8 个肺段。肺段间缺少动脉、支气管，仅有肺的静脉和少量结缔组织，结构和功能相对独立，故临床常以肺段为单位进行手术切除。

六、胸膜和胸膜腔

1. 胸膜 pleura 的概念和划分

（1）概念：衬附于胸壁内面、膈上面、纵隔两侧和肺表面等处的一层浆膜，具有分泌和吸收功能。

（2）胸膜的划分

1）脏胸膜：紧贴于肺表面。

2）壁胸膜：依其衬附部位分为四个部分。①顶胸膜（胸膜顶）：包被肺尖，突入颈根部，最高点高出锁骨内侧 1/3 段上方 2～3cm；②肋胸膜：贴附于胸廓内面；③膈胸膜：膈的上面；④纵隔胸膜：纵隔的两侧面。

2. 胸膜腔的概念和胸膜隐窝

（1）胸膜腔 pleural cavity：由脏胸膜和壁胸膜在肺根处相互移行所形成的潜在密闭间隙，呈负压，有少量滑液，有利于呼吸运动。

（2）胸膜隐窝：指相邻壁胸膜折返移行所形成的胸膜腔的某些区域，即使在深吸气时肺边缘也不能伸入其中，此胸膜腔部位即为胸膜窦（隐窝）。其包括肋膈隐窝、肋纵隔隐窝和膈纵隔隐窝。肋膈隐窝 costodiaphragmatic recess：由肋胸膜和膈胸膜折返移行形成的胸膜腔部分，呈半环形，位置最低，容量最大，常是炎性渗出液积聚之处。

附：纵隔 mediastinum

1. 概念 膈肌之上、两侧纵隔胸膜之间的结构和空间总称为纵隔。

2. 境界 前界为胸骨，后界为脊柱胸段，上至胸廓上口，下至膈。

3. 分部 通常以胸骨角至第 4 胸椎体的下缘平面分为上、下纵隔。

（1）上纵隔：容纳胸腺，左、右头臂静脉，左、右膈神经，左喉返神经，左、右迷走神经，上腔静脉，食管，气管，胸导管，主动脉及其三大分支和淋巴结等。

（2）下纵隔：以心包前壁和后壁分为，①前纵隔：容纳胸腺或其退化后的疏松结缔组织；②中纵隔：容纳心脏、心包、出入心的大血管、奇静脉弓、膈神经、心包膈血管及淋巴结等；③后纵隔：容纳主支气管、食管、胸主动脉、胸导管、奇静脉、迷走神经、胸交感干和淋巴结等。

【强化训练题】

一、名词解释

1. upper respiratory tract
2. nasal limen
3. little area
4. nasal septum
5. olfactory region
6. paranasal sinus
7. maxillary sinus
8. laryngeal prominence
9. vocal fold
10. fissure of glottis
11. ventricle of larynx
12. laryngeal vestibule
13. infraglottic cavity
14. conus elasticus
15. median cricothyroid ligament
16. bifurcation trachea
17. carina of trachea
18. hilum of lung
19. root of lung
20. pulmonary lobule
21. apex of lung
22. segmental bronchi
23. costodiaphragmatic recess
24. pleural cavity
25. mediastinum

二、填空题

1. 呼吸系统由______和______组成，具有______功能，还兼具______功能。上呼吸道是指______、______和______。

2. 鼻可分为______、______和______三部分。鼻腔包括______和______两部分。

3. 喉不仅是______器官，还是______器官，组成喉的软骨有______、______、______、______，其中呈环形并不成对的是______。喉腔可借助______和______分为喉前庭、______和______。使声门开大的是______肌，声门缩小的是______肌，声带紧张的是__________肌，声带松弛的是

______肌。

4. 鼻腔的上壁（顶）通过______与______相通，下壁（底）通过______与______相通，外侧壁通过______开口与______相通。鼻腔外侧壁由上向下有三个突出物，分别称为______、________和_______，每个结构的下方是相应的_______、______和______三个通道。

5. 气管是由______、______和______构成的，气管全长可分为______和______，两者以______为界；上端靠______，下端于______水平，分为和______，分叉处称______，分叉处内面有一半月形向上的纵嵴称______，是支气管镜检查的标志。颈段气管 2～4 气管软骨环的前方、两侧分别与______和______毗邻。

6. 声带由声襞及其覆盖的______和______组成。______和______形成声门。

7. 不成对的喉软骨包括________、_________和_______，成对的有______。环状软骨和______之间形成______关节，绕______做______运动，环状软骨和_______之间形成_______关节，绕做______运动。

8. 弹性圆锥是紧张于______、______与______之间的三角形的弹性纤维膜，其中上缘游离缘称为______，覆盖黏膜即______，两者之间的裂隙称为______，是喉腔中最狭窄的部分。弹性圆锥前面正中线部位增厚的部分称______。

9. ______、______和______窦开口于中鼻道，而______开口于上鼻道，______则开口于蝶筛隐窝。上颌窦具有______特点，炎症时直立位不易引流。

10. 肺位于胸腔内，______之上，______两侧，呈圆锥形，有一尖、一底、三面、三缘，一尖即______，超出锁骨内侧 1/3 段上方______，三面分别是______、______和______，三缘指的是______、______和______。

11. 肺的内侧面有一凹陷称为______，有______、______、______、______和______通过。众结构被膜包裹即形成______。

12. 胸膜是覆盖在______、______、________和______的浆膜，分______和______两部分。

13. 壁胸膜依其所覆盖的部位分为______、______、______和______四部分，而脏胸膜覆盖于______的表面，并深入到_________内。脏、壁胸膜在______处折返移行，形成______，具有______、______和______的特点。

14. 在相邻壁胸膜折返移行处，即使在深吸气时，肺的边缘也不能到达的胸膜腔部分称______，最大最重要的是______，呈______，是胸膜腔位置的最低部分。

15. 纵隔通常以______平面为界分为上纵隔和下纵隔，后者再以_________为界分为________、______和______三部分。

三、是非题（选择题模式，两个答案，A：对；B：错）

(　　) 1. 鼻旁窦有四对，分别开口于上鼻道、中鼻道。

(　　) 2. 上颌窦开口于中鼻道。

(　　) 3. 上鼻道有额窦和蝶窦的开口。

(　　) 4. 筛窦开口于上鼻道、中鼻道。

(　　) 5. 咽部借咽鼓管与中耳鼓室相通。

(　　) 6. 鼻腔内壁黏膜与鼻旁窦壁黏膜相延续。

(　　) 7. 喉的软骨中成对的有杓状软骨和甲状软骨。

(　　) 8. 弹性圆锥的上缘游离称为声襞，是发音的主要结构。

(　　) 9. 喉腔侧壁黏膜皱襞有两对：前庭襞和声襞。

(　　) 10. 喉腔中最狭窄的区域是喉室。

(　　) 11. 左肺狭长，分三叶。

(　　) 12. 右肺宽短，分三叶。

(　　) 13. 气管由 14～17 个气管软骨环构成，后毗邻食管。

(　　) 14. 气管在胸骨角水平分叉形成左主支气管和右主支气管。

(　　) 15. 与右主支气管比较，左主支气管走形近垂直，异物更易坠入其中。

(　　) 16. 左、右肺均位于胸腔内，胸膜腔之外。

(　　) 17. 气管隆嵴偏向右侧。

(　　) 18. 脏胸膜与壁胸膜移行处即为胸膜隐窝，在深吸气时，肺的边缘亦不能伸入其中。

(　　) 19. 纵隔胸膜紧贴纵隔。

(　　) 20. 胸膜腔是密闭的，有积液。

四、选择题

A 型题

1. 上呼吸道是指

A. 鼻腔　　B. 鼻、咽腔

C. 鼻、咽和喉腔　　D. 鼻、咽、喉腔和气管

E. 主支气管以上的呼吸道

2. 鼻腔的嗅部指

A. 上鼻甲及其相对应的鼻中隔上部

B. 中鼻甲　　C. 上鼻甲

D. 上鼻道　　E. 中鼻道

3. 下列有关鼻腔通向的描述不正确的是
A. 向前借鼻前孔与外界相通
B. 向后借鼻后孔与咽腔相通
C. 向上借筛孔与颅前窝相交通
D. 向下借切牙孔与口腔相交通
E. 向外上借中鼻道与眼眶交通
4. 关于蝶窦的描述不正确的是
A. 位于蝶骨体内　B. 开口于蝶筛隐窝
C. 属鼻旁窦之一　D. 开口于上鼻道
E. 可以减轻头部重量
5. 关于弹性圆锥的说法错误的是
A. 为一弹性纤维膜
B. 体表可扪及
C. 其上缘称前庭襞
D. 前份纤维增厚，称环甲正中韧带
E. 位于环状软骨弓上缘，甲状软骨前角后面，杓状软骨声带突之间
6. 紧张声带的喉肌是
A. 环甲肌　B. 甲杓肌
C. 环杓侧肌　D. 环杓后肌
E. 杓横肌
7. 能够开大声门裂的喉肌是
A. 环甲肌　B. 甲杓肌
C. 环杓侧肌　D. 环杓后肌
E. 杓横肌
8. 上颌窦开口于
A. 上鼻道　B. 中鼻道　C. 下鼻道
D. 蝶筛隐窝　E. 鼻前庭
9. 开口于蝶筛隐窝的鼻旁窦是
A. 前筛窦和中筛窦　B. 后筛窦
C. 额窦　D. 上颌窦
E. 蝶窦
10. 成对的喉软骨是
A. 环状软骨　B. 杓状软骨　C. 甲状软骨
D. 会状软骨　E. 以上均不对
11. 喉软骨中唯一一个呈环形的软骨是
A. 环状软骨　B. 杓状软骨　C. 甲状软骨
D. 会状软骨　E. 以上均不对
12. 下列借咽鼓管与咽腔鼻部相交通的是
A. 筛窦　B. 翼腭窝　C. 口咽部
D. 中耳鼓室　E. 上颌窦
13. 下面有关右主支气管形态描述正确的是
A. 较细　B. 较长　C. 较粗
D. 嵴下角大　E. 走行较水平
14. 关于鼻腔的描述，不正确的是
A. 借鼻中隔分为左、右两腔
B. 每侧分鼻前庭和固有鼻腔
C. 鼻前庭内生有鼻毛
D. 固有鼻腔内衬黏膜，分嗅部和呼吸部
E. 以上均不对
15. 关于肺的描述正确的是
A. 左肺宽短，右肺狭长
B. 左肺下缘有心切迹
C. 左肺分三叶，右肺分二叶
D. 肺尖高出锁骨内侧 1/3 段的上方 2～3cm
E. 肺门位于外侧面的中部
16. 进出肺门的结构有
A. 支气管　B. 肺动脉
C. 肺静脉　D. 神经和淋巴管（结）
E. 以上都是
17. 上呼吸道最狭窄处为
A. 鼻后孔　B. 喉中间腔
C. 喉口　D. 声门裂
E. 前庭裂
18. 比较左、右主支气管的形态走行特点正确的是
A. 左主支气管较粗、短、走行较水平
B. 左主支气管较细、长、走行垂直
C. 右主支气管较粗、短、走行较垂直
D. 右主支气管细、长、走行较水平
E. 右主支气管较粗、长、走行垂直
19. 关于鼻腔的描述，正确的是
A. 向外上经筛孔通向颅中窝
B. 鼻旁窦均开口于各鼻道
C. 外侧壁上有 3 个鼻甲
D. 内侧壁上有 3 个鼻道
E. 鼻中隔将其分为完全对称的左、右两半
20. 有关甲状软骨的说法正确的是
A. 是不成对的喉软骨之一
B. 左、右侧甲状软骨板前缘相交形成的前角称喉结
C. 下角与杓状软骨形成关节
D. 借环甲膜连于舌骨
E. 甲状软骨板上缘与会厌软骨相连
21. 声门裂的描述，不正确的是
A. 为两侧声襞之间的裂隙
B. 位于前庭裂的上方
C. 环杓后肌收缩可开大声门裂
D. 声门裂与声带合称声门
E. 为上呼吸道中最狭窄的部位
22. 关于喉腔的描述，不正确的是
A. 上通喉咽、下通气管
B. 分为喉前庭、喉中间腔和声门下腔
C. 喉中间腔向两侧延伸形成的梭形隐窝即喉室

D. 前庭裂以下部分称声门下腔
E. 喉中间腔是喉腔最狭窄处
23. 关于声襞和前庭襞的描述，正确的是
A. 声襞以下之间的梭形隐窝称喉中间腔
B. 上方一对是声襞
C. 呈冠状位
D. 下方一对称前庭襞
E. 是喉腔中部内面的两对黏膜皱襞
24. 关于上颌窦的描述，错误的是
A. 位于上颌骨体内
B. 开口于下鼻道
C. 窦口高于窦底
D. 上颌窦炎症时，渗出物积聚于窦底，直立位不易引流
E. 鼻黏膜炎症可以蔓延至上颌窦
25. 关于气管的描述，正确的是
A. 由 14 个“C”形软骨环和连于其间的韧带所构成
B. 下至第 3 胸椎水平分为左、右主支气管
C. 上起甲状软骨下缘
D. 分叉处偏左的半月状嵴称气管隆嵴
E. 在第 3～5 气管软骨环前面有甲状腺峡
26. 关于肺的描述，错误的是
A. 位居胸腔内，纵隔两侧
B. 覆盖在肺表面的胸膜为壁胸膜
C. 肺内侧面中部凹陷称肺门，有肺动静脉和支气管等出入
D. 肺尖经胸廓上口突入至颈根部
E. 与右肺比较，左肺稍狭长
27. 肺韧带是由下列哪个结构形成的
A. 脏胸膜　　B. 纵隔胸膜
C. 纵隔胸膜与脏胸膜移行部　　D. 肋胸膜
E. 膈胸膜
28. 肺门处，肺根内自前向后的结构依次为
A. 肺动脉、主支气管和肺静脉
B. 主支气管、肺静脉和肺动脉
C. 肺静脉、肺动脉和主支气管
D. 肺静脉、主支气管和肺动脉
E. 以上都不对
29. 下面关于胸膜腔的描述错误的是
A. 胸膜的脏、壁两层在肺根处移行折返后形成的密闭腔隙
B. 胸膜腔内有少量滑液
C. 正常时胸膜腔呈负压
D. 肋膈隐窝是胸膜腔的最低点，呈环形
E. 两侧胸膜腔互不相通
30. 关于胸膜隐窝描述，正确的是
A. 由相邻壁胸膜折返形成
B. 是胸膜腔的一部分
C. 肋膈隐窝是胸膜隐窝中最低的位置
D. 深吸气时，肺边缘都不能到达
E. 以上都对
31. 关于胸膜和胸膜腔描述，不正确的是
A. 胸膜腔为密闭的腔隙，左右各一，正常呈负压
B. 壁胸膜分为肋胸膜、膈胸膜、顶胸膜和纵隔胸膜
C. 脏、壁胸膜在肺根处折返围成胸膜腔
D. 覆盖在胸腔各脏器表面的浆膜称脏胸膜
E. 胸膜腔的最低部位为肋膈隐窝
32. 关于肋膈隐窝的描述，正确的是
A. 呈半环形
B. 为胸膜腔的最低部位
C. 位于肋胸膜与膈胸膜转折处
D. 是最大的胸膜隐窝
E. 上述均正确
33. 下列对纵隔的描述，正确的是
A. 位于胸膜腔内
B. 是两侧纵隔胸膜间所有器官和结缔组织的总称
C. 容纳心和肺
D. 两侧界是肺内侧面
E. 以上都不对
34. 关于纵隔的描述，不正确的是
A. 通常以胸骨角平面分为上、下两部
B. 下纵隔又分为前、中、后三部
C. 中纵隔内有心脏
D. 下纵隔后部有气管
E. 后纵隔内有食管
35. 心脏位于
A. 上纵隔　　B. 前纵隔
C. 中纵隔　　D. 后纵隔
E. 胸膜腔

X 型题

36. 下列关于鼻腔的叙述正确的是
A. 鼻中隔将其分为左右不等的两腔
B. 较为宽大的部分称鼻前庭
C. 外侧壁上有三个鼻甲突向鼻腔，鼻甲下方分别形成鼻道
D. 鼻黏膜按其生理功能分为呼吸区和嗅区
E. 鼻中隔前下方有一易出血区
37. 关于鼻旁窦的叙述正确的是
A. 为鼻的组成部分
B. 均位于面部，可减轻头部重量

C. 包括上颌窦、额窦、筛窦和蝶窦
D. 上颌窦是其中最大的一对
E. 对发音起共鸣作用
38. 开口于中鼻道的鼻旁窦有
A. 额窦 B. 蝶窦 C. 上颌窦
D. 前筛窦、中筛窦 E. 后筛窦
39. 下列关于喉的描述，正确的是
A. 位于颈前正中、食管前方
B. 既有呼吸功能，又是发音器官
C. 喉软骨及其连接构成喉的支架
D. 喉肌可改变声门裂大小，调节声带紧张度
E. 喉结和环状软骨是颈部的体表标志
40. 关于喉软骨的描述，正确的是
A. 构成喉的支架
B. 甲状软骨最大
C. 会厌软骨在吞咽时能关闭喉口
D. 杓状软骨成对，与环状软骨弓形成环杓关节
E. 环状软骨是一完整的软骨环，前部是环状软骨板，后部是环状软骨弓
41. 关于喉腔的描述，正确的是
A. 上经喉口与咽腔喉部相通
B. 于环状软骨下缘处向下与气管管腔相通
C. 前庭裂和声门裂平面分为三部
D. 声门下腔黏膜疏松，炎症时易发生水肿
E. 最狭窄部位是前庭裂
42. 关于声带、声门裂、声韧带的描述，正确的是
A. 声带由声襞和其覆盖的声带肌、声韧带构成
B. 使声带紧张的肌是甲杓肌
C. 两侧声带与声门裂合称声门
D. 声韧带是弹性圆锥纤维膜的上游离缘
E. 声门之间的裂隙为声门裂
43. 关于弹性圆锥的描述，正确的是
A. 又称方形膜
B. 上缘游离称声襞
C. 下缘附着于环状软骨弓上缘
D. 前份纤维较厚，称环甲正中韧带
E. 声韧带是发音的主要结构
44. 关于喉的描述，正确的是
A. 有甲状软骨、环状软骨、杓状软骨和会厌软骨
B. 甲状软骨和杓状软骨成对
C. 喉腔侧壁中部有两对黏膜皱襞
D. 环甲关节绕垂直轴运动
E. 吞咽时，喉上移，喉口关闭
45. 关于声门裂，错误的是
A. 为喉腔最狭窄的部位
B. 为两侧声襞及杓状软骨基底部之间的裂隙
C. 甲杓肌和环甲肌可以影响声门裂的大小
D. 此裂平面以上是喉前庭
E. 此裂平面以下是声门下腔
46. 关于气管，下面叙述正确的是
A. 由 14～17 个软骨环借环间韧带连接而成
B. 向上与环状软骨相接，向下至胸骨角水平分为左主支气管和右主支气管
C. 全程均行于食管的前方，可分为颈、胸两段
D. 软骨呈“C”形，缺口朝后，由纤维膜封闭
E. 气管隆嵴偏右，凸向气管腔，为支气管镜检时确定左主支气管和右主支气管口的定位标志
47. 关于右主支气管的描述正确的是
A. 右主支气管较左侧狭长
B. 右主支气管的口径较左侧者粗
C. 右主支气管的走行较陡直
D. 气管隆嵴偏向左侧
E. 气管内异物易坠入右主支气管
48. 关于左主支气管的描述正确的是
A. 较粗大
B. 参与肺根的组成
C. 走行接近水平
D. 气管内异物多坠入左主支气管
E. 于肺门处分两支叶支气管
49. 关于肺门、肺根的描述，正确的是
A. 肺根内自前向后依次为肺静脉、肺动脉和支气管
B. 右肺根自上而下依次为肺动脉、支气管和肺静脉
C. 脏、壁胸膜在肺根处折返移行
D. 肺的内侧面中央有一凹陷，即肺门
E. 肺门处有肺动脉、肺静脉、主支气管及神经、淋巴管出入
50. 关于肺的描述，正确的是
A. 肺动脉为其功能性血管，而支气管动脉则是其营养性血管
B. 左肺宽而短，分上叶、下叶两叶；右肺窄而长，分上叶、中叶、下叶三个叶
C. 肺尖的体表投影可超出锁骨内侧 1/3 段上方 2～3cm
D. 肺底稍凹向上，与膈毗邻
E. 肺前缘和下缘锐利，后缘圆钝
51. 壁胸膜包括
A. 顶胸膜 B. 肋胸膜 C. 膈胸膜
D. 纵隔胸膜 E. 以上都是
52. 下列关于胸膜腔叙述正确的是
A. 由脏、壁胸膜在肺根处转折移行形成

B. 左、右两侧的胸膜腔互相相通
C. 腔内只有肺
D. 正常情况下，胸膜腔呈密闭的、潜在性间隙，有少量滑液
E. 胸膜隐窝为胸膜腔的一部分，人体直立位时胸膜腔的最低部位为肋膈隐窝
53. 关于胸膜的叙述正确的是
A. 胸膜是覆盖于胸腔内脏器表面的两层浆膜，外层称壁胸膜
B. 脏、壁两层胸膜之间的潜在腔隙称胸膜腔，左、右各一
C. 壁胸膜可分顶胸膜、肋胸膜、膈胸膜和纵隔胸膜
D. 脏胸膜、壁胸膜互相转折处称为胸膜隐窝
E. 胸膜有分泌和吸收的功能
54. 关于肋膈隐窝描述正确的是
A. 又称胸膜隐窝
B. 由胸膜脏、壁层移行而成
C. 临床上，常在此穿刺抽取或引流积液
D. 深吸气时缩小
E. 深呼气时扩大
55. 关于胸膜和胸膜腔描述正确的是
A. 壁胸膜仅衬于胸壁内面和纵隔两侧面
B. 脏胸膜覆盖于肺表面
C. 脏、壁胸膜在肺根处互相移行
D. 肺韧带由双层脏胸膜形成
E. 胸膜腔左右各一，密闭的且内为负压
56. 肋膈隐窝
A. 属胸膜腔的一部分
B. 为肋胸膜和纵隔胸膜折返形成
C. 位于胸膜腔的最低位，呈半环形
D. 深吸气时，肺下界都不能到达
E. 若胸膜有炎症，积液常沉积于此
57. 关于纵隔描述正确的是
A. 位于胸腔内，膈之上
B. 两侧为纵隔胸膜
C. 心气管和主支气管位于后纵隔内
D. 胸骨角至第4、5胸椎平面将纵隔分为上、下两部分
E. 以上都对

五、简答题

1. 简述呼吸系统的组成和功能。
2. 鼻旁窦有哪几对？简述其名称、位置和开口。
3. 简述上颌窦的特点及临床意义。
4. 简述鼻腔的通向。
5. 简述喉腔的划分及各部位特点。
6. 试从解剖学角度解释为什么异物更易落入右主支气管。
7. 何谓气管隆嵴？其有何意义？
8. 试述喉的两对拮抗肌对声音的影响。
9. 试述喉的组成及内腔的划分。
10. 何谓声带及声韧带？
11. 何谓声襞、声门、声门裂？
12. 气管和左、右主支气管的后壁被纤维膜封闭而无软骨，此在临床上有何重要性？
13. 声门裂以上呼吸道堵塞，应从何处切开或插针？声门裂以下的呼吸道堵塞又该怎么办？
14. 简述肺的位置、形态和分叶。
15. 何谓肺门和肺根？
16. 何谓肺段？其临床意义如何？
17. 简述胸膜顶的概念、体表投影和临床意义。
18. 简述肋膈隐窝的概念、特点及临床意义。
19. 试比较左肺、右肺的区别。
20. 试述纵隔的概念和分部。

【参考答案】

一、名词解释

1. upper respiratory tract：上呼吸道。呼吸道是呼吸系统的管道部分，临床上常将鼻、咽、喉称上呼吸道。
2. nasal limen：鼻阈。为鼻腔侧壁靠近前端一弧形隆起，是前方鼻前庭与后方固有鼻腔的分界标志。
3. little area：易出血区。位于鼻中隔前下部，此区血管丰富而表浅，受外伤或干燥空气的刺激，血管易破裂而出血。
4. nasal septum：鼻中隔。由骨性鼻中隔覆盖黏膜而成，常偏向一侧，将鼻腔分成左右不等的两部分。但如偏至贴着鼻甲，即为鼻中隔偏曲，成为鼻塞的原因之一。
5. olfactory region：嗅区。位于固有鼻腔后部，上鼻甲及其对应的鼻中隔区域，黏膜内含嗅细胞，与嗅觉传递有关。
6. paranasal sinus：鼻旁窦。是位于鼻腔周围的上颌骨、额骨、蝶骨及筛骨内含气的空腔。其包括额窦、蝶窦、筛窦和上颌窦，都开口于鼻腔，对发音起共鸣作用，且有减轻颅骨重量等作用。
7. maxillary sinus：上颌窦。骨性上颌窦壁覆盖黏膜而成，是最大的鼻旁窦，位于上颌骨体内，窦口高于窦底，开口于中鼻道。
8. laryngeal prominence：喉结。两侧甲状软骨板前缘愈合，上端向前上突出的部分，成年男性特

别明显。

9. vocal fold：声带。声襞及其下面外侧声韧带和声带肌共同成为声带，是人体发音的形态学基础。

10. fissure of glottis：声门裂。位于两侧声襞及杓状软骨基底部之间的裂隙称为声门裂，是喉腔最狭窄的部位。环杓后肌和环杓侧肌的运动可以影响声门裂的大小。

11. ventricle of larynx：喉室。喉中间腔向外侧延伸至前庭襞和声襞之间形成的梭性隐窝。

12. laryngeal vestibule：喉前庭。喉腔中前庭襞及前庭裂平面以上至喉口的区域，向上与咽腔喉部相通，向下与喉中间腔相续。

13. infraglottic cavity：声门下腔。喉腔中声襞及声门裂平面至环状软骨下缘平面的部分，向下通气管。此区黏膜下组织疏松，炎症时易发生水肿而阻塞喉腔引起窒息。

14. conus elasticus：弹性圆锥。又称环声膜，为圆锥形的弹性纤维膜，张于环状软骨上缘、甲状软骨前角后面和杓状软骨声带突之间，其上缘游离，称声韧带；前缘增厚，称环甲正中韧带。

15. median cricothyroid ligament：环甲正中韧带。为弹性圆锥张于甲状软骨下缘和环状软骨弓上缘之间的增厚部分。

16. bifurcation trachea：气管杈。在胸骨角平面，气管分为左、右主支气管两支，分叉处即气管杈。

17. carina of trachea：气管隆嵴。气管杈内面有一向上凸的半月形的纵嵴称气管隆嵴，偏向左侧，是气管镜检查时定位左、右主支气管口和起始部的标志。

18. hilum of lung：肺门。肺内侧面中份凹陷，为血管、支气管、神经和淋巴管等结构出入处。

19. root of lung：肺根。在肺的内侧面， 由结缔组织包绕出入肺门的主支气管、肺血管、淋巴管和神经等，称肺根。

20. pulmonary lobule：肺叶。气管第二级分支所属的肺组织，称肺叶，一般右肺有上叶、中叶、下叶三叶，左肺有上叶、下叶两叶。

21. apex of lung：肺尖。位于肺上部，较圆钝，超过胸廓上口突入颈根部，最高点在锁骨内侧份上方 2～3cm 处。

22. segmental bronchi：肺段。每个肺段支气管的分支及其所属的肺组织和血管、神经、淋巴管等共同构成一个支气管肺段，简称肺段。其呈锥体形，尖朝向肺门，底朝向肺表面。一般左肺可分 10 段，右肺可分 8～10 段。肺段间缺少动脉、支气管，仅有肺的静脉和少量结缔组织，故临床上可做肺段切除。

23. costodiaphragmatic recess：肋膈隐窝。由肋胸膜与膈胸膜返折形成，左右各一，是人体直立时胸膜腔位置最低的部位。

24. pleural cavity：胸膜腔。位于肺的周围，由脏胸膜与壁胸膜在肺根处相互转折移行而成的密闭腔隙，内有少量的浆液，呈潜在性和负压状态。

25. mediastinum：纵隔。是左、右两侧纵隔胸膜之间全部器官、结构和结缔组织的总称。前至胸骨，后至胸段脊柱，上为胸廓上口，下至膈。通常以胸骨角至第 4 胸椎体的下缘平面将纵隔分为上部、下部两部，下部又可以心包的前、后壁为界分为前纵隔、中纵隔和后纵隔。上纵隔容纳胸腺、主动脉弓及分支、上腔静脉等；前纵隔容纳胸腺或其退化后的疏松结缔组织；中纵隔容纳心脏、心包等；后纵隔容纳大血管、神经、食管等。

二、填空题

1. 呼吸道　肺　气体交换　内分泌　鼻　咽　喉

2. 外鼻　鼻腔　鼻旁窦　嗅部　呼吸部

3. 呼吸　发音　甲状软骨　环状软骨　会厌软骨　杓状软骨　环状软骨　声襞　前庭襞　喉中间腔　声门下腔　环杓后　环杓侧　环甲　甲杓

4. 筛孔　颅前窝　切牙孔　口腔　蝶筛隐窝　蝶窦　上鼻甲　中鼻甲　下鼻甲　上鼻道　中鼻道　下鼻道

5. 气管软骨　平滑肌　结缔组织　颈部　胸部　胸廓上口　环状软骨　胸骨角　左主支气管　右主支气管　气管杈　气管隆嵴　甲状腺　甲状旁腺

6. 声带肌　声韧带　声带　声门裂

7. 环状软骨　甲状软骨　会厌软骨　杓状软骨　杓状软骨　环杓关节　垂直轴　旋内、旋外　甲状软骨　环甲关节　冠状轴　前进、后退

8. 甲状软骨　环状软骨　杓状软骨　声韧带　声襞　声门裂　环甲正中韧带

9. 额窦　上颌窦　前、中筛窦　后筛窦　蝶窦　窦口位置高于窦底

10. 膈　纵隔　肺尖　2～3cm　膈面　胸肋面（或外侧面）　纵隔面（或内侧面）　前缘　后缘　下缘

11. 肺门　肺动脉　肺静脉　主支气管　神经　淋巴管　肺根

12. 胸壁内面　膈上面　纵隔两侧　肺表面　脏胸膜　壁胸膜

13. 纵隔胸膜 肋胸膜 膈胸膜 顶胸膜 肺 肺叶间裂 肺根 胸膜腔 密闭 负压 潜在性

14. 胸膜隐窝 肋膈隐窝 半环形

15. 胸骨角 心包 前 中 后

三、是非题

1. B 2. A 3. B 4. A 5. A 6. A 7. B 8. B 9. A 10. B 11. B 12. A 13. A 14. A 15. B 16. A 17. B 18. B 19. A 20. B

四、选择题

A 型题

1. C 2. A 3. E 4. D 5. C 6. A 7. D 8. B 9. E 10. B 11. A 12. D 13. C 14. E 15. D 16. E 17. D 18. C 19. C 20. A 21. B 22. D 23. E 24. B 25. D 26. B 27. C 28. C 29. D 30. E 31. D 32. E 33. B 34. D 35. C

X 型题

36. ACDE 37. ACDE 38. ACD 39. BCDE 40. ABC 41. ABCD 42. ACD 43. CDE 44. ACE 45. CD 46. ABCD 47. BCDE 48. BCE 49. ACDE 50. ACDE 51. ABCDE 52. ADE 53. BCE 54. CDE 55. BCE 56. ACDE 57. ABD

五、简答题

1. 呼吸系统由呼吸道和肺组成。呼吸道包括鼻、咽、喉、气管、主支气管及其各级分支，为气体经过的通道；肺由肺间质和肺实质组织构成，为气体交换的场所。临床常将鼻、咽、喉合称上呼吸道，气管、主支气管及其各级分支为下呼吸道。功能：①呼吸；②内分泌功能。另外，鼻还是嗅觉器官，喉还有发音功能。

2. 鼻旁窦有四对。额窦，开口于中鼻道；上颌窦，开口于中鼻道；蝶窦，开口于蝶筛隐窝；前、中筛窦，开口于中鼻道；后筛窦，开口于上鼻道。

3. 上颌窦位于上颌骨体内，窦口高，窦底低。若临床发生上颌窦炎症时，炎性积液易滞留在窦底，直立位时不易引流。因上颌窦内侧壁，骨质最薄，位于下鼻甲附着处的下方，故宜在此处穿刺。

4. 鼻腔与骨性鼻腔通向相同。向前经鼻前孔与外界相通；向后经鼻后孔与咽腔鼻部相通；向上经筛孔与颅中窝相通；向下经切牙孔与口腔相通；向外上经鼻泪管与眼眶相通；向周围经上、中鼻道道壁开口，蝶筛隐窝与鼻旁窦相通。

5. 喉腔借前庭襞和声襞分为上、中、下三部分。喉口至前庭襞平面之间的部分是喉前庭；前庭襞平面至声襞平面之间的部分是喉中间腔，它向两侧突出的梭形隐窝为喉室，喉中间腔是喉腔中容积最小的部分；声襞平面以下至环状软骨下缘之间的部分是声门下腔，此区黏膜下组织疏松，炎症时易引起水肿以致梗死。

6. 左主支气管与右主支气管有较明显区别：①右主支气管比左主支气管粗；②右主支气管比左主支气管更近垂直位；③气管隆嵴偏向左侧。

7. 气管分叉处（即气管杈）的内面有一向上凸出的隆起即气管隆嵴，稍偏向左侧。一方面，当异物坠入气管内时，可使其进入右侧主支气管；另一方面，为临床上进行支气管镜检查的定位标志。

8. 环甲肌作用：紧张声带，使音调升高；甲杓肌作用：松弛声带，使音调降低。环杓后肌作用：开大声门裂，使音量增大；环杓侧肌作用：缩小声门裂，使音量减小。

9. 喉以软骨作为支架，借韧带和关节连接而成，有喉肌附着，内衬黏膜。

（1）软骨：甲状软骨、环状软骨、杓状软骨和会厌软骨。

（2）连接：弹性圆锥、方形膜（直接连接）；环甲关节、环杓关节（间接连接）。

（3）喉肌：环甲肌、环杓后肌、环杓侧肌和甲杓肌等。喉既是呼吸器官，又是发音器官。喉的内腔为喉口至环状软骨下缘之间的管腔，在喉的侧面有突入至腔内的前庭襞和声襞，前庭襞和前庭裂、声襞和声门裂两个平面将喉腔划分成三部分：上方的喉前庭（位于喉口与前庭襞之间的部位）、中间的喉中间腔（位于前庭襞与声襞平面之间的区域，喉室为前庭襞与声襞之间突向两侧的裂隙）和下方的声门下腔（声襞及声门裂平面以下至环状软骨下缘）。

10. 弹性圆锥上缘游离增厚，紧张于甲状软骨至杓状软骨声带突之间，称声韧带。声带由声韧带、声带肌和覆盖于声韧带表面的喉黏膜（声襞）构成。

11. 声襞：覆盖于声韧带表面的喉黏膜突入喉腔形成的皱襞。声门：声襞连同覆盖的声带肌和声韧带即声带，两侧声带之间的裂隙为声门裂。声带及其声门裂合成声门。

12. （1）气管和左、右主支气管后方有食管相贴，吞咽时，下行的食团对它们有撞击压迫作用，其管后壁的软组织结构特点使对食管的阻压减至最小，以利于食物通过。

（2）由于气管软骨后方缺少软骨而降低了气管抵

御压迫的能力。临床上，在颈动脉穿刺不当发生局部血肿时，迅速膨胀的血肿可从后壁压闭气管以致窒息死亡；甲状腺的慢性肿大也可压迫气管导致通气不良甚至阻塞。

13. （1）声门裂以上呼吸道堵塞，紧急情况下可用粗针头进行环甲膜穿刺，彻底解决问题须行气管切开，通常在颈正中线上切开第 3～4 气管软骨环。

（2）声门下腔严重黏膜水肿者则须气管插管方能保持通畅。

14. （1）位置：胸腔内，胸膜腔之外，纵隔两侧，膈之上。左右各一。

（2）形态：呈圆锥形。①肺尖：突至颈根部，超过锁骨内侧 1/3 上方 2.5cm。②肺底：又称膈面，凹向上。③两面：外侧面又称肋面，较圆凸，邻肋和肋间隙。内侧面又称纵隔面，中部有长圆形凹陷，称肺门，有支气管、肺动脉、肺静脉、支气管动脉、支气管静脉、神经和淋巴管通过。出入肺门的结构，被结缔组织包绕，构成肺根。④三缘：肺前缘和下缘锐利，左肺前缘下份有心切迹，其下方突起称左肺小舌。肺后缘圆钝。

（3）分叶：左肺被斜裂分为上、下两叶，右肺被斜裂和水平裂分为上、中、下三叶。

15. 肺的内侧面中部有长圆形凹陷，称肺门，有支气管、肺动脉、肺静脉、支气管动脉、支气管静脉、神经和淋巴管通过。出入肺门的结构，被结缔组织包绕，构成肺根。

16. 左、右主支气管发出叶支气管到每个叶，各叶支气管再分出肺段支气管，每个肺段支气管的分支及其所属的肺组织和血管、神经、淋巴管等共同构成一个支气管肺段，简称肺段。其呈锥体形，尖朝向肺门，底朝向肺表面。一般左肺可分 10 段，右肺可分 8～10 段。肺段间缺少动脉、支气管，仅有肺的静脉和少量结缔组织，故临床上可做肺段切除。

17. 顶胸膜是壁胸膜的一部分，包被肺尖部位。顶胸膜突出胸廓上口，伸向颈根部，高出锁骨内侧 1/3 段上方 2～3cm。临床上经锁骨上方针刺或麻醉时需注意，以免伤及顶胸膜而诱发气胸等。

18. 肋膈隐窝是胸膜腔的一部分，由肋胸膜与膈胸膜相互移行折返形成的半环状腔隙。在人体直位时此区域为胸膜腔的最低部位，与肺下界相距约 2 个肋的高度。当胸膜腔积液时常首先积聚于此，也是临床上常用作穿刺抽液的部位。

19. ①部位：左肺较低，右肺较高；②形态：左肺扁窄而较长，右肺宽而短；③分叶：左肺被斜裂分为上、下二叶，而右肺被斜裂和水平裂分为上、中、下三叶；④心切迹：左肺较明显，右肺不明显；⑤肺门：左肺高，而右肺稍低；⑥与左肺相连的主支气管长、细，而右侧粗而短。

20. 纵隔是左、右纵隔胸膜间的所有器官、结构与结缔组织的总称，其前界为胸骨，后界为脊柱胸段，上达胸廓上口，下至膈。常以胸骨角平面分为上纵隔和下纵隔，下纵隔再以心包为界，分为前纵隔、中纵隔和后纵隔。

（朱淑娟）

第四章 泌尿系统

【目的要求】

1. 掌握 ①掌握泌尿系统的组成和功能。②掌握肾的位置、形态结构和被膜。③掌握输尿管的分段、各段位置和生理性狭窄。④掌握膀胱的形态、位置和膀胱三角。

2. 了解 ①了解男性和女性尿道的区别。②了解肾的血管和肾段。

【教学重点、难点】

1. 左右肾脏的位置，肾的被膜。
2. 输尿管的分段及生理性狭窄。
3. 膀胱的位置及膀胱三角。

【教材精要】

一、泌尿系统的组成

泌尿系统 urinary system 由肾、输尿管、膀胱及尿道四部分组成。

二、肾

(一) 形态

肾脏可分为上、下两端，内、外两缘和前、后两面。肾门 renal hilum 是肾脏的血管、肾盂、神经和淋巴管等从肾脏的内侧缘凹面出入肾脏的部位。这些出入肾脏的结构为结缔组织所包裹称肾蒂 renal pedicle。肾蒂内各结构自前向后的排列关系是肾静脉、肾动脉和肾盂；自上而下的排列关系是肾动脉、肾静脉和肾盂。

(二) 位置

左右两侧肾脏通常不在一个水平线上，由于右肾上方有肝脏，所以比左肾约低半个椎体。第12肋与竖脊肌的外侧缘相交的区域称为肾区(脊肋角)，在肾疾病时，叩击此区会引起疼痛。

(三) 剖面结构

肾实质分为肾皮质和肾髓质两部分。肾皮质 renal cortex 位于肾实质表层，肾髓质 renal medulla，位于肾皮质的深面，由15～20个肾锥体 renal pyramids 组成，2～3个肾锥体尖端合并成肾乳头，其顶端有乳头孔，相邻两肾锥体间伸入的皮质，称为肾柱。在肾乳头周围有漏斗样的肾小盏 minor renal calices 包绕，肾小盏收集由肾乳头体滴入的尿液，2～3个肾小盏汇合形成一个肾大盏 major renal calices，2～3个肾大盏汇成漏斗型的肾盂 renal pelvis。肾盂离开肾门，弯行向下，逐渐变细与输尿管相移行。肾窦 renal sinus 为与肾门相续的大腔，由肾实质所围成，其内容纳有肾大、小盏，肾盂，肾血管和脂肪组织等。

(四) 肾的被膜

除了覆盖于肾实质表面的肌织膜外，通常将肾的被膜由内向外分为三层，即纤维囊、脂肪囊和肾筋膜。

三、输尿管

(一) 起止

输尿管起于肾盂、止于膀胱。

(二) 分段

输尿管根据其走行可分为腹段、盆段和壁内段。

(三) 生理性狭窄

第一个狭窄（上狭窄）：位于与肾盂的连接处。

第二个狭窄（中狭窄）：位于小骨盆入口平面（跨过髂血管处）。

第三个狭窄（下狭窄）：位于在输尿管的壁内段。

四、膀胱

(一) 形态

空虚膀胱呈三棱锥体形，分为尖、底、体和颈四部分。

(二) 内部结构

在膀胱底内面，有一呈尖朝下的三角形区域，无论在膀胱充盈或空虚状态下，该部分始终保持平滑，称为膀胱三角 trigone of bladder。三角底边的两点为左、右输尿管口 ureteric orifice；两口之间的横行皱襞，即输尿管间襞 interureteric fold，膀胱镜检查时，该皱襞呈苍白色，是临床寻找输尿管口的标志；三角尖为尿道内口 internal orifice of urethra。

五、尿道

男性、女性尿道差异很大。女性尿道与男性

尿道相比，宽、短而直，且尿道外口开入阴道前庭，仅有排尿功能。男性尿道兼有排尿和排精功能，详见男性生殖系统。

六、尿液的产生及排出途径

尿液由肾皮质产生→肾锥体→肾乳头的乳头孔→肾小盏→肾大盏→肾盂→输尿管→输尿管口→膀胱→尿道内口→尿道→尿道外口→体外。

【强化训练题】

一、名词解释

1. trigone of bladder
2. renal pedicle
3. renal hilum
4. renal sinus
5. renal cortex

二、填空题

1. 肾的实质分为______和______，肾窦内有______、______、______、______和______等，肾的被膜自内向外有______、______和______。
2. 输尿管可分为______、______和______三部，其三个狭窄分别位于______、______和______。
3. 膀胱可分为______、______、______和______四部分。
4. 结石常在输尿管的______、______和______滞留。
5. 肾皮质伸入肾锥体之间的部分称为______。
6. 尿液由肾脏产生后通过______、______、______、______排出体外。
7. 肾脏可以分泌______、______和______调控机体的血压、红细胞生成和钙吸收。
8. ______呈三角形，尖指向______，称肾乳头，其顶端有乳头孔（肉眼不能见到），底朝向皮质。
9. 肾小盏收集由______滴入的尿液，2～3 个肾小盏合成一个______，2～3 个______汇成漏斗型的______。
10. 肾锥体尖端钝圆，突入肾小盏中，称______。
11. 肾脏正常位置的保持主要依赖于______。
12. 两输尿管口之间的横行黏膜皱襞称______。
13. 在成人，空虚的膀胱全部位于______内。
14. 贴附在肾实质表面薄而坚韧的膜称______。

三、是非题（选择题模式，两个答案，A：对；B：错）

（　　）1. 肾柱属于肾皮质。

（　　）2. 肾筋膜是封闭的囊状。

（　　）3. 肾表面有三层被膜，由外到内依次为纤维囊、脂肪囊和肾筋膜。

（　　）4. 男性尿道仅有排尿功能。

（　　）5. 女性尿道较男性尿道宽。

（　　）6. 输尿管可分为腹段、盆段和壁内段三部分。

（　　）7. 左侧输尿管手术时较右侧输尿管容易受损伤。

（　　）8. 性腺血管位于输尿管内侧。

（　　）9. 膀胱空虚时，可分为尖、底、体、颈四部分。

（　　）10. 膀胱三角区是膀胱肿瘤的好发部位。

四、选择题

A 型题

1. 关于肾脏的描述，错误的是
A. 一般男性肾脏较女性大
B. 左侧肾蒂比右侧肾蒂长
C. 小儿肾脏相对更大并且有较多突出的裂
D. 肾门向肾皮质内深陷的腔称肾窦
E. 肾小盏直接连于肾盂

2. 关于肾脏的描述，错误的是
A. 两侧肾脏长轴上端靠近脊柱，下端远离，呈“八”字形
B. 两侧肾脏内侧面相对，无向前旋转
C. 大多数人左肾高于右肾
D. 肾大盏汇入肾盂
E. 肾小盏汇入肾大盏

3. 关于肾的描述，错误的是
A. 左肾位置比右肾高
B. 肾内侧缘凹陷处即肾血管、肾盂、神经等出入部位称肾门
C. 肾剖面分为肾皮质和肾髓质
D. 肾表面有三层被膜
E. 肾柱属于肾髓质

4. 关于肾被膜的描述错误的是
A. 肾筋膜是肾被膜的最外层
B. 肾筋膜较致密，具有阻碍肿瘤扩散的作用
C. 肾筋膜的前后两层封闭形成一个囊
D. 肾被膜的中间层是脂肪囊
E. 肾纤维囊是肾被膜的最内层

5. 下列有关输尿管的描述，错误的是
A. 输尿管是节律蠕动的管状器官
B. 输尿管左右各一
C. 尿路结石容易嵌顿于输尿管的三个生理性狭窄处

D. 升结肠手术较乙状结肠手术更易损伤输尿管
E. 乙状结肠手术较升结肠手术容易损伤输尿管
6. 输尿管第三个狭窄位于
A. 小骨盆入口处　B. 肾盂末端
C. 膀胱壁内　D. 与子宫动脉交叉处
E. 跨过髂内、外动脉处
7. 关于膀胱的描述错误的是
A. 正常人的膀胱容量大约 1000ml
B. 膀胱充盈时可能其顶部高出耻骨
C. 新生儿膀胱的位置较成人高
D. 膀胱位于腹膜外
E. 膀胱可分为尖、底、体、颈四部分
8. 下列有关膀胱三角区的描述，错误的是
A. 膀胱三角区是膀胱肿瘤的好发部位
B. 双侧输尿管口和尿道内口构成了膀胱三角区
C. 在输尿管间襞上容易找到输尿管口
D. 输尿管口不位于膀胱三角区
E. 双侧输尿管开口参与构成膀胱三角
9. 下列有关尿道的描述，正确的是
A. 男性尿道长于女性尿道，约为女性尿道长度的 2 倍
B. 男性尿道仅仅是排尿的管道
C. 女性尿道具有排卵的作用
D. 女性尿道仅仅是排尿的管道
E. 女性尿道较男性尿道窄
10. 临床上称后尿道是指
A. 前列腺部　B. 膜部　C. 海绵体部
D. 前列腺部和膜部　E. 膜部和尿道球部
11. 下列有关输尿管的描述，正确的是
A. 开口于膀胱尖　B. 开口于膀胱体
C. 开口于膀胱颈　D. 开口于膀胱底
E. 起于肾门
12. 下列有关膀胱三角区的描述，错误的是
A. 输尿管开口于膀胱三角区
B. 是膀胱肿瘤的好发部位
C. 黏膜较其他部位敏感
D. 输尿管一般开口于三角区外侧
E. 尿道内口参与构成膀胱三角
13. 关于肾筋膜的描述，正确的是
A. 位于肾脏三层被膜的中间层
B. 该层被膜具有阻止肿瘤扩散的作用
C. 前后两层形成封闭的囊
D. 较肾纤维囊薄　E. 其内紧贴肾纤维囊
14. 有关输尿管的描述，正确的是
A. 与输精管有交叉
B. 从膀胱顶部汇入膀胱
C. 走行于腹膜内
D. 存在四个生理性狭窄
E. 输尿管壁内段较其他部位长
15. 有关输尿管的描述，正确的是
A. 左侧较右侧输尿管手术中易损伤
B. 左侧输尿管大多跨过髂外动脉前方
C. 右侧输尿管大多跨过髂总动脉前方
D. 输尿管不能蠕动
E. 输尿管汇入膀胱颈部

X 型题

16. 维持肾正常位置的结构包括
A. 纤维囊　B. 脂肪囊　C. 肾筋膜
D. 肾血管　E. 腹膜
17. 有关男性尿道的描述，正确的是
A. 前列腺部称前尿道　B. 膜部管径最窄
C. 海绵体部是尿道最长的部分
D. 耻骨下弯凹向后下方
E. 耻骨前弯可以人为改变
18. 输尿管的狭窄位于
A. 肾盂与输尿管移行处 B. 越过髂血管处
C. 穿膀胱壁内段　D. 膀胱壁外段
E. 肾大盏与输尿管移行处
19. 肾实质包括
A. 肾窦　B. 肾皮质　C. 肾锥体
D. 肾柱　E. 纤维囊
20. 有关膀胱三角的描述，正确的是
A. 此处无黏膜组织　B. 此处无黏膜下组织
C. 是结核好发部位　D. 表面较光滑
E. 在用膀胱镜观察时可见到输尿管间襞
21. 左肾前面的器官包括
A. 肝　B. 胰　C. 十二指肠
D. 脾　E. 胃
22. 右肾前面的器官包括
A. 肝　B. 十二指肠　C. 脾
D. 升结肠　E. 胃
23. 有关尿道的描述，错误的是
A. 男性尿道长于女性尿道，约为女性尿道长度的 2 倍
B. 男性尿道仅仅是排尿的管道
C. 女性尿道具有排卵的作用
D. 女性尿道仅仅是排尿的管道
E. 女性尿道较男性尿道宽
24. 肾脏可以分泌
A. 促红细胞生成素　B. 肾素
C. 1，25-二羟维生素 D　D. 维生素 D
E. 肾上腺素
25. 关于肾脏的描述，正确的是
A. 肾脏长 8～14cm，宽 5～7cm，厚 3～4cm。

B. 男性肾脏略小于女性肾脏
C. 左侧肾脏较右侧肾脏位置高
D. 肾脏有三层被膜
E. 肾实质可分为皮质、髓质和肾盂

五、简答题

1. 简述肾、肾区的位置。
2. 在肾的冠状切面上可见到哪些结构?
3. 试述尿液的产生及排出途径。
4. 试述输尿管的分段和狭窄。
5. 肾脏从内到外有哪几层被膜?
6. 简述膀胱三角的位置、构成、结构特点及临床意义。

【参考答案】

一、名词解释

1. trigone of bladder：膀胱三角。为膀胱底内面两输尿管口和尿道内口连线之间的三角形区域，该三角并无黏膜下组织，因此无论膀胱充盈或空虚时均无黏膜皱襞，是膀胱结核、肿瘤好发部位。
2. rend pedicle：肾蒂。出入肾门的血管、淋巴管、神经、肾盂等结构被结缔组织包绕称肾蒂。
3. renal hilum：肾门。为肾内侧缘中部呈四边形的凹陷，是肾的血管、淋巴管、神经和肾盂出入的部位。
4. renal sinus：肾窦。肾门向肾内凹陷形成的腔称肾窦，窦内容纳有肾血管、肾小盏、肾大盏、肾盂和脂肪等。
5. renal cortex：肾皮质。位于肾实质表层，富含血管，新鲜时呈红褐色，表面可见密布的细小颗粒。

二、填空题

1. 肾皮质　肾髓质　肾小盏　肾大盏　肾盂　肾血管　神经淋巴管　纤维囊　脂肪囊　肾筋膜
2. 腹部　盆部　壁内部　与肾盂移行处（起始部）　跨过髂血管处　穿膀胱壁处（输尿管的壁内部）
3. 膀胱尖　膀胱体　膀胱底　膀胱颈
4. 与肾盂移行处（起始部）　跨过髂血管处　穿膀胱壁处（输尿管的壁内部）
5. 肾柱
6. 肾盂　输尿管　膀胱（储存、排尿）　尿道
7. 肾素　促红细胞生成素　1，25-二羟维生素 D
8. 肾锥体　肾窦
9. 肾乳头　肾大盏　肾大盏　肾盂
10. 肾乳头
11. 肾筋膜和肾血管等
12. 输尿管间襞
13. 盆腔
14. 肾纤维囊

三、是非题

1. A　2. B　3. B　4. B　5. A　6. A　7. A　8. B　9. A　10. A

四、选择题

A 型题

1. E　2. B　3. E　4. C　5. D　6. C　7. A　8. D　9. D　10. D　11. D　12. D　13. B　14. A　15. A

X 型题

16. BCD　17. CE　18. ABC　19. BCD　20. BCDE　21. BDE　22. ABD　23. ABC　24. ABC　25. ACD

五、简答题

1. 肾位于腹腔后上部，脊柱两旁，紧贴腹后壁，在腹膜的后方，右肾比左肾略低。左肾上端平第 11 胸椎下缘，下端平第 2～3 腰椎下缘；右肾上端平第 12 胸椎，下端平第 3 腰椎。肾门约平第 1 腰椎体。临床上将竖脊肌外侧缘与第 12 肋之间的夹角部分称为肾区。
2. 肾皮质、肾柱、肾髓质、肾锥体、肾乳头、乳头孔、肾大盏、肾小盏、肾动脉及其分支，肾静脉及其属支，神经、淋巴管和脂肪等。
3. 尿液由肾皮质产生→肾锥体→肾乳头的乳头孔→肾小盏→肾大盏→肾盂→输尿管→输尿管口→膀胱→尿道内口→尿道→尿道外口→体外。
4. 输尿管分为腹部、盆部和壁内部三部分。第一个狭窄位于输尿管和肾盂移行处，第二个狭窄在跨越髂血管处，第三个狭窄位于壁内部。
5. 肾脏从内到外有肾纤维囊、肾脂肪囊和肾筋膜三层被膜。
6. 膀胱三角位于膀胱底内面，由双侧输尿管口和尿道内口的连线围成。上界是输尿管间襞，两下界是左右输尿管口和尿道内口间的连线，下角是尿道内口。结构特点：在双侧输尿管口之间有输尿管间襞，为寻找输尿管口的标志；膀胱三角无黏膜下组织及黏膜皱襞，黏膜表面光滑。临床意义：该三角是结核和膀胱肿瘤的好发部位。

（高　飞）

第五章　生殖系统组成概况

生殖系统的主要功能是繁衍后代和形成并维持第二性征。男性生殖系统和女性生殖系统均包括内生殖器和外生殖器两个部分（表 5-1）。内生殖器由生殖腺、生殖管道和附属性腺组成，外生殖器为两性交接的器官。

表 5-1　生殖系统概况

生殖器		男性	女性
内生殖器	生殖腺	睾丸	卵巢
	生殖管道	附睾、输精管、射精管、男性尿道	输卵管、子宫、阴道
	附属性腺	精囊腺、前列腺、尿道球腺	前庭大腺
外生殖器		阴囊、阴茎	女阴

第一节　男性生殖系统

【目 的 要 求】

1. 掌握　①掌握男性生殖系统的组成和功能。②掌握睾丸的位置和形态结构；输精管的分段及各段的走行；射精管的形成及开口部位；精索的形态结构特点及走行。③掌握阴茎的形态与结构。④掌握男性尿道的分部、各部形态结构特点；男性尿道的三个狭窄、三处扩大和两个弯曲的位置及临床意义。

2. 熟悉　①熟悉附睾的形态结构；精囊及尿道球腺的位置与形态结构特点。②熟悉前列腺的位置、形态、分叶及毗邻。

3. 了解　①了解海绵体的构造与阴茎包皮的特点和临床意义。②了解阴囊的形态结构。

【教学重点、难点】

1. 男性生殖器的组成。
2. 睾丸的形态与结构特点。
3. 输精管的形态特征、分部和行程。
4. 男性尿道的分部、各部形态与结构特点及男性尿道的三个狭窄、三处扩大和两个弯曲。

【教 材 精 要】

男性生殖系统
- 内生殖器
  - 生殖腺:睾丸
  - 输精管道:附睾、输精管、射精管、男性尿道
  - 附属腺:精囊腺、前列腺、尿道球腺
- 外生殖器:阴茎、阴囊

一、睾丸

睾丸 testis 为男性生殖腺，是产生精子和分泌男性激素的器官。

（一）位置

睾丸位于阴囊内，左右各一。

（二）形态

睾丸呈微扁的椭圆体，表面光滑，分上、下两端，前、后两缘和内、外两面。上端有附睾头附着，下端游离；前缘游离，后缘有血管、神经和淋巴管出入，并有附睾和输精管的睾丸部附着；内侧面较平坦，贴近阴囊隔，外侧面较隆突，与阴囊壁相贴。

（三）结构

睾丸表面坚韧的纤维膜称白膜，白膜在睾丸后缘增厚并突入睾丸内形成睾丸纵隔 mediastinum testis，从睾丸纵隔发出许多睾丸小隔，呈扇形伸入睾丸实质，将其分为 100～200 个睾丸小叶，每个睾丸小叶内有 2～4 条精曲小管，其上皮可产生精子，精曲小管之间结缔组织内有间质细胞，可分泌男性激素。精曲小管汇合形成精直小管，进入睾丸纵隔后交织成睾丸网。从睾丸网发出 15～20 条睾丸输出小管，出睾丸后缘的上部进入附睾。

（四）功能

产生精子和分泌男性激素。

二、输精管道

（一）附睾

附睾 epididymis 呈新月形，贴附于睾丸上端和后缘，分为头、体和尾三部分。附睾为暂时储

存精子的器官，并分泌附睾液为精子提供营养，促进精子进一步成熟。附睾是结核的好发部位。在附睾体与睾丸外侧面之间，睾丸鞘膜向内突入形成的腔隙称附睾窦 epididymis sinus。

（二）输精管与射精管

1. 输精管 ductus deferens 为附睾管的直接延续，长度约 50cm。依其行程可分为四部。

（1）睾丸部：起于附睾尾，沿睾丸后缘上行至睾丸上端。

（2）精索部：位于睾丸上端与腹股沟管皮下环之间，在精索内走行在其他结构的后内侧。因此段位于皮下，故又称皮下部，易经皮肤扪及，为输精管结扎的最佳部位。

（3）腹股沟管部：位于腹股沟管精索内。

（4）盆部：此段最长，经腹环出腹股沟管后，弯向内下，沿盆腔侧壁行向后下方，经输尿管末端的前方转至膀胱底的后面，两侧输精管逐渐靠近，并膨大形成输精管壶腹 ampulla ductus deferentis。

2. 射精管 ejaculatory duct 输精管末端变细，与精囊腺的排泄管汇合形成射精管。

精索 spermatic cord 起于腹股沟管的腹环，穿经腹股沟管，出皮下环延至睾丸上端的圆索状结构。精索内主要有输精管、睾丸动脉及蔓状静脉丛，输精管的血管、神经、淋巴管和腹膜鞘突的残余等。精索表面有三层被膜，由内向外分别是精索内筋膜、提睾肌和精索外筋膜。

三、附属腺体

（一）精囊

精囊 seminal vesicle 又称精囊腺，左右各一，为椭圆形囊状器官，表面凹凸不平，位于膀胱底后方，输精管壶腹的下外侧，其排泄管与输精管壶腹的末端汇合形成射精管。精囊腺产生的分泌物参与精液的组成。

（二）前列腺

前列腺 prostate 为不成对的实质器官，形如栗子，位于膀胱与尿生殖膈之间，可分为前列腺底、前列腺尖和前列腺体，体后面中间有一纵行浅沟，称前列腺沟，直肠指诊时可触及此沟。当前列腺肥大时，此沟变浅或消失。男性尿道穿经前列腺，当前列腺肥大时，常压迫尿道导致排尿困难甚至尿潴留。前列腺分泌物是精液的主要组成部分。

（三）尿道球腺

尿道球腺 bulbourethral gland 为一对豌豆大小的球形腺，位于会阴深横肌内，其排泄管开口于尿道球部。尿道球腺的分泌物参与精液的组成。

精液由输精管各部及附属性腺，特别是前列腺和精囊腺的分泌物组成，内含精子，呈乳白色，弱碱性，适于精子的生存和活动。正常成年男性一次射精 2～5ml，含精子 3 亿～5 亿个。

四、男性外生殖器

（一）阴茎

阴茎 penis 为男性性交器官，分为头、体、根三部分。阴茎前端膨大称阴茎头，尖端有尿道外口，阴茎头后较细的部分称阴茎颈。后端为阴茎根，固定于耻骨下支和坐骨支。头与根之间为阴茎体，呈圆柱状，以韧带悬于耻骨联合前下方。

阴茎由 2 条阴茎海绵体和 1 条尿道海绵体组成。阴茎海绵体位于阴茎背侧，左右各一。尿道海绵体位于阴茎海绵体腹侧，内有男性尿道通过。前端膨大，称阴茎头，后端膨大，称尿道球。

阴茎皮肤薄而柔软，富有延展性，在阴茎颈的前方，阴茎皮肤形成双层游离环形皱襞，包绕阴茎头，称阴茎包皮。阴茎头的腹侧中线处有一皮肤皱襞，称包皮系带。幼儿包皮较长，包绕整个阴茎头，随着年龄增长，包皮逐渐向后退缩，包皮口逐渐增大，阴茎头显露。如果成年后，阴茎头仍被包皮包覆或包皮口过小，包皮不能退缩显露阴茎头时，则称为包皮过长或包茎。这种情况会导致污物易存留在包皮腔内引发感染，也成为诱发阴茎癌的重要因素。因此，应行包皮环切术。手术时注意避免损伤包皮系带，以免术后影响阴茎正常勃起。

（二）阴囊

阴囊 scrotum 为位于阴茎后下方的囊袋状结构。阴囊壁由皮肤和肉膜构成，阴囊深面有包被睾丸和精索的被膜，阴囊由外向内由皮肤、肉膜、精索外筋膜、提睾肌和精索内筋膜组成。

睾丸鞘膜来自腹膜，分壁层和脏层，壁层紧贴精索内筋膜内面，脏腹膜包被睾丸和附睾表面，脏、壁两层在睾丸后缘处返折移行，两者之间的腔隙称睾丸鞘膜腔 vaginal cavity of testis，内有少量浆液。若腹膜鞘突上部闭锁不全或鞘膜腔感染发炎时，可引起鞘膜腔积液。

五、男性尿道

男性尿道 male urethra 具有排尿和排精的功能。起于膀胱的尿道内口，止于阴茎头的尿道外口，成人长 16～22cm，管径为 5～7mm。

（一）分部

男性尿道可分为前列腺部、膜部和海绵体部。

临床上常将尿道前列腺部和膜部称为后尿道，海绵体部称为前尿道。

（二）男性尿道的特点

1. 三部　为前列腺部、膜部和海绵体部。

2. 三个狭窄　为尿道内口、尿道膜部和尿道外口，尿道外口最窄。

3. 三个膨大　为尿道前列腺部、尿道球部和尿道舟状窝。

4. 两个口　为尿道内口和尿道外口。

5. 两个弯曲　为耻骨下弯和耻骨前弯。耻骨下弯凹向上，位于耻骨下方 2cm 处，为恒定的弯曲；耻骨前弯凹向下，位于耻骨联合前下方阴茎根和阴茎体之间，将阴茎拉向腹壁或阴茎勃起时，此弯曲可变直消失。

第二节　女性生殖系统

【目 的 要 求】

1. 掌握　①掌握女性生殖器的组成和功能。②掌握卵巢的位置、形态及固定装置。③掌握输卵管的位置、分部和各部的形态结构。④掌握子宫的形态、分部、位置与固定装置。⑤掌握阴道的形态与阴道穹的位置、毗邻及临床意义。

2. 熟悉　①熟悉阴道前庭内阴道口与尿道外口的位置。②熟悉外生殖器的形态结构。

3. 了解　①了解卵巢的年龄变化。②了解未产妇和经产妇子宫的变化。

【教学重点、难点】

1. 女性生殖器的组成。
2. 卵巢的形态、位置及固定装置。
3. 输卵管分部、结扎部位。
4. 子宫的形态、分部、位置与固定装置的组成及功能。
5. 阴道穹的位置、毗邻。

【教 材 精 要】

一、卵巢

卵巢 ovary 为女性生殖腺，是产生卵子和女性激素的器官，左右各一。幼女的卵巢较小，表面光滑，成年后，因多次排卵，卵巢表面出现瘢痕，显得凹凸不平，35～40 岁卵巢开始萎缩。

女性生殖系统
- 内生殖器
  - 生殖腺:卵巢
  - 输送管道:输卵管、子宫、阴道
  - 附属腺:前庭大腺
- 外生殖器:女阴

（一）位置

卵巢位于盆腔侧壁，髂内、外动脉之间的卵巢窝内。

（二）形态

卵巢呈扁卵圆形，有上、下两端，前、后两缘和内、外两面。上端又称输卵管端，与输卵管相邻，借卵巢悬韧带连于盆腔上口，内有卵巢的血管、神经和淋巴管等。下端又称子宫端，借卵巢固有韧带连于子宫底的两侧。前缘又称系膜缘，借卵巢系膜连于子宫阔韧带，后缘游离。内侧面朝向盆腔，外侧面贴靠盆腔侧壁。

（三）固定装置

1. 卵巢悬韧带 suspensory ligament of ovary　又称骨盆漏斗韧带，由进出卵巢的神经、血管包被腹膜形成，将卵巢上端固定于盆腔侧壁。是寻找卵巢血管的标志。

2. 卵巢固有韧带　又称卵巢子宫索，将卵巢下端连于子宫底。

3. 子宫阔韧带　子宫阔韧带的后层覆盖卵巢和卵巢固有韧带，也对卵巢有固定作用。

（四）功能

卵巢具有产生成熟的卵子和分泌女性激素的功能。

二、输卵管

输卵管 uterine tube 位于子宫底的两侧，子宫阔韧带的上缘内，长 10～12cm，为输送卵子的肌性管道，外侧端以输卵管腹腔口开口于腹膜腔，内侧端以输卵管子宫口开口于子宫腔。

（一）分部

输卵管由外侧向内侧可分为四部：漏斗部、壶腹部、峡部和子宫部。

1. 输卵管漏斗　为外侧端漏斗状膨大部分，有许多指状突起，称输卵管伞，漏斗末端的中央有输卵管腹腔口开口于腹膜腔，排出的卵子由此进入输卵管。

2. 输卵管壶腹 ampulla of uterine tube　为

向内侧移行的膨大部分，约占全长的 2/3，粗而弯曲，血管丰富，是卵子的受精部位，若受精卵未迁移入子宫而在输卵管或腹膜腔内发育则称异位妊娠。

3. 输卵管峡 为接近子宫外侧角的一段，短直而狭窄，输卵管结扎术常在此部位进行。

4. 输卵管子宫部 为穿过子宫壁的一段，直径最细，以输卵管子宫口开口于子宫腔。

（二）功能

1. 拾取并输送成熟卵细胞。
2. 提供受精的场所。
3. 输送受精卵和胚泡。

三、子宫

子宫 uterus 为一中空的肌性器官，是孕育胎儿的场所。

（一）形态

成年未产妇的子宫呈倒置的梨形，从上至下分为子宫底、子宫体和子宫颈三部分。子宫与输卵管相接的部位称子宫角。

1. 子宫底 两侧输卵管子宫口连线以上的部分，宽而圆凸。

2. 子宫颈 子宫体以下的圆柱状结构，为肿瘤的好发部位。子宫颈的下端突入阴道内的部分，称子宫颈阴道部。子宫颈在阴道以上的部分，称子宫颈阴道上部。子宫颈与子宫体移行的狭细部分称子宫峡 isthmus of uterus，非妊娠时长约 1cm，妊娠期逐渐拉长，妊娠末期可达 7～11cm，产科常在此处行剖宫术，可避免进入腹膜腔，减少感染的机会。

3. 子宫体 子宫底与子宫颈之间的部分为子宫体。

子宫的内腔分上、下两部，上部在子宫体内，称子宫腔；下部在子宫颈内，称子宫颈管。子宫颈管向上接子宫腔，下口通阴道，称子宫口，未产妇呈圆形，经产妇呈横裂状。

（二）位置

子宫位于盆腔中央，前邻膀胱，后邻直肠，下端接阴道。两侧为输卵管和卵巢（临床上统称附件）。子宫颈下端不低于坐骨棘水平，非妊娠时，子宫底位于小骨盆入口平面以下，朝向前上方。膀胱空虚时，成人子宫呈轻度前倾前屈位。子宫前倾位 anteversion of uterus 指整个子宫的长轴与阴道长轴之间形成的向前开放的钝角，稍大于 90°，向前倾斜。子宫前屈位 anteflexion of uterus 指子宫体与子宫颈之间形成向前开放的钝角，约为 170°。

（三）固定装置

子宫借韧带、阴道、尿生殖膈和盆底肌等结构保持其正常位置。

1. 阴道、尿生殖膈和盆底肌的承托。
2. 子宫周围韧带的牵拉

（1）子宫阔韧带：位于子宫两侧，由子宫前、后面的腹膜自子宫侧缘向两侧延伸至盆侧壁和盆底的双层腹膜构成，限制子宫向侧方移位。其游离的上缘包裹输卵管，前叶覆盖子宫圆韧带，后叶覆盖卵巢和卵巢固有韧带。依其附着部位，子宫阔韧带可分卵巢系膜、输卵管系膜和子宫系膜三部分。

（2）子宫圆韧带：起于子宫体前面的上外侧，子宫角的下方，在阔韧带前叶的覆盖下向前外侧弯行，经腹环进入腹股沟管，出皮下环后分散止于阴阜和大阴唇皮下。其作用为维持子宫前倾位。

（3）子宫主韧带：位于子宫阔韧带的基部，从子宫颈两侧延展至盆腔侧壁。其作用为维持子宫颈正常位置，防止子宫下垂。

（4）子宫骶韧带：从子宫颈后面的上外侧向后弯行，绕经直肠的两侧，止于第 2～3 骶椎前面的筋膜，表面覆以直肠子宫襞。其作用为牵引子宫颈向后上方，与子宫圆韧带一起维持子宫的前屈位。

若子宫口低于坐骨棘平面甚至脱出阴道，则称为子宫脱垂。

（四）功能

孕育胎儿。

四、阴道

阴道 vagina 为连接子宫和女阴的肌性管道，前后略扁，是女性的交接器官及排出月经和娩出胎儿的通道。阴道口开口于阴道前庭，位于尿道口的后方。处女的阴道口周围有处女膜附着。

阴道穹 fornix of vagina 是指阴道上端包绕子宫颈阴道部，两者之间形成的环形凹陷，分为前、后、左和右四部分，以阴道后穹最深，它与直肠子宫陷凹之间仅隔阴道后壁和腹膜，临床常在此处行诊断性穿刺和引流直肠子宫陷凹内的积液或积血。

五、前庭大腺

前庭大腺又称 Bartholin 腺，分泌物具有润滑阴道口的作用。

六、女性外生殖器

略

【强化训练题】

一、名词解释

1. ampulla ductus deferentis
2. mediastinum testis
3. spermatic cord
4. epididymis sinus
5. ejaculatory duct
6. vaginal cavity of testis
7. anteversion of uterus
8. anteflexion of uterus
9. suspensory ligament of ovary
10. isthmus of uterus
11. fornix of vagina
12. ampulla of uterine tube

二、填空题

1. 男性内生殖器包括______、______和______，外生殖器有______和______。
2. 精索内的结构有______、______、______、______、______及______。
3. 男性的附属腺有______、______、______，其中______有尿道穿过。
4. 输精管分______、______、______和______四部分，结扎部位在______。
5. 阴囊的浅筋膜又称______筋膜，由______代替，可随外界温度的变化而______或______，从而调整______内的温度，有利于______的发育成熟。
6. 白膜从睾丸后缘深入睾丸实质形成______，将睾丸实质分割成100～200个______，每个______内含有2～4条______，是______发生的部位。
7. 精索外筋膜、提睾肌、精索内筋膜分别是由______、______和______延续而来的。
8. 射精管由______和______汇合而成，斜穿______的实质，开口于的______部。
9. 附睾可分为______、______和______三部分；精索的被膜自外向内为______、______和______；睾丸除覆盖上述被膜外，还有由腹膜形成的______，它又分为______和______两层。
10. 前列腺位于______与______之间，前方为______，后方为______，前列腺底与______、______和______相邻。
11. 阴茎的结构主要是由并列其背侧的两条______和腹侧的一条______构成的，它们外面共同包有______和______。
12. 尿道海绵体的前端和后端都膨大，分别称为______和______，有______贯穿其全长。
13. 男性尿道可区分为______、______和______三部分，其中前尿道是______，最宽的部分是______；三个狭窄分别位于______、______和______；三个膨大分别位于______、______和______，两个弯曲是______和______，其中可以改变的弯曲是______。
14. 睾丸位于______内，由睾丸鞘膜的______和______被覆，两者之间的间隙为______。
15. 给男性患者做直肠指诊时可以触摸到的结构有______、______和______。
16. 前列腺分为______、______、______和两个______共五叶；从外形上又可分为______、______和______三部分。
17. 卵巢位于______内，其上端借______固定于______，下端则借______连于______。
18. 卵巢的固定装置有______、______、______。
19. 输卵管由外向内依次为______、______、______和______，其两口分别称______与______，异位妊娠常发生在______。临床上进行输卵管结扎的部位常在______。
20. 与子宫体上部外侧相连的结构有______、______和______；子宫体下端连于______，子宫底通常不超出______入口的平面。
21. 阴道前庭是指两侧______之间的裂隙，其内有______、______和______的开口。
22. 阴道上端围绕子宫颈阴道部之间的环状凹陷称为______，此结构又可分为______、______和______部，其中______最深，它与______紧临，是临床上常进行______的部位。
23. 维持子宫正常位置的韧带有______、______、______和______。

三、是非题（选择题模式，两个答案，A：对；B：错）

（　　）1. 睾丸产生的精子和男性激素通过附睾、输精管和射精管，最后经男性尿道排出。

（　　）2. 男性输精管结扎术常在腹股沟管部进行。

（　　）3. 通过耻骨联合上方可触及前列腺和精囊腺。

（　　）4. 女性做绝育手术时，输卵管结扎部位在峡部。

（　　）5. 输卵管的内侧端开口于子宫，外侧端开口于卵巢。

( ) 6. 阴道后穹是女性腹膜腔的最低点。

( ) 7. 男性尿道耻骨下弯位于耻骨联合下方2cm处，将阴茎向上提起时，此弯曲可变直而消失。

( ) 8. 卵巢产生的卵子直接排入输卵管。

( ) 9. 精索全程表面覆盖三层被膜，由外向内依次为：精索外筋膜、提睾肌和精索内筋膜。

( ) 10. 女性异位妊娠（输卵管妊娠）易发生部位为输卵管壶腹部。

( ) 11. 子宫圆韧带的主要作用是维持子宫前屈位。

( ) 12. 行包皮环切术时，应注意勿伤及包皮系带，以免术后影响阴茎的正常勃起。

四、选择题

A 型题

1. 输精管壶腹位于
A. 睾丸部 B. 精索部 C. 腹股沟管部
D. 盆部 E. 射精管起始部

2. 下列关于精索的描述，不正确的是
A. 由睾丸上端延至腹股沟管腹环
B. 皮下不易触摸到精索
C. 主要成分为输精管、睾丸动脉和蔓状静脉丛
D. 表面包有三层被膜，由外向内为精索外筋膜、提睾肌和精索内筋膜
E. 为一对柔软的圆索状结构

3. 行输精管结扎术时，常用的部位是
A. 睾丸部 B. 皮下精索部
C. 腹股沟管部 D. 盆部 E. 壶腹部

4. 以下关于输精管的描述，正确的是
A. 全长可分三部分 B. 腹股沟部最短
C. 盆部最长 D. 开口于尿道前列腺部
E. 输精管结扎术常在睾丸部进行

5. 男性尿道的特点，正确的描述是
A. 有三个弯曲 B. 有二个狭窄
C. 膜部最宽 D. 尿道前列腺部有射精管开口
E. 耻骨前弯恒定不变

6. 关于射精管，说法正确的是
A. 位于膀胱上面
B. 由前列腺排泄管和精囊腺排泄管汇合而成
C. 开口于前列腺两侧
D. 开口于尿道膜部
E. 开口于尿道前列腺部

7. 前列腺的位置与毗邻描述正确的是
A. 位于膀胱和尿生殖膈之间
B. 前面距耻骨联合后面约 2cm，两者间有阴部静脉丛
C. 后面与直肠毗邻，活体通过直肠指诊可触及
D. 底与输精管壶腹、精囊腺相邻
E. 以上均正确

8. 关于附睾，正确的是
A. 分头、体、颈和尾四部分
B. 附睾头由精直小管构成
C. 附睾体和附睾尾由附睾管构成
D. 紧贴睾丸的上端和前缘
E. 附睾尾移行为精索

9. 输精管道不包括
A. 尿道 B. 精囊腺排泄管 C. 附睾
D. 输精管 E. 射精管

10. 射精管开口于
A. 膀胱颈 B. 尿道膜部 C. 尿道前列腺部
D. 尿道海绵体部 E. 尿道球部

11. 男性尿道最狭窄处为
A. 尿道内口 B. 尿道外口 C. 前列腺部
D. 膜部 E. 尿道球部

12. 睾丸和精索的被膜描述正确的是
A. 精索外筋膜是腹部深筋膜的直接延缓
B. 精索内筋膜为腹横肌腱膜和腹内斜肌腱膜的延续
C. 提睾肌为腹外斜肌的直接延续
D. 睾丸鞘膜只包被睾丸
E. 睾丸鞘膜由胚胎时期的腹膜鞘突发育而来

13. 临床上的后尿道是指
A. 前列腺部 B. 膜部 C. 海绵体部
D. 膜部和尿道球部 E. 前列腺部和膜部

14. 关于睾丸的描述，正确的是
A. 白膜伸入睾丸实质内形成睾丸网
B. 睾丸的精曲小管只有产生精子的功能
C. 由睾丸纵隔发出睾丸输出小管
D. 睾丸前缘有血管、神经出入
E. 精直小管由精曲小管汇合而成

15. 以下关于男性尿道的弯曲的描述，不正确的是
A. 耻骨前弯由尿道膜部和尿道海绵体部构成
B. 耻骨前弯是阴茎根与体之间的弯曲
C. 耻骨前弯位于耻骨联合的前下方，凹向下
D. 向上提阴茎时，耻骨前弯可变直
E. 耻骨下弯位于耻骨联合的下方，凹向上

16. 关于阴茎的说法，以下正确的是
A. 可分为头、体、颈、根四部分
B. 由两个尿道海绵体和一个阴茎海绵体构成
C. 尿道海绵体后端的膨大为尿道球部
D. 在阴茎头背侧中线上，包皮与尿道外口之间

有包皮系带
E. 阴茎海绵体部后端左右分开附着于耻骨弓
17. 卵巢的固定装置中不包含
A. 卵巢悬韧带 B. 卵巢系膜
C. 卵巢圆韧带 D. 卵巢动、静脉
E. 卵巢固有韧带
18. 关于子宫的描述，错误的是
A. 部分淋巴管沿子宫圆韧带注入腹股沟浅淋巴结
B. 阴道上端包绕子宫颈，两者间围成阴道穹
C. 直肠子宫陷凹是女性腹膜腔最低处
D. 子宫圆韧带起于子宫颈后外侧
E. 成年女子的正常子宫位于盆腔中央，呈前倾前屈位
19. 异位妊娠（输卵管妊娠）易发生部位为
A. 输卵管漏斗 B. 输卵管壶腹部
C. 输卵管子宫部 D. 输卵管峡部
E. 腹膜腔内
20. 维持子宫正常位置，防止子宫颈向下脱垂的韧带主要是
A. 子宫阔韧带 B. 子宫主韧带
C. 子宫圆韧带 D. 骶子宫韧带 E. 以上都是
21. 关于卵巢的说法，正确的是
A. 前缘游离，后缘附有系膜
B. 后缘中央有一裂隙称卵巢门
C. 性成熟期卵巢最大 D. 内侧端连子宫
E. 外侧端连输卵管
22. 关于输卵管的描述，正确的是
A. 可分为漏斗部、伞部、壶腹部、峡部和子宫部
B. 位于子宫阔韧带下缘
C. 外端扩大的部分为输卵管漏斗部
D. 输卵管最内侧端为峡部
E. 输卵管峡部为卵子受精的部位
23. 卵子受精的部位一般在
A. 漏斗部 B. 壶腹部 C. 峡部
D. 子宫部 E. 以上均可以
24. 关于子宫的描述正确的是
A. 可分为子宫底、体、颈和管四部分
B. 子宫颈是癌肿的好发部位
C. 前倾是指子宫体与子宫颈之间的弯曲
D. 子宫体和底之间的狭窄部分称为子宫峡
E. 子宫底位于小骨盆入口平面以上
25. 子宫前倾是指
A. 子宫和阴道之间形成开口向前的近似 90°
B. 子宫和阴道之间形成开口向前的钝角
C. 子宫体、子宫颈之间形成开口向前的角
D. 子宫体与子宫颈形成的开口向前 100°～130°
E. 子宫底和子宫体之间形成开口向前的倾角
26. 以下关于卵巢的说法，正确的是
A. 为腹膜间位器官
B. 经卵巢系膜连于盆后壁 C. 与输卵管相通
D. 有内分泌功能 E. 以上全对
27. 女性尿道的描述，正确的是
A. 位于阴道下半部的后面 B. 长 8～10cm
C. 尿道下端有尿道阴道括约肌环绕，不受意志支配
D. 较男性尿道短而宽，且较直，不易患逆行性尿路感染
E. 尿道旁腺感染时，可形成囊肿而致尿路阻塞
28. 关于卵巢的描述，正确的是
A. 位于左、右髂总动脉的夹角处
B. 位于髂内血管与输尿管之间
C. 后缘中部有卵巢门
D. 是腹膜外位器官
E. 产生卵子和分泌激素
29. 以下不位于子宫阔韧带内的结构是
A. 子宫圆韧带 B. 卵巢 C. 子宫主韧带
D. 输卵管 E. 卵巢固有韧带
30. 关于男性生殖器的描述，正确的是
A. 尿道球腺位于尿道球内
B. 精囊是储存精子的部位
C. 睾丸和附睾均为生殖腺
D. 前列腺内有尿道穿过
E. 输精管末端开口于尿道

X 型题

31. 有关附睾的结构与功能的描述，正确的是
A. 呈新月形，位于睾丸上端和后缘处，略偏外侧
B. 具有储存精子，促进精子进一步成熟的功能
C. 分成附睾头、体和尾三部分
D. 附睾头由睾丸输出小管和部分附睾管盘曲而成
E. 为生殖系统结核的好发部位
32. 有关睾丸的结构与功能的描述，正确的是
A. 在胚胎初期，发生于腹膜后隙，随着生长发育下降入阴囊
B. 后缘为系膜缘，有血管、神经和淋巴管出入
C. 男性激素为精曲小管间的间质细胞所分泌
D. 老年人睾丸随性功能减退而逐渐萎缩
E. 精子为精曲小管上皮细胞产生
33. 男性尿道穿过的结构有
A. 精囊腺 B. 前列腺 C. 尿生殖膈
D. 阴茎海绵体 E. 尿道海绵体

34. 男性内生殖器包括
A. 睾丸 B. 附睾 C. 阴茎海绵体
D. 输精管 E. 前列腺
35. 精索的被膜包括
A. 精索外筋膜 B. 提睾肌 C. 精索内筋膜
D. 睾丸鞘膜壁层 E. 睾丸鞘膜脏层
36. 关于输精管的描述，正确的是
A. 分为睾丸部、精索部、腹股沟部、盆部和壶腹部
B. 越过输尿管末端的前方至其外侧
C. 直接开口于尿道前列腺部
D. 输精管壶腹位于精囊腺的内侧
E. 是附睾管的延续
37. 关于前列腺的叙述，正确的是
A. 分五叶，若中叶肥大，可压迫尿道致排尿困难
B. 其分泌物为乳白色液体，是精液的主要成分
C. 底部毗邻膀胱颈、精囊腺及输精管壶腹
D. 后面平坦，在正中线上有一纵行浅沟称前列腺沟
E. 为成对的实质性器官
38. 有关输精管的结构描述，正确的是
A. 输精管由附睾管延续而来，可依次分为睾丸部、精索部、腹股沟管部和盆部
B. 输精管壶腹末端变细与精囊腺的排泄管汇合成射精管
C. 临床输精管结扎常选择在精索部
D. 输精管睾丸部位于阴囊内、睾丸的后缘，沿附睾内侧上行
E. 盆部最长，经输尿管末端的后下方至膀胱底的后面，移行为输精管壶腹
39. 男性尿道的特点是
A. 全程可分为前列腺部、膜部、球部和海绵体部
B. 临床上将前列腺部、膜部称后尿道，海绵体部为前尿道
C. 尿道内口、尿道外口及尿道膜部为男性尿道的三个狭窄部位
D. 前列腺部、尿道球部及舟状窝为三个膨大部位
E. 兼有排尿和排精双重功能
40. 睾丸和精索的被膜描述正确的是
A. 精索外筋膜由腹外斜肌腱膜形成
B. 精索内筋膜由腹横筋膜形成
C. 提睾肌是腹直肌的直接延续
D. 睾丸鞘膜由胚胎时期的腹膜鞘突发育而成
E. 鞘膜腔位于精索内筋膜和睾丸鞘膜之间
41. 关于阴茎的描述，正确的是
A. 分头、体、根三部分
B. 头和体之间为阴茎颈
C. 阴茎海绵体后端左、右分开，附着于耻骨弓
D. 包皮环切术时损伤包皮系带，可影响阴茎的正常勃起功能
E. 阴茎头由阴茎海绵体和尿道海绵体构成
42. 男性生殖器的附属腺主要有
A. 前庭大腺 B. 精囊腺 C. 肾上腺
D. 尿道球腺 E. 前列腺
43. 关于男性尿道，正确的是
A. 前列腺部和膜部称前尿道
B. 海绵体部是尿道最长的部分
C. 膜部管径最细
D. 耻骨前弯可以人为改变
E. 耻骨下弯凹向后下方
44. 以下有关睾丸的描述，正确的有
A. 是产生精子和雄性激素的器官
B. 睾丸实质被睾丸小隔分成睾丸小叶
C. 每个睾丸小叶内有睾丸输出小管
D. 温度越高越易产生精子
E. 睾丸小叶内，精曲小管汇合成精直小管
45. 关于卵巢的叙述，正确的是
A. 前缘称系膜缘，中部有神经、血管等出入
B. 下端借卵巢固有韧带连于子宫底两侧
C. 上端借卵巢悬韧带连于骨盆上口，韧带内含有卵巢血管、淋巴管和神经等
D. 功能为产生卵细胞和分泌雌激素
E. 位于盆腔侧壁的卵巢窝内，属于腹膜间位器官
46. 下列有关子宫固定装置的说法，正确的是
A. 维持子宫前倾前屈位的韧带主要是子宫圆韧带及骶子宫韧带
B. 膀胱和直肠的充盈度不影响子宫的位置
C. 盆膈、尿生殖膈及阴道对子宫位置的固定也有很大作用
D. 子宫阔韧带可防止子宫向侧方移位
E. 防止子宫脱垂的主要结构是子宫主韧带
47. 关于输卵管的叙述，正确的是
A. 自外侧向内侧可分为漏斗部、壶腹部、峡部和子宫部
B. 外侧端借输卵管腹腔口通腹膜腔
C. 内侧端借输卵管子宫口通子宫腔
D. 为腹膜内位器官
E. 峡部较短、细而直，管腔窄，是结扎输卵管的最佳部位
48. 卵巢的结构特点有
A. 左右各一，位于小骨盆侧壁，相当于髂内、外动脉夹角处

B. 卵巢动、静脉走行于卵巢固有韧带内
C. 为腹膜内位器官
D. 上端称输卵管端，连着卵巢固有韧带
E. 后缘称系膜缘，其中部有卵巢门
49. 关于阴道的描述，正确的是
A. 阴道口位于尿道的前上方
B. 阴道后穹后上方是直肠子宫陷凹，临床上常在此做穿刺引流直肠子宫陷凹的积液或积血
C. 前方邻接膀胱体和膀胱颈
D. 上部宽大而下部窄，前壁短而后壁较长
E. 为前后略扁，且富有伸展性的肌性管道
50. 维持子宫前倾前屈的韧带是
A. 子宫阔韧带　B. 子宫圆韧带
C. 子宫主韧带　D. 骶子宫韧带
E. 卵巢固有韧带
51. 有关子宫的描述，正确的是
A. 子宫体腔呈圆柱形
B. 子宫颈被阴道包绕的部分称子宫颈阴道上部
C. 子宫颈与子宫体连接处为子宫峡，产科在此行剖宫产手术
D. 子宫颈下端位于坐骨棘平面稍上方
E. 子宫底位于小骨盆入口平面以下
52. 关于女性外生殖器的描述，正确的是
A. 前庭球相当于男性的阴茎海绵体
B. 在阴道前庭内，尿道外口居前，阴道口位于后方
C. 阴道前庭是位于两侧小阴唇之间的裂隙
D. 阴蒂相当于男性的尿道海绵体
E. 前庭大腺导管开口于阴道前庭

五、简答题

1. 简述精子的产生及排出途径。
2. 输精管可分为哪几部？通常输精管结扎在哪个部位进行？
3. 简述男性尿道的分部及特征。
4. 简述卵巢位置和固定装置。
5. 简述子宫腔的形态及特征。
6. 简述输卵管的位置和分部及临床结扎部位。
7. 试述子宫的正常位置及维持其正常位置的装置。
8. 男性尿道与女性尿道相比有何特点？为何女性易患泌尿系统的感染？
9. 简述卵子的产生和排出体外的途径。卵子常在何处受精？

【参考答案】

一、名词解释

1. ampulla ductus deferentis：输精管壶腹。在膀胱底的后面，两侧输精管逐渐靠近，并膨大形成输精管壶腹，其末端变细，与精囊的排泄管汇合成射精管，开口于尿道前列腺部。
2. mediastinum testis：睾丸纵隔。睾丸白膜在睾丸后缘处增厚，并凸入睾丸实质内形成睾丸纵隔，由睾丸纵隔向睾丸实质发出许多小隔，将睾丸分成 100～200 个睾丸小叶，每个小叶内容纳 2～4 条精曲小管。
3. spermatic cord：精索。起于腹股沟管的腹环，穿经腹股沟管，出皮下环，延至睾丸上端的圆索状结构。其内主要有输精管、睾丸动脉及静脉、输精管血管、神经、淋巴管和腹膜鞘突的残余等。精索表面有三层被膜，从内向外依次为精索内筋膜、提睾肌和精索外筋膜。
4. epididymis sinus：附睾窦。在附睾体与睾丸外侧面之间，睾丸鞘膜向内突入形成的腔隙称附睾窦。
5. ejaculatory duct：射精管。由输精管末端与精囊排泄管汇合而成，向前下穿前列腺实质，开口于尿道的前列腺部。
6. vaginal cavity of testis：睾丸鞘膜腔。睾丸鞘膜的脏层与壁层之间的腔隙即为鞘膜腔，内有少量浆液。若腹膜鞘突上部闭锁不全或鞘膜腔感染发炎时，则可形成鞘膜腔积液。
7. anteversion of uterus：子宫前倾位。为子宫的长轴向前倾斜，与阴道长轴形成一向前下开口的钝角。
8. anteflexion of uterus 子宫前屈位。前屈是指子宫体与子宫颈之间形成一向前下开口的钝角，约为 170°。
9. suspensory ligament of ovary 卵巢悬韧带。是连于小骨盆侧缘至卵巢上端之间的腹膜皱襞，内有卵巢的血管、神经和淋巴管，是寻找卵巢血管的标志。
10. isthmus of uterus 子宫峡。子宫体与子宫颈移行处，长约 1cm。在妊娠后期，子宫峡可逐渐延长至 7～11cm，产科常在此进行剖宫产手术。
11. fornix of vagina 阴道穹。阴道上端包绕子宫颈阴道部，两者之间的环形凹陷称为阴道穹，分为前、后、左和右四部，以阴道后穹最深，它与直肠子宫陷凹之间仅隔以阴道后壁和腹膜，临床上常在此处行诊断性穿刺和引流直肠子宫陷凹内的积液或积血。
12. ampulla of uterine tube 输卵管壶腹。约占全长的 2/3，为输卵管粗而弯曲的部分，血管丰富，是卵子的受精部位，若受精卵未迁移入子宫而在输卵管内发育即成为异位妊娠。

二、填空题

1. 生殖腺（睾丸）输送管道（附睾、输精管、射精管、男性尿道） 附属腺 （前列腺、精囊腺、尿道球腺） 阴茎 阴囊
2. 睾丸动脉 蔓状静脉丛 输精管 输精管动脉 输精管静脉 鞘韧带（腹膜鞘突遗迹）
3. 精囊腺 尿道球腺 前列腺 前列腺
4. 睾丸部 精索部 腹股沟管部 盆部 精索部
5. Colles 肉膜 收缩 舒张 阴囊 精子
6. 睾丸纵隔 睾丸小叶 睾丸小叶 精曲小管 精子
7. 腹外斜肌腱膜 腹内斜肌与腹横肌 腹横筋膜
8. 输精管的末端 精囊腺的排泄管 前列腺 男性尿道 前列腺部
9. 头 体 尾 精索外筋膜 提睾肌 精索内筋膜 鞘膜 脏层 壁层
10. 膀胱 尿生殖膈 耻骨联合 直肠壶腹 膀胱颈 精囊腺 输精管壶腹
11. 阴茎海绵体 尿道海绵体 阴茎筋膜 皮肤
12. 阴茎头 尿道球 尿道
13. 前列腺部 膜部 海绵体部 海绵体部 前列腺部 尿道内口 尿道膜部 尿道外口 尿道前列腺部 尿道球部 尿道舟状窝 耻骨下弯 耻骨前弯 耻骨前弯
14. 阴囊 脏层 壁层 鞘膜腔
15. 前列腺 精囊腺 输精管壶腹
16. 前叶 中叶 后叶 侧叶 前列腺底 前列腺体 前列腺尖
17. 卵巢窝 卵巢悬韧带 小骨盆上口 卵巢固有韧带 子宫角
18. 卵巢悬韧带 卵巢固有韧带 卵巢系膜
19. 漏斗部 壶腹部 峡部 子宫部 子宫口 腹腔口 壶腹部 输卵管峡部
20. 输卵管 子宫圆韧带 卵巢固有韧带 子宫颈 小骨盆
21. 小阴唇 尿道 阴道 前庭大腺导管
22. 阴道穹 前穹 后穹 两侧穹 后穹 直肠子宫陷凹 后穹穿刺或引流
23. 子宫阔韧带 子宫圆韧带 骶子宫韧带 子宫主韧带

三、是非题

1. B 2. B 3. B 4. A 5. B 6. B 7. B
8. B 9. B 10. A 11. B 12. A

四、选择题

A 型题

1. D 2. B 3. B 4. C 5. D 6. E 7. E
8. C 9. B 10. C 11. B 12. E 13. E 14. E
15. A 16. E 17. C 18. D 19. B 20. B 21. C
22. C 23. B 24. B 25. A 26. D 27. E 28. E
29. C 30. D

X 型题

31. ABCDE 32. ABCDE 33. BCE 34. ABDE
35. ABC 36. DE 37. ABCD 38. ABCD
39. BCDE 40. ABD 41. ABCD 42. BDE
43. BCD 44. ABE 45. ABCD 46. ACDE
47. ABCDE 48. AC 49. BCDE 50. BD
51. CDE 52. BCE

五、简答题

1. 精子由睾丸精曲小管上皮内的精原细胞分化发育而来，依次经过精曲小管→精直小管→睾丸网→睾丸输出小管→附睾→输精管→射精管→尿道前列腺部→尿道膜部→尿道海绵体部→尿道外口→体外。
2. 输精管可分为睾丸部、精索部、腹股沟部和盆部。通常精索部位置表浅，是结扎的常用部位。
3. 男性尿道分三部分，即尿道前列腺部、尿道膜部和尿道海绵体部。前两者合称为后尿道，后者则为前尿道。男性尿道有三个狭窄、三个扩大和两个弯曲。三个狭窄是尿道内口、尿道膜部和尿道外口，其中以尿道外口最窄；三个扩大是尿道前列腺部、尿道球部和尿道舟状窝部；两个弯曲是耻骨下弯和耻骨前弯，其中耻骨前弯可以改变。
4. 卵巢位于小骨盆内，髂内、外动脉的夹角处。卵巢的固定装置：上端有卵巢悬韧带，下端有卵巢固有韧带，前缘有卵巢系膜。
5. 子宫腔较狭窄，可分上、下两部，上部位于子宫体内，称为子宫腔；下部位于子宫颈内称为子宫颈管。子宫腔呈前后略扁的三角形，上外侧角借输卵管子宫口与输卵管相通，下角通子宫颈管。子宫颈管呈梭形，其上口通子宫腔，下口称子宫口，通阴道，未产妇子宫口呈圆形、光滑，经产妇变成横裂状。子宫口的前缘和后缘部分别称前唇和后唇。
6. 输卵管位于子宫底两侧，长 10～12cm，被子宫阔韧带包绕。内侧端开口于子宫腔，外侧端游离靠近卵巢。输卵管全长可分为四个部分，由内向外为子宫部、峡部、壶腹部和漏斗部。峡部长 2～3cm，短而狭窄，壁较厚，血管分布较少，再生能力差，故临床输卵管结扎常取此部位。
7.（1）子宫的正常位置：子宫位于小骨盆中央，子宫底在小骨盆上口平面之下，子宫口在坐骨棘

连线之上，呈前倾前屈位。

（2）维持正常位置的装置：①子宫阔韧带，位于子宫两侧，由子宫前、后面的腹膜自子宫侧缘向两侧延伸至盆侧壁和盆底的双层腹膜构成，可限制子宫向侧方移位。其游离的上缘包裹输卵管，前叶覆盖子宫圆韧带，后叶覆盖卵巢和卵巢固有韧带。②子宫圆韧带，起于子宫体前面的上外侧，子宫角的下方，在阔韧带前叶的覆盖下向前外侧弯行，经腹环进入腹股沟管，出皮下环后分散止于阴阜和大阴唇皮下。其作用为维持子宫前倾位。③子宫主韧带，位于子宫阔韧带的基部，从子宫颈两侧缘延至盆侧壁。其作用为维持子宫颈正常位置，防止子宫下垂。④子宫骶韧带，从子宫颈后面的上外侧向后弯行，绕经直肠的两侧，止于第 2～3 骶椎前面的筋膜，其表面覆以直肠子宫襞。其作用为牵引子宫颈向后上方，与子宫圆韧带协同，维持子宫的前屈位。⑤阴道、尿生殖膈和盆底肌的承托。若子宫口低于坐骨棘平面甚至脱出阴道，则称为子宫脱垂。

8.（1）男性尿道与女性尿道相比，其特点为：①行程较长，为 16～22cm；②有三个狭窄，分别位于尿道内口、尿道外口和尿道膜部；③三个扩大分别位于尿道前列腺部、尿道球部和尿道舟状窝；④两个弯曲：耻骨下弯和耻骨前弯；⑤男性尿道还兼有排精功能。

（2）女性易患泌尿系感染的原因是女性尿道较短，仅约 4cm，起于膀胱尿道内口，向下穿尿生殖膈，开口阴道前庭前部，且宽而直。当外阴部受到污染，患者体内免疫力下降时，细菌可沿尿道逆行至膀胱、输尿管、肾盂等，引起泌尿系统的感染。

9. 卵子由卵巢产生，经以下途径排出：卵巢→卵子→腹膜腔→输卵管腹腔口→输卵管→输卵管子宫口→子宫腔（子宫体腔→子宫颈管）→子宫口→阴道→体外。受精部位：输卵管壶腹。

（骆世芳）

第三节 会阴和女性乳房

【目 的 要 求】

1. 掌握 ①乳房的结构。②广义、狭义会阴的概念。

2. 熟悉 ①乳房的位置和形态。②尿生殖三角和肛三角的位置。

3. 了解 会阴的境界和分区。

【教学重点、难点】

1. 乳房的结构。
2. 尿生殖三角和肛三角通过的结构。

【教 材 精 要】

（一）女性乳房

1. 位置 成年女性的乳房位于胸大肌和胸肌筋膜表面。上、下缘分别与第 2～3 肋和第 6～7 肋齐平。内侧至胸骨旁线，外侧可达腋中线。

2. 形态 成年未产妇的乳房呈半球形，中央有乳头。乳头周围的色素较多，形成乳晕。乳房的形态随妊娠、哺乳和年龄而变化。

3. 结构 由皮肤、纤维组织、脂肪组织及乳腺构成。纤维组织伸入乳腺内，将腺体分割成 15～20 个乳腺叶。一个乳腺叶有一个排泄管，称输乳管，行向乳头，此管近乳头处膨大成输入管窦，其末端变细，开口于乳头。乳腺叶及输乳管均以乳头为中心呈放射状排列，故乳腺手术宜采取放射状切口，以减少对乳腺叶和输腺管的损伤。乳腺周围的纤维组织还发出许多小的纤维束，分别向浅面连于皮肤和乳头，向深面连于胸肌筋膜，对乳房起固定和支持作用，称为乳房悬韧带（Cooper 韧带）。

（二）会阴

会阴 perineum 有狭义会阴和广义会阴之分。

1. 狭义会阴 指肛门与外生殖器之间狭小区域的软组织。女性自然分娩时易发生撕裂，因此助产时应注意保护此区。

2. 广义会阴 指封闭小骨盆下口的所有软组织，呈菱形。

（1）境界：前界为耻骨联合下缘；后界为尾骨尖；两侧为耻骨下支、坐骨支、坐骨结节和骶结节韧带。

（2）分区：以两侧坐骨结节连线为界，将广义会阴分为前方的尿生殖区（尿生殖三角）和后方的肛区（肛三角），前者男性有尿道通过，女性有尿道和阴道通过；后者中央有肛管通过。

【强化训练题】

一、名词解释

1. perineum
2. Cooper 韧带

二、填空题

1. 广义的会阴包括______和______两个区域。

2. 男性尿生殖三角有______通过，女性尿生殖三角有______和______通过。

三、是非题（选择题模式，两个答案，A：对；B：错）

(　　) 乳腺叶以乳头为中心呈放射状排列。

四、选择题（每题 5 个答案，大部分单选，少量多选）

A 型题

1. 关于乳房的描述，错误的说法是
A. 乳房悬韧带对乳房起支持和固定作用
B. 乳房由皮肤、纤维组织、脂肪组织及乳腺构成
C. 乳腺叶及输乳管均以乳头为中心呈放射状排列
D. 乳腺手术采取放射状切口，以减少对乳腺叶和输入管的损伤
E. 位于胸肌筋膜深面

X 型题

2. 关于会阴的描述，正确的是
A. 狭义会阴指肛门与外生殖器之间狭小区域的软组织
B. 广义会阴指封闭小骨盆下口的所有软组织
C. 女性分娩时易发生撕裂，应注意保护此区
D. 广义会阴的后界为肛门
E. 广义会阴分为前方的尿生殖三角和后方的肛三角

【参考答案】

一、名词解释

1. perineum：会阴，会阴有狭义会阴和广义会阴之分。狭义会阴指肛门与外生殖器之间狭小区域的软组织。广义会阴指封闭小骨盆下口的所有软组织，呈菱形。前界为耻骨联合下缘；后界为尾骨尖；两侧为耻骨下支、坐骨支、坐骨结节和骶结节韧带。

2. Cooper 韧带：又称为乳房悬韧带，乳腺周围的纤维组织发出许多小的纤维束，分别向浅面连于皮肤和乳头，向深面连于胸肌筋膜，对乳房起固定和支持作用，称为乳房悬韧带。

二、填空题

1. 尿生殖三角　肛三角
2. 尿道　尿道　阴道

三、是非题

A

四、选择题

1. E　2. ABCE

（刘　茜）

第六章　脉管系统

第一节　总　论

【目的要求】

1. 掌握　掌握心血管系统的组成;掌握体循环和肺循环、动脉、静脉的概念。

2. 熟悉　熟悉脉管系统的组成、功能及与其他系统的相互关系。

【教学重点、难点】

1. 心血管系统的组成。

2. 血液循环途径。

【教材精要】

一、心血管系统的组成

心血管系统包括心、动脉、毛细血管和静脉。

(一)心

心主要由心肌构成，是心血管系统的“动力泵”，并具有内分泌功能。心共有四个心腔：左心房、左心室、右心房和右心室，其内有瓣膜，可保证血液定向流动。

(二)动脉

动脉 artery 为从心运送血液到全身各组织、器官的血管。

(三)毛细血管

毛细血管为连接动、静脉末梢间的管道。管内血流缓慢，是血液与血管外组织液进行物质交换的场所。

(四)静脉

静脉 vein 为引导血液回心的血管。

二、血液循环

在神经体液的调节下，血液沿心血管系统循环不息，这种周而复始的循环流动，称血液循环。依据循环途径和功能的不同，血液循环可分为体循环和肺循环两部分。

1. 体循环或大循环 systemic circulation

(1)循环途径：左心室(动脉血)→动脉→毛细血管→静脉(静脉血)→右心房。

(2)特点：流经范围广，路程长，把营养物质和氧气输送至全身各部，并把全身各部的代谢产物和二氧化碳运送回心脏。

2. 肺循环或小循环 pulmonary circulation

(1)循环途径：右心室(静脉血)→肺动脉→肺毛细血管→肺静脉(动脉血)→左心房。

(2)特点：流经肺部，路程短，把静脉血运送至肺参与气血交换，转变为动脉血再运送回心脏。

三、血管吻合

血管吻合包括动脉间吻合、静脉间吻合、动-静脉吻合和侧支循环 collateral circulation。

第二节　心　脏

【目的要求】

1. 掌握　①掌握心脏的位置、外形、心腔的形态结构；房间隔和室间隔的形态结构及临床意义。②掌握心脏传导系统的组成和功能。③掌握左、右冠状动脉的起始、行径、重要分支及分布。④掌握冠状窦的位置与开口。⑤掌握心脏的体表投影及心包的构成和其临床意义。

2. 熟悉　心大、中、小静脉的行径。

3. 了解　心壁的构造(心外膜、肌层、心内膜)及结缔组织支架——纤维环。

【教学重点、难点】

1. 心脏的位置、外形，心腔的形态结构，房间隔和室间隔的形态结构。

2. 心脏传导系统的组成和功能。

3. 心脏的血供，如左、右冠状动脉的起始、行径、重要分支及分布。

【教材精要】

一、心脏的位置

位于膈之上，两肺之间的中纵隔内，约 2/3 位于正中矢状面的左侧，1/3 位于其右侧。心尖位于左侧第 5 肋间隙锁骨中线内侧 1～2cm(或距前正中线 7～9cm 处)。

二、心脏的外形

1. 一尖　心尖，朝向左前下方。

2. 一底 心底，朝向右后上方。

3. 两面 前上面（胸肋面）和后下面（膈面）。

4. 三缘

（1）左缘：由左心室和左心耳构成。

（2）右缘：由右心房构成。

（3）下缘：由右心室和心尖即左心室构成。

5. 四沟

（1）前室间沟、后室间沟：两者为左、右心室表面的分界标志。

（2）冠状沟：为房、室表面的分界标志。

（3）后房间沟：为右心房与左心房的表面分界标志。

三、心腔的结构

（一）右心房

1. 三个入口 上腔静脉口、下腔静脉口、冠状窦口。

2. 一个出口 右房室口。

3. 一个窝 卵圆窝 fossa ovalis。

（二）右心室

1. 一个入口 右房室口，可见三尖瓣 tricuspid valve。

2. 一个出口 肺动脉口，可见肺动脉瓣 pulmonary valve。

3. 乳头肌 分前群、后群和隔侧群三群。

4. 肉柱 隔缘肉柱 septomarginal trabecula，内含右束支。

（三）左心房

1. 四个入口 肺静脉口（左、右肺静脉口各两个）。

2. 一个出口 左房室口。

（四）左心室

1. 一个入口 左房室口，可见二尖瓣 mitral valve。

2. 一个出口 主动脉口，可见主动脉瓣 aortic valve 及由主动脉瓣与主动脉管壁形成的主动脉窦 aortic sinus。

3. 乳头肌 分前、后两群。

四、心脏的构造

（一）心脏的纤维性支架

1. 纤维三角 包括左纤维三角、右纤维三角。

2. 瓣纤维环 包括二尖瓣纤维环、三尖瓣纤维环、主动脉瓣纤维环、肺动脉瓣纤维环、圆锥韧带、室间隔膜部和瓣膜间隔等。

（二）心间隔的构造

1. 房间隔（膜性结构）

2. 室间隔

（1）膜性部：占室间隔的上 1/3，是室间隔缺损好发的部位。

（2）肌性部：占室间隔的下 2/3。

3. 房室隔

（三）心壁的构造（由内向外）

1. 心内膜

2. 心肌 深（内）纵、中环、浅（外）斜。

3. 心外膜 即浆膜性心包的脏层。

（四）心包及心包腔

1. 心包 pericardium（由外向内）

（1）纤维层：在心底移行为血管外膜。

（2）浆膜层：①壁层，紧贴纤维层；②脏层，即心外膜。

2. 心包腔 pericardial cavity 为心包浆膜脏、壁两层之间的潜在性腔隙，内容少许浆液，起润滑作用。

五、心的传导系统

由特殊分化的心肌纤维组成，具有兴奋性、传导性及节律性，包括窦房结、结间束、房室结、房室束和左、右束支及心壁处的浦肯野纤维。

1. 窦房结 sinuatrial node 位于上腔静脉与右心耳结合处的心外膜深面，为心的正常起搏点。

2. 房室结 位于冠状窦口与右房室口之间的心内膜下，为心传导系统在心房与心室之间的连接部位和兴奋传导的必经之路。

六、心脏的血供

（一）动脉来源

由升主动脉起始处的主动脉左、右窦发出的左、右冠状动脉营养。

1. 左冠状动脉

（1）前室间支：分布于左心室前壁、右心室前壁的一小部分、室间隔的前 2/3。

（2）旋支

1）左缘支：分布于心左缘。

2）左室后支：分布于左心室膈面外侧部。

3）窦房结支：约 40%的人窦房结的血供来自此支。

2. 右冠状动脉

（1）后室间支：分布于右心室后壁和左心室

后壁一部分及室间隔的后1/3。

（2）窦房结支：约60%的人窦房结的血供来自此支。

（3）右缘支：分布于心右缘。

（4）房室结支：约93%的人房室结的血供来源于此支。

（二）静脉回流

有心大、中、小静脉，后注入冠状窦 coronary sinus，经冠状窦口注入右心房。

心大静脉伴前室间支（经心左缘汇入）
心中静脉伴后室间支（经心右缘汇入）
心小静脉伴右冠状动脉（经心右缘汇入）
} 冠状窦 ⟶ 右心房

（三）心脏血供的特点

心脏血供的特点为血供十分丰富。

1. 冠状动脉是主动脉的第一个分支，压力大、血流足，只占体重0.5%的心脏得到心排血量的5%。

2. 心肌毛细血管的数量与心肌细胞的数量之比约为1∶1。

3. 心脏的受血期为舒张期。

【强化训练题】

一、名词解释

1. artery
2. vein
3. systemic circulation
4. pulmonary circulation
5. collateral circulation
6. fossa ovalis
7. septomarginal trabecula
8. pericardium
9. pericardial cavity
10. tricuspid valve
11. mitral valve
12. aortic valve
13. pulmonary valve
14. sinuatrial node
15. coronary sinus
16. aortic sinus

二、填空题

1. 体循环又称______，起于______，止于______；肺循环又称______，起于______，止于______。体循环的静脉主要包括______系、______系和______系。

2. 心表面近心底处有一略呈环形沟称为______，它是______与______的分界标志。______和______是左、右心室表面的分界标志。

3. 心的右缘由______构成；心的左缘由______、______构成；心的下缘由______、______构成。

4. 根据血流方向，右心房的入口有______、______和______，出口有______；右心室的入口为______，出口为______；左心房的入口为______，出口为______；左心室的入口为______，出口为______。

5. 左心室收缩时，______瓣膜开放，______瓣膜关闭，血液由______射入______。

6. 心脏的传导系统由______、______、______、______、______和______组成。

7. 心包分______和______两层，其中______心包又可分为______和______两层，两层间围成______。

8. 室间隔缺损的常见部位为______，房间隔缺损常见于______。

9. 心尖由______构成，其体表搏动点位于______；心底由______和______构成；胸肋面大部分由______和______构成，小部分由______和______构成；膈面由______和______构成。

10. 营养心的动脉主要有______和______，它们起于______；走在前室间沟内的______主要分布于______、______和______。

11. 固有心房与腔静脉窦的表面分界线是______：两者的主要形态学的区别是：固有心房内表面有发达的______。

12. 冠状窦的主要属支有：①______，沿______上行至冠状沟；②______，沿______上行注入冠状窦；③______，位于冠状沟后部右侧。

13. 三尖瓣复合体是由______、______、______和______构成的。其中，任何一个结构的功能异常，都会导致血液逆流。

14. 室间隔前、后缘分别对应于心脏表面的______和______，室间隔大部分较厚称______部，但在上部中份有一薄弱小区称______部。

15. 室间隔由膜部和______构成，前者将左心室与______和______分隔开；后者只分隔______和______；当室间隔膜部的上、下部缺损时，左心室的血液可分别流入______、______。

16. 心壁由内向外依次为______、______和______三层构成，心外膜即是浆膜心包的______层。

17. 心脏的位置偏左，心尖朝向______、______、______方，心底朝向______、______、______方。

18. 心指向左前下方的部分称______，朝向右后上方的部分称______，心还可区分为前上面的______面和后下面的______面。心表面有______、______、______和______四条沟，将心脏划分为______、______、______和______四个部分。

19. 右心室流入道始于______，口周有______或称______，接部位分别称______、______和______。右心室流出道又称______，经______口通______，口周有______。

20. 主动脉瓣位于______周缘，各瓣膜与对应的主动脉壁围成______，左、右冠状动脉分别开口于______和______的主动脉壁上。

21. 左、右心室的流入道和流出道是分别以______、______分界的，流入道室壁不光滑有______，在右心室内有一由室间隔连至前乳头肌根部的肌束称为______，是______通过的桥梁。

22. 左心室流入道始于______，口周有______或称______，位于前内侧的称______，位于后方的称______。左心室流出道又称______，经______口通主动脉，口周有______。

三、是非题（选择题模式，两个答案，A：对；B：错）

（　　）1. 左、右冠状动脉起自冠状窦。

（　　）2. 心包分脏、壁两层，脏、壁两层间的窄隙称心包腔。

（　　）3. 正常的心尖位置是左侧第5肋间隙距左锁骨中线内侧1～2cm。

（　　）4. 室间隔分肌部和膜部，其中膜部是室间隔缺损的好发部位。

（　　）5. 右心室收缩时，肺动脉瓣开放，三尖瓣关闭，血液由右心室射入肺动脉。

四、选择题

A型题

1. 冠状窦注入
A. 左心室　B. 左心房　C. 右心室
D. 右心房　E. 上腔静脉

2. 右心室特有的结构
A. 瓣膜　B. 隔缘肉柱　C. 腱索
D. 乳头肌　E. 肉柱

3. 心脏的卵圆窝位于
A. 房间隔右面下部　B. 室间隔左面
C. 右心房的后面　D. 房间隔的左面
E. 室间隔的右面

4. 主要位居心后方的是
A. 右心房　B. 左心室　C. 右心室
D. 左心房　E. 右心室和左心室

5. 构成心外膜的是
A. 纤维性心包　B. 浆膜性心包的壁层
C. 浆膜性心包的脏层　D. 胸膜壁层
E. 胸膜脏层

6. 下列关于动脉的叙述不正确的是
A. 动脉是引导血离开心脏的管道
B. 其内流动的均为动脉血
C. 动脉管腔内一般无瓣膜
D. 一般终于毛细血管
E. 动脉间可以吻合成动脉弓或动脉网

7. 心房和心室在心表面的分界标志为
A. 前室间沟　B. 后室间沟　C. 冠状沟
D. 室间隔　E. 界嵴

8. 把左心室室腔分为流入道和流出道的结构是
A. 界嵴　B. 室上嵴　C. 二尖瓣
D. 前瓣　E. 后瓣

9. 关于心脏传导系统的描述，不正确的是
A. 位于心壁表面，由特殊分化的心肌纤维构成
B. 窦房结位于上腔静脉与右心房交界处的心外膜深面
C. 窦房结为心节律的正常起搏点
D. 房室结也可产生冲动
E. 房室束又称His束

10. 心室舒张时，防止血液逆向流动的装置有
A. 二尖瓣、三尖瓣　B. 主动脉瓣、二尖瓣
C. 主动脉瓣、三尖瓣　D. 主动脉瓣、肺动脉瓣
E. 肺动脉瓣、三尖瓣

11. 有关体循环与肺循环的说法，错误的是
A. 肺循环又叫小循环　B. 体循环又称大循环
C. 肺循环始于体循环之先
D. 体循环主要是进行物质交换
E. 体循环与肺循环通过心脏而沟通

12. 房间隔和室间隔的描述不正确的是
A. 室间隔分肌部和膜部
B. 卵圆窝是房间隔缺损的好发部位
C. 在卵圆窝处房间隔最薄
D. 膜部是室间隔缺损的好发部位
E. 膜部缺乏心内膜

13. 房间缺损的常见部位为
A. 房间隔　B. 右心耳　C. 卵圆窝
D. 界嵴　E. 以上均不是

14. 房室结位于
A. 冠状窦与右房室口的心外膜深面
B. 冠状窦与右房室口之间的心内膜深面
C. 冠状窦与左房室口的心内膜深面
D. 冠状窦与左房室口的心外膜深面
E. 以上均不是

15. 关于肺动脉口的描述正确的是
A. 是右心室的入口 B. 附近有冠状动脉的开口
C. 运送含氧量低的血液
D. 有三片三角形的瓣膜 E. 没有上述特征
16. 有关心脏起搏点的叙述，正确的是
A. 仅窦房结产生冲动
B. 仅房室结产生冲动
C. 当窦房结冲动产生受阻时房室结也可产生冲动，但节奏较慢
D. 房室束产生冲动 E. 结间束产生冲动
17. 关于右心室的叙述，正确的是
A. 形成心尖的大部分
B. 按水平面来说，位于右心房的前方
C. 室壁比左心室壁明显的厚
D. 内壁全部呈现肉柱形嵴状
E. 有冠状窦开口
18. 有关心的静脉，正确的是
A. 心大静脉与前室间支伴行
B. 心中静脉与后室间支伴行
C. 心小静脉注入冠状窦右端
D. 心最小静脉直接注入心脏各腔
E. 以上均正确
19. 动脉圆锥位于
A. 右心室 B. 左心室 C. 右心房
D. 左心房 E. 上腔静脉
20. 将右心室室腔分为流入道与流出道的结构为
A. 右房室 B. 室上嵴 C. 三尖瓣前瓣
D. 三尖瓣后瓣 E. 三尖瓣隔瓣
21. 室间隔缺损常见于
A. 卵圆窝 B. 室间隔肌部 C. 室间隔膜部
D. 室上嵴 E. 以上均不是
22. 心的节律冲动正常传导路径为
A. 窦房结→心房肌→房室结→结间束→房室束→浦肯野纤维网
B. 窦房结→结间束→房室结→房室束→左右束支→浦肯野纤维网
C. 房室结→房室束→结间束→窦房结→左右束支→浦肯野纤维网
D. 心房肌→窦房结→房室结→结间束→左右束支→浦肯野纤维网
E. 以上都不对
23. 心底朝向
A. 右前上方 B. 右前下方 C. 左前下方
D. 右后上方 E. 左后上方
24. 心尖部的体表投影在
A. 右侧第3肋软骨上缘近胸骨处
B. 右侧第6胸肋关节处
C. 左侧第5肋间距前正中线 7～9cm 处
D. 左侧第5肋间距前正中线 1～2cm 处
E. 左侧锁骨中线第4肋间
25. 关于心脏外形的描述，下列不正确的是
A. 心尖由左心室构成
B. 心底大部分由左心房、小部分由右心房构成
C. 左、右心耳为左、右心房前方的突出部
D. 前后室间沟是左、右心室的表面分界
E. 心表面近心底处，有一完整环形的冠状沟
26. 右房室口周缘附着有
A. 二尖瓣 B. 三尖瓣 C. 肺动脉瓣
D. 主动脉瓣 E. 半月瓣
27. 右心室出口周缘附着有
A. 二尖瓣 B. 三尖瓣 C. 主动脉瓣
D. 肺动脉瓣 E. 半月瓣
28. 与防止血液逆流无关的结构为
A. 纤维环 B. 乳头肌 C. 腱索
D. 瓣膜 E. 肉柱
29. 右心室有
A. 梳状肌 B. 动脉圆锥 C. 主动脉前庭
D. 二尖瓣 E. 卵圆窝
30. 有关心脏的描述，错误的是
A. 位于中纵隔内，约 2/3 在身体前正中线的左侧，1/3 在右侧
B. 有左心房、右心房及左心室、右心室，共四个心腔
C. 右心房有上腔静脉口、下腔静脉口及冠状窦口
D. 房间隔的左、右心房面都有卵圆窝，是胎儿时期卵圆孔闭锁后的遗迹
E. 冠状沟为心脏表面房室的分界标志
31. 心的构造，正确的描述是
A. 心房肌和心室肌分别附着于房室口周围的纤维环，两者不连续
B. 心外膜是浆膜心包的壁层
C. 心的神经、血管、淋巴管走行于心肌层间
D. 心瓣膜由心肌构成
E. 心内膜连于大血管的外膜
32. 心的位置，正确的描述是
A. 位于胸腔中，前纵隔内
B. 后方平对第5～8胸椎
C. 前方与胸骨剑突和第2～6肋软骨相邻
D. 两侧直接与胸膜腔和肺相邻
E. 约1/3位于身体正中线（面）左侧、2/3位于正中线（面）右侧
33. 关于心包结构的描述，正确的是
A. 纤维心包下方附着于膈的中心腱

B. 心包腔内有少量积液起润滑作用
C. 浆膜心包脏层与心包纤维层紧贴
D. 浆膜心包壁层即心内膜
E. 脏、壁两层与大血管外膜移行

X 型题

34. 有关成人的心脏，正确的叙述为
A. 前、后室间沟正对室间隔的前、后缘
B. 向右不超过胸骨的右缘
C. 其纵轴与正中线不相平行
D. 右房室口有二尖瓣
E. 1/3 位于左侧，2/3 位于右侧
35. 关于动脉圆锥的描述，正确的是
A. 是左心室的流入道　　B. 内面光滑无肉柱
C. 向上经肺动脉口通肺动脉干
D. 下界为室上嵴 E.呈倒置的漏斗状
36. 关于静脉，正确的是
A. 静脉是引导血回心的血管
B. 起于毛细血管
C. 静脉管道内流动的不一定是静脉血
D. 最终都注入右心房
E. 静脉内腔都有静脉瓣存在，以防止血液逆流
37. 关于心包的结构，正确的说法是
A. 由纤维性心包和浆膜性心包共同构成
B. 浆膜性心包的脏层构成心脏的外膜
C. 心包横窦位于升主动脉、肺动脉干与上腔静脉、左心房前方之间
D. 心包斜窦位于左心房后方与心包后壁之间
E. 心包横窦和斜窦都是心包腔的一部分
38. 关于心传导系统的叙述，正确的是
A. 由特殊分化的心肌细胞构成
B. 房室结是心脏正常的起搏点
C. 窦房结位于右心房 Koch 三角的心内膜下，有心脏起搏和传导延搁的作用
D. 窦房结位于上腔静脉与右心房交界处，界沟上部心外膜的深面
E. 窦房结和房室结的血供主要来自于右冠状动脉
39. 有关心的描述，正确的是
A. 正常情况下，心尖朝向左前下方，而心底则朝向右后上方
B. 心底大部分由右心房、小部分由左心房构成
C. 胸肋面约 3/4 由右半心，1/4 由左心室构成
D. 膈面约 2/3 由右心室，1/3 由左心室构成
E. 右半心流动的为静脉血，左半心流动的为动脉血
40. 关于心腔的结构，正确的是
A. 右心房位于房间隔右前方，为最靠右侧的心腔
B. 左心室位于室间隔左后方，为最靠左侧的心腔
C. 左心房位于房间隔的右后方，为位于心最后方的心腔
D. 右心室位于室间隔的左前方，为位于心最前方的心腔
E. 左、右半心互不相通，而同侧心房与心室间借房室口相通
41. 关于心脏的传导系统，正确的是
A. 由构成心壁的心肌纤维构成
B. 由特殊分化的心肌纤维构成
C. 即为支配心脏的神经传导通路
D. 为心脏维持自动节律性兴奋的物质基础
E. 仅窦房结才产生冲动
42. 冠状窦的叙述，正确的说法是
A. 位于心膈面、右心房和右心室之间的冠状沟内
B. 左端有起源于前室间沟的心大静脉注入
C. 右端有起源于后室间沟的心中静脉注入
D. 心小静脉注入冠状窦的右端
E. 借冠状窦口注入右心房
43. 开口在右心房的结构是
A. 上腔静脉口　　B. 下腔静脉口
C. 主动脉口　D. 肺动脉口　E. 冠状窦口
44. 关于心的位置和毗邻的描述，正确的是
A. 心前面位于胸骨体和第 2～6 肋软骨之后
B. 心后面平对第 5～8 胸椎
C. 心上方连接进出心的大血管
D. 心后方与食管和气管相邻
E. 心两侧邻接纵隔胸膜和肺
45. 下列静脉的回流不经右心房的是
A. 上腔静脉　B. 下腔静脉　C. 冠状窦
D. 左肺静脉　E. 右肺静脉
46. 营养心的动脉，正确的是
A. 左、右冠状动脉分别起自主动脉左、右窦
B. 右心室前壁由左冠状动脉前室间支和右冠状动脉的分支供应
C. 左心室膈面通常由右冠状动脉后室间支、右冠状动脉的左室后支和左冠状动脉的旋支供应
D. 室间隔前 1/3 由前室间支供血，而后 2/3 则由后室间支供血
E. 右冠状动脉可同时发支营养窦房结（60%）和房室结（90%）
47. 下列有关左心房的叙述，正确的是
A. 接受肺静脉的血液回流
B. 经三尖瓣与左心室相通

C. 腔内有五个出入口
D. 以冠状沟为界，与右心房分隔
E. 其突向前方的部分称左心耳
48. 关于心的位置，正确的描述是
A. 位于胸腔中，后纵隔内
B. 前邻胸骨剑突和第 2～6 肋软骨
C. 后方平对第 5～8 胸椎
D. 两侧邻胸膜腔和肺
E. 约 1/3 位于人体中线（面）左侧，2/3 位于中线（面）右侧
49. 关于心的构造，正确的描述是
A. 心内膜连于大血管的外膜
B. 心瓣膜由心肌构成
C. 心外膜是浆膜心包的脏层
D. 心的神经、血管、淋巴管走行在心肌层间
E. 心房肌和心室肌分别附于房室口周围的纤维环，两者不相连续
50. 营养心脏本身的右冠状动脉
A. 发自主动脉根部的主动脉右窦
B. 在右心耳与肺动脉根部之间穿出
C. 于冠状沟内向后，再下行达心尖
D. 沿途分为旋支和前降支
E. 分支营养右半心、窦房结和房室结
51. 关于心的叙述，正确的说法是
A. 心尖的投影在左锁骨中线第 5 肋间隙外侧 1～2cm 处
B. 心腔内穿刺多选择在胸骨左缘第 3 肋间隙进针
C. 冠状沟为心表面心房与心室的分界标志
D. 前、后室间沟为左、右心室的表面分界标志
E. 房间沟为左、右心房在心底的表面分界标志
52. 有关心包结构正确的描述是
A. 纤维心包下方附着于膈的中心腱
B. 浆膜心包脏层即心内膜
C. 浆膜心包壁层与纤维心包紧贴
D. 脏壁两层与大血管外膜移行
E. 心包腔内有少量浆液起润滑作用
53. 关于右心房结构的描述，正确的是
A. 是接受肺循环血液回流的心腔
B. 入口为上、下腔静脉口和冠状窦口
C. 出口为右房室口
D. 血栓脱落后首先被栓塞的器官是肺
E. 借界沟（或界嵴）分为固有心房和腔静脉窦
54. 关于右心室结构的描述，正确的是
A. 借室上嵴分为流入道和流出道
B. 入口为右房室口，出口为主动脉口
C. 收缩时，三尖瓣关闭可防止右心室内血液反流回主动脉
D. 舒张时，肺动脉瓣被血液充盈而关闭，可防止肺动脉内的血液反流回右心室
E. 节制索内有心传导系（右束支）纤维通过
55. 关于左心室结构的描述，正确的是
A. 借二尖瓣的后瓣分为流入道和流出道
B. 入口为左房室口，出口为主动脉口
C. 室壁肌层较厚，是右心室的 2～3 倍
D. 舒张时，主动脉瓣被血液充盈而关闭，可防止主动脉内血液反流回左心室
E. 收缩时，二尖瓣关闭，可防止左心室内血液反流回左心房
56. 左心室内不能见到的结构是
A. 室上嵴　B. 动脉圆锥　C. 主动脉前庭
D. 隔缘肉柱　E. 乳头肌
57. 右心室的结构有
A. 肺动脉瓣　B. 动脉圆锥　C. 肺动脉口
D. 主动脉口　E. 梳状肌
58. 左心室内能见到的结构是
A. 乳头肌　B. 腱索　C. 二尖瓣
D. 主动脉口　E. 肉柱

五、简答题

1. 试述体循环和肺循环的路径。
2. 心内有哪些瓣膜?各有什么作用?
3. 简述左、右冠状动脉的分支及分布范围。
4. 试述心脏四个心腔内的结构。
5. 试述心传导系统的组成及正常心冲动的传导途径。

【参考答案】

一、名词解释

1. artery：动脉。起于心室，是运血离心的管道。动脉反复分支，越分越细，最后与组织间隙的毛细血管网相连。大、中动脉管壁厚，因壁内含有大量的弹力纤维，具有较好的弹性；小动脉则含有较多的平滑肌，平滑肌的舒缩可明显改变器官的血流量。
2. vein：静脉。是导血回心的管道。起始于组织间隙内的毛细血管网。由小静脉合成中等静脉，再依次汇合成较大的静脉。静脉管壁薄、管腔大、管壁内平滑肌含量少，受重力影响较大的静脉具有丰富的静脉瓣，具有良好的防止血液反流的作用，静脉最终汇入心。
3. systemic circulation：体循环。是指血液循环于心脏和全身之间的循环途径。血液由左心室搏出，经主动脉及其各级分支到达全身各部位的毛

细血管，在此血液与周围的组织、细胞进行物质和气体交换。完成氧气和物质交换后，动脉血变成了含有较多二氧化碳和代谢产物的静脉血，血液再经各级小静脉、中等静脉、大静脉回流，最终经上、下腔静脉及冠状窦返回右心房，这一循环由于路径长、范围大，又称大循环或体循环。其功能是完成物质交换。

4. pulmonary circulation：肺循环。血液由右心室搏出，经肺动脉干及其各级分支到达肺泡壁的毛细血管网，于此，血液中的二氧化碳透过毛细血管壁进入肺泡，而肺泡内的氧气则同时通过肺泡壁进入血液。完成气体交换后，静脉血变成了富含氧气的动脉血，再经肺静脉的各级属支，最后汇合成四条肺静脉，注入左心房。这一循环途径因路径短、范围小，称为小循环或肺循环。其功能是完成气血交换。

5. collateral circulation：侧支循环。指血液在动脉主干阻塞后通过动脉侧支吻合所形成的旁路，绕过阻塞处，重新实现血液灌流的循环，功能是动脉血管阻塞后起代偿作用。

6. fossa ovalis：卵圆窝。位于右心房房间隔下部的卵圆形凹陷，是胚胎时期卵圆孔闭锁后留下的遗迹，也是先天性房间隔缺损的好发部位。

7. septomarginal trabecula：隔缘肉柱。在右心室内由前乳头肌根部横过室腔至室间隔下部的一束粗大的肌纤维，又称节制索，其内有心的传导纤维通过。

8. pericardium：心包。是包裹在心和出入心脏大血管根部的锥形纤维浆膜囊，外层为纤维性心包，内层为浆膜性心包。纤维性心包是坚韧的结缔组织囊，上方与大血管的外膜相续，下方与膈的中心腱相连；浆膜性心包分为脏、壁两层，紧贴心壁外面和大血管根部的浆膜为脏层，衬覆于纤维性心包内面的部分为壁层。

9. pericardial cavity：心包腔。浆膜性心包的脏层和壁层在出入心脏的大血管根部相互转折、移行，在心的周围形成一个密闭的潜在性腔隙，称心包腔。其内有少量浆液，起润滑作用，可减少心脏搏动时脏壁两层之间的摩擦。

10. tricuspid valve：三尖瓣。指位于右房室口周缘的三片三角形的瓣膜，突入右心室，称为三尖瓣。瓣的尖端借腱索连于乳头肌，由于腱索的牵引，瓣膜不致翻入心房，故有防止血液逆流的作用。

11. mitral valve：二尖瓣。指位于左房室口周缘的两片三角形的瓣膜，突入左心室，称为二尖瓣。瓣的尖端借腱索连于乳头肌，由于腱索的牵引，瓣膜不致翻入心房，故有防止血液逆流的作用。

12. aortic valve：主动脉瓣。位于主动脉口周围的三个囊袋状的瓣膜，当左心室舒张时，主动脉瓣被血液充盈而使主动脉口关闭，具有防止血液逆流的作用。

13. pulmonary valve：肺动脉瓣。位于肺动脉口周围的三个囊袋状的瓣膜，当右心室舒张时，肺动脉瓣被血液充盈而使肺动脉口关闭，具有防止血液逆流的作用。

14. sinuatrial node：窦房结。位于上腔静脉和与右心房交界处心外膜深面，呈长梭形或半月形，是心脏的正常起搏点。

15. coronary sinus：冠状窦。位于心膈面，左心房与左心室之间的冠状沟内，开口于右心房的冠状窦口。其主要属支有心大静脉、心中静脉和心小静脉。

16. aortic sinus：主动脉窦。主动脉瓣与相对应的主动脉管壁之间形成的间隙，称主动脉窦。左、右主动脉窦内分别有左、右冠状动脉的开口。

二、填空题

1. 大循环　左心室　右心房　小循环　右心室　左心房　上腔静脉　下腔静脉　心静脉
2. 冠状沟 心房　心室　前室间沟　后室间沟
3. 右心房 左心耳　左心室　右心室　左心室
4. 上腔静脉口　下腔静脉口　冠状窦口　右房室口　右房室口　肺动脉口　肺静脉口　左房室口　左房室口　主动脉口
5. 主动脉瓣　二尖瓣　左心室　主动脉
6. 窦房结　结间束　房室结　房室束　左右束支　浦肯野纤维网
7. 纤维性心包　浆膜性心包　浆膜性　脏层　壁层　心包腔
8. 室间隔膜部　卵圆窝
9. 左心室　左侧第 5 肋间隙锁骨中线内侧 1～2cm　右心房　左心房　右心房　右心室　左心耳　左心室　右心室　左心室
10. 左冠状动脉　右冠状动脉　主动脉窦　前室间支　左心室前壁　右心室前壁　室间隔前 2/3
11. 界沟　梳状肌
12. 心大静脉　前室间沟　心中静脉　后室间沟　心小静脉
13. 三尖瓣环　三尖瓣叶　腱索　乳头肌
14. 前室间沟　后室间沟　肌　膜
15. 肌部　右心室　右心房　左心室　右心室　右心房　右心室
16. 心内膜　心肌　心外膜　脏
17. 左　前　下　右　后　上

18. 心尖　心底　胸肋　膈　冠状沟　前室间沟　后室间沟　后房间沟　左心房　左心室　右心房　右心室
19. 右房室口　右房室瓣　三尖瓣　前瓣　后瓣　隔瓣　动脉圆锥　肺动脉　肺动脉　肺动脉瓣
20. 主动脉口　主动脉窦　左主动脉窦　右主动脉窦
21. 二尖瓣前瓣　室上嵴　肉柱　隔缘肉柱　右束支
22. 左房室口　左房室瓣　二尖瓣　前瓣　后瓣　主动脉前庭　主动脉　主动脉瓣

三、是非题

1. B　2. B　3. A　4. A　5. A

四、选择题

A 型题

1. D　2. B　3. A　4. D　5. C　6. B　7. C
8. D　9. A　10. D　11. C　12. E　13. C　14. B
15. C　16. C　17. B　18. E　19. A　20. B　21. C
22. B　23. D　24. C　25. E　26. B　27. D　28. E
29. B　30. D　31. A　32. B　33. A

X 型题

34. AC　35. BCDE　36. ABC　37. ABCDE
38. ADE　39. ACE　40. ABE　41. BD
42. BCDE　43. ABE　44. ABCE　45. DE
46. ABCE　47. ACE　48. CD　49. CE
50. ABCE　51. CDE　52. ACE　53. BCDE
54. ADE　55. BCDE　56. ABD　57. ABC
58. ABCDE

五、简答题

1.（1）体循环又称大循环，其循环途径如下：左心室→主动脉→主动脉各级分支→全身毛细血管→上、下腔静脉各级属支→上、下腔静脉→右心房。

（2）肺循环又称小循环，其循环途径如下：右心室→肺动脉干→左、右肺动脉→肺泡毛细血管→肺静脉→左心房。

2. （1）三尖瓣：防止血液从右心室逆流入右心房。

（2）肺动脉：防止血液从肺动脉逆流入右心室。

（3）二尖瓣：防止血液从左心室逆流入左心房。

（4）主动脉瓣：防止血液从主动脉逆流入左心室。

3.（1）左冠状动脉：起于升主动脉根部的左侧，经左心耳与肺动脉根部之间左行，随即分为前室间支和旋支：前室间支沿前室间沟下行，绕过心尖切迹终于后室间沟下 1/3 部。前室间支分支分布于左心室前壁、右室前壁一小部分即室间隔的前 2/3 区域；旋支沿冠状沟左行，绕过心左缘至心的膈面，分布于左心室侧壁、后壁及左心房。

（2）右冠状动脉：起自升主动脉根部的右侧，经右心耳和肺动脉干根部之间，沿冠状沟右行，绕过心右缘至心的膈面。它分布于右心房、右心室、室间隔后 1/3 和一部分左心室后壁，还分布到窦房结和房室结。

4. 心脏有四个腔，即右心房、右心室、左心房和左心室。左心房、右心房间有房间隔，左心室、右心室间有室间隔。

（1）右心房：可分前、后两部。前部又称固有心房，后部又称腔静脉窦。两部之间有纵行肌隆起即界嵴为界。固有心房壁腔面因有许多平行的梳状肌而凸凹不平。固有心房的左前下方有右房室口，通向右心室。右心房的三个入口是：上腔静脉口、下腔静脉口和冠状窦口。右心房内房间隔下部有一浅凹，称卵圆窝，为胎儿时期卵圆孔闭合的遗迹。右心房是体循环的终点。

（2）右心室：被一弓形的肌性隆起即室上嵴分为窦部（右心室流入道）和漏斗部（流出道）。①窦部：由右房室口至右心室尖。窦部室壁有许多交错排列的肌隆起，称肉柱。窦部可见由室壁突入室腔的锥体状肌束，称乳头肌。右房室口周缘有致密结缔组织构成的三尖瓣环、三尖瓣、腱索和乳头肌合称三尖瓣复合体。②漏斗部（动脉圆锥）：位于窦部左上方，腔面光滑无肉柱，其上端借肺动脉口通肺动脉干。肺动脉口周缘有三个肺动脉瓣。

（3）左心房：可分前、后两部。前部即左心耳，左心耳腔面肌小梁交织成网，当心功能障碍，心内血流缓慢时容易导致血栓形成。左心房后部较大，有五个开口：后方两侧分别有左肺上、下静脉和右肺上、下静脉开口；前下方有左房室口通左心室。

（4）左心室：以二尖瓣前瓣为界分为窦部（左心室流入道）和主动脉前庭（流出道）。①窦部：入口为左房室口，其周缘有二尖瓣。左心室的乳头肌强大，有前、后二个（或前、后二组），每个乳头肌尖端所发的腱索也连于相邻的两个瓣膜上。二尖瓣环、二尖瓣、腱索和乳头肌合称二尖瓣复合体。窦部腔面也有肉柱，但较右心室细小。②主动脉前庭：是左心室前内侧部分，此部室壁光滑无肉柱，其出口称主动脉口，口周缘有三个半月形的瓣膜，称主动脉瓣。瓣膜与动脉壁之间的内腔称主动脉窦，可区分为左、右、后三个窦。左、右窦的动脉壁上，分别有左、右冠状动脉的开口。

5. 心传导系统位于心壁内，主要由特殊分化的心肌细胞组成，包括窦房结、结间束、房室结、房室束、左右束支及浦肯野纤维网。正常心冲动的发源地在窦房结（起搏点），经结间束（部分至心房肌）至房室结，经房室束，再经左右束支至浦肯野纤维网，最后达心室肌。

（卓　飞）

第三节　全身动脉

【目的要求】

1. 掌握　①掌握主动脉的起止、行程与分布；掌握主动脉弓的分支；掌握肺动脉干及其分支的行程；掌握动脉韧带的位置与意义。②掌握左、右颈总动脉的起始与位置；掌握颈动脉窦、颈动脉小球的位置与功能；掌握颈外动脉的行程及其主要分支的行程、分布。③掌握锁骨下动脉、腋动脉、肱动脉、桡动脉和尺动脉的起止、行程与主要分支的分布。④掌握胸主动脉的起止、行程和主要分支。⑤掌握腹主动脉的起止、行程和分支；掌握腹腔干、肠系膜上动脉、肠系膜下动脉及其分支的行程和分布。⑥掌握髂总动脉、髂内动脉的起止和行程。⑦掌握髂外动脉、股动脉、腘动脉、胫前动脉、胫后动脉、足背动脉的起止、行程和分布。

2. 熟悉　①熟悉掌浅弓、掌深弓的位置和组成分支的分布及体表投影。②熟悉全身体表可以触摸到脉搏或压迫止血的动脉位置。

3. 了解　①了解锁骨下动脉、腋动脉、肱动脉、桡动脉和尺动脉的体表投影。②了解肾动脉、肾上腺动脉、精索内动脉（卵巢动脉）及腰动脉的行程、分布。③了解子宫动脉与输尿管位置关系及临床意义；了解直肠的动脉供应。④了解足底弓及腓动脉的分布。

【教学重点、难点】

1. 主动脉的起止、行程与分支分布。

2. 锁骨下动脉及其主要分支的起止、行程与分支分布。

3. 腹主动脉的主要分支及分布。

4. 髂外动脉及其主要分支的起止、行程与分支分布。

【教材精要】

动脉 artery：是运送血液离心到全身各器官的血管，起自于心室，从左心室发出的主动脉及其各级分支运送动脉血，而从右心室发出的肺动脉及其分支则运送静脉血。动脉反复分支，越分越细，最后与组织间隙的毛细血管网相连。

（一）肺循环的动脉

肺动脉干为一粗短的动脉干，起自右心室，在升主动脉前方向左上后方斜行，至主动脉弓下方分为左、右肺动脉，经肺门入肺。

动脉韧带 arterial ligament 为连于肺动脉分叉处稍左侧与主动脉弓下缘之间的纤维结缔组织索，其是胚胎时期动脉导管闭锁的遗迹，动脉导管若在出生后 6 个月尚未闭合，则称为动脉导管未闭，为常见的先天性心脏病之一。

（二）体循环的动脉

1. 主动脉　是体循环的动脉主干。其起自左心室，分为升主动脉、主动脉弓和降主动脉。主动脉弓上发出三条大动脉干：头臂干、左颈总动脉和左锁骨下动脉。降主动脉行经胸腔的一段称为胸主动脉，行经腹腔的一段称为腹主动脉。腹主动脉在第 4 腰椎平面分为左、右髂总动脉。

2. 头颈部的动脉　主要由颈总动脉的分支供应。颈总动脉约在甲状软骨上缘水平分支为颈内动脉和颈外动脉。

颈动脉窦 carotid sinus 是颈总动脉末端与颈内动脉起始部的膨大部分。窦壁外膜内有丰富的游离神经末梢称压力感受器，当血压增高时，窦壁扩张，刺激压力感受器，可反射性地引起心跳减慢、末梢血管扩张，血压下降。

颈动脉小球 carotid glomus 为颈总动脉分叉处后方的扁圆形小体，为化学感受器，能感受血液中二氧化碳分压、氧分压和氢离子浓度变化。当血液中氧分压降低或二氧化碳分压增高时，可反射性地促进呼吸加深加快。

（1）颈外动脉：在胸锁乳突肌深面上行，其主要分支有：甲状腺上动脉、舌动脉、面动脉、颞浅动脉、上颌动脉等。

（2）颈内动脉：垂直上升至颅底，经颈动脉管入颅，其在颈部无分支。

3. 上肢的动脉　主干为锁骨下动脉。

（1）锁骨下动脉：左锁骨下动脉直接起于主动脉弓，右锁骨下动脉起于头臂干，在第 1 肋外缘改名为腋动脉。锁骨下动脉主要分支有椎动脉、甲状颈干、胸廓内动脉。

左心室
↓
主动脉升部，左、右冠状动脉
↓
- 主动脉弓
  - 头臂干
    - 右颈总动脉
      - 颈外动脉：头面部，主要分支有
        - 甲状腺上动脉
        - 面动脉
        - 舌动脉
        - 上颌动脉→脑膜中动脉
        - 颞浅动脉
      - 颈内动脉：入颅
    - 右锁骨下动脉→腋动脉→肱动脉→桡动脉、尺动脉，形成掌浅弓、掌深弓
      - （右锁骨下动脉）↓ 椎动脉
      - （肱动脉）↓ 肱深动脉
  - 左颈总动脉：分支同右侧
  - 左锁骨下动脉：分支同右侧

↓
- 胸主动脉（行于脊柱左前方）
  - 脏支：支气管动脉、食管动脉等
  - 壁支：肋间后动脉、肋下动脉

↓
- 腹主动脉
  - 脏支
    - 成对（三对）
      - 肾动脉
      - 肾上腺中动脉
      - 睾丸动脉/卵巢动脉
    - 不成对（三支）
      - 腹腔干
        - 胃左动脉
        - 肝总动脉
        - 脾动脉
      - 肠系膜上动脉
      - 肠系膜下动脉
  - 壁支：膈下动脉、腰动脉、骶正中动脉

↓
- 左、右髂总动脉
  - 髂内动脉：臀上/下动脉、闭孔动脉、直肠下动脉、膀胱上/下动脉、子宫动脉（女）等
  - 髂外动脉→股动脉→腘动脉
    - （股动脉）↓ 股深动脉
    - 胫前动脉→足背动脉
    - 胫后动脉
      - 足底内侧动脉
      - 足底外侧动脉

（2）腋动脉：为锁骨下动脉的延续，行于腋窝内，至大圆肌下缘移行为肱动脉。

（3）肱动脉：在肱二头肌内侧缘下行，至桡骨颈平面分为桡动脉和尺动脉。肱动脉发出肱深动脉，与桡神经伴行，供应上臂后群肌肉。

（4）桡动脉和尺动脉：分别沿前臂的桡侧和尺侧下降。至手掌，两动脉的末端和分支在手掌吻合，形成双层动脉弓，即掌浅弓、掌深弓。

1）掌浅弓 superficial palmar arch：由尺动脉终末支和桡动脉掌浅支吻合而成，位于掌腱膜的深面。弓的凸侧缘约平掌骨的中部，由弓的凸侧发出三条指掌侧总动脉和小指尺掌侧动脉。

2）掌深弓 deep palmar arch：由桡动脉终末支和尺动脉掌深支吻合而成，位于掌中部屈指肌腱深面，弓的凸缘在掌浅弓的近侧一横指水平。由弓发出三条掌心动脉，掌心动脉注入指掌侧总动脉。

4. 胸部的动脉　主干为胸主动脉，其分支可分为壁支和脏支两种。

（1）壁支：主要有肋间后动脉、肋下动脉和膈上动脉，分布于胸壁、腹壁上部、背部和脊髓等处。

（2）脏支：包括支气管支、食管支，分支供应支气管、肺、食管和心包等。

5. 腹部的动脉　主干为腹主动脉，其分支可分为壁支、脏支两种。

（1）壁支：分布于腹壁结构，主要有腰动脉、膈下动脉、骶正中动脉。

（2）脏支：分布于腹腔脏器，有成对和不成对之分。

1）成对脏支：包括肾上腺中动脉、肾动脉和睾丸/卵巢动脉。

2）不成对脏支：包括腹腔干、肠系膜上动脉和肠系膜下动脉。

A. 腹腔干：分支有胃左动脉、肝总动脉、脾动脉。

B. 肠系膜上动脉：分支有胰十二指肠下动脉、中结肠动脉、右结肠动脉、回结肠动脉、空肠动脉、回肠动脉。

C. 肠系膜下动脉：分支有左结肠动脉、乙状结肠动脉和直肠上动脉等。

6. 盆部的动脉 腹主动脉在第 4 腰椎体的左前方，分为左、右髂总动脉。髂总动脉行至骶髂关节前方又分为髂内动脉和髂外动脉。

髂内动脉是盆部动脉的主干，沿小骨盆后外侧壁走行，分支亦有壁支和脏支两种。

（1）壁支：分支有闭孔动脉、臀上动脉、臀下动脉、髂腰动脉及骶外侧动脉。

（2）脏支：分支有脐动脉、膀胱下动脉、直肠下动脉、子宫动脉和阴部内动脉等。

7. 下肢的动脉 主干来自髂外动脉。髂外动脉沿腰大肌内侧缘下降，经腹股沟中点深面至股前部，移行为股动脉。

（1）股动脉：在股三角内下行，经收肌管，至腘窝移行为腘动脉。其主要分支有旋股内侧动脉、旋股外侧动脉和股深动脉。

（2）腘动脉：位于腘窝深面，至腘肌下缘分为胫后动脉和胫前动脉。分支分布于膝关节及周围肌肉。

（3）胫后动脉：沿小腿后面浅、深层肌之间下行，经内踝后方至足底，分为足底内侧动脉、足底外侧动脉。沿途分支供应小腿浅、深层肌，小腿外侧肌群和足底肌肉。

（4）胫前动脉：穿小腿骨间膜至小腿前面，在小腿前肌群之间下行，至踝关节移行为足背动脉。沿途分支供应小腿前肌群。

【强化训练题】

一、名词解释

1. arterial ligament
2. carotid sinus
3. carotid glomus
4. superficial palmar arch
5. deep palmar arch
6. aortic glomera

二、填空题

1. 主动脉发自________，全长按其行程依次分为______、______和______三段，后者在胸腔的一段称______，穿膈的主动脉裂孔入腹腔后改称______，至第 4 腰椎下缘高度分为______和______。

2. 主动脉弓凸面自右向左依次发出______、_____和______三大分支。

3. 指出下列动脉的明显搏动点位置：面动脉在______；颞浅动脉在______；桡动脉在______；足背动脉在______。

4. 颈动脉窦属于______感受器，感受______的变化；颈动脉小球属于______感受器，能感受血液中______、______和______的变化。

5. 左颈总动脉起自_______，右颈总动脉起自______，上升至甲状软骨上缘高度分为______和______。

6. 右锁骨下动脉起于_______，左锁骨下动脉起于______，其分支主要有______、________和______等。

7. 颈外动脉的直接分支有______、______、______、______和______等，脑膜中动脉由______动脉发出。

8. 腋动脉的主要分支有______、______、______、______、______和______等。

9. 腹主动脉不成对的脏支有______、______和______；成对的脏支有______、______和______。

10. 锁骨下动脉越第 1 肋外缘改称______，至大圆肌下缘移行为______，后者平桡骨颈高度分为______和______，后两者在手掌吻合成______和______；肩胛下动脉是______动脉的分支；肱深动脉是______动脉的分支，骨间总动脉是______动脉的分支。

11. 掌浅弓由______的终末支和______的掌浅支吻合而成，从其上发出______条______动脉和______条______动脉；掌深弓由______终末支和______的掌深支吻合而成，由弓上发出______条______动脉。

12. 腹腔干分为______、______和______三大分支；肠系膜上动脉的分支有______、______、______、______、______和______；胃十二指肠动脉是______的分支；直肠上动脉是______动脉的分支；直肠下动脉是______动脉的分支；阑尾动脉是______动脉的分支。

13. 分布到胃的动脉主要有______、______、______、______、______、________和________。

14. 供应结肠的动脉主要有______、______、______、______和______。

15. 直肠和肛管的动脉有______、______和______，它们分别发自______、______和______。

16. 髂内动脉是盆部的动脉主干，其分支有______

和______两种。前者的分支有______、______和______；后者的分支有______、______、______和______等。

17. 髂外动脉通过腹股沟韧带深面续为______动脉，至腘窝改称______动脉，后者至腘肌下缘分为______动脉和______动脉；股深动脉是______动脉的分支；腓动脉是______动脉的分支；足背动脉是______动脉的延续。

18. 胸主动脉的分支有______和______之分。前者包括______、______、______，为胸腔脏器供血，后者有______为肋间结构供血。

三、是非题（选择题模式，两个答案，A：对；B：错）

(　　) 1. 颈内动脉起始处的膨大称颈动脉小球，是感受血液化学变化的化学感受器。

(　　) 2. 耳屏前方可摸到其搏动的动脉是面动脉。

(　　) 3. 主动脉弓上三大分支自右向左依次是右锁骨下动脉、右颈总动脉、头臂干。

(　　) 4. 椎动脉自锁骨下动脉发出后，向上穿第1～7颈椎横突孔，经枕骨大孔入颅。

(　　) 5. 动脉里面流动的均是动脉血，静脉里面流动的均是静脉血。

(　　) 6. 肺动脉是肺的主要营养血管。

(　　) 7. 掌深弓由桡动脉终支和尺动脉的掌深支构成，位于手掌指屈肌腱的深面。

(　　) 8. 锁骨下动脉主要为上肢供血，起自主动脉弓。

(　　) 9. 胃的动脉血供均直接或间接起自腹腔动脉。

(　　) 10. 肺动脉干起自右心室，为一粗短的动脉干，于主动脉弓下方分为左、右肺动脉。

四、选择题

A 型题

1. 下面关于动脉的描述，不正确的是
A. 动脉为从心运送血液到全身各器官的血管
B. 动脉间可以吻合成动脉弓或动脉网
C. 一般终于毛细血管
D. 其内流动的血液均为含氧高的动脉血
E. 动脉管腔内一般没有瓣膜

2. 下面关于动脉分布的描述，正确的是
A. 因人体左右对称，故动脉分支始终保持左右对称
B. 人体每一大的局部，均是1条大的动脉主干
C. 每一条动脉血管均有同名静脉和神经伴行
D. 动脉分布的形式因器官的形态不同而异
E. 以上均正确

3. 下面关于肺动脉的描述，不正确的是
A. 肺动脉干起自右心室，为一粗短的动脉干
B. 肺动脉干在升主动脉后方向左后上方斜行，至主动脉弓下方分为左、右肺动脉
C. 左肺动脉较短，分两支进入左肺上叶和下叶
D. 右肺动脉较长而粗，在右肺门处分三支进入右肺上、中、下叶
E. 肺动脉内流动的是静脉血

4. 下面关于动脉韧带的描述，不正确的是
A. 位于主动脉弓下缘与肺动脉干分叉处稍偏右侧
B. 动脉导管若在出生后6个月尚未闭合，则为动脉导管未闭
C. 为胚胎期动脉导管闭锁后的遗迹
D. 为一纤维性结缔组织索
E. 动脉导管未闭为常见的先天性心脏病之一

5. 关于动脉韧带位置的描述，正确的是
A. 位于主动脉弓和上腔静脉之间
B. 位于肺动脉分叉处稍右侧和主动脉弓下缘之间
C. 位于肺动脉分叉处稍左侧和主动脉弓下缘之间
D. 位于主动脉弓和肺动脉的起始处
E. 位于胸主动脉起始部和主动脉弓下缘之间

6. 下面关于体循环与肺循环的说法，下列错误的是
A. 肺循环又称小循环　B. 体循环又称大循环
C. 肺循环主要是进行气体交换
D. 体循环主要是进行物质交换
E. 体内先进行肺循环然后进行体循环

7. 关于肺动脉口的描述，正确的是
A. 运送含氧量低的血液
B. 附近有冠状动脉的开口
C. 是右心室的入口
D. 有三片三角形的瓣膜　E. 没有上述特征

8. 下列血管流动静脉血的是
A. 主动脉　B. 腹腔干　C. 头臂干
D. 肺静脉　E. 肺动脉

9. 下面关于主动脉的描述，不正确的是
A. 主动脉是体循环的动脉主干
B. 主动脉起自左心室，起始段为升主动脉
C. 至右侧第2胸肋关节水平移行为主动脉弓
D. 主动脉弓凹侧发出左、右冠状动脉
E. 主动脉弓凸侧发出三大分支以供应头颈上肢的血液

10. 下列有关主动脉胸部行径的描述，正确的是

A. 起于脊柱右侧第 2 胸椎高度
B. 前方有胸导管伴行
C. 左侧有奇静脉伴行
D. 全程下行于椎体正前方
E. 约在第 12 胸椎水平穿膈肌的主动脉裂孔入腹腔
11. 主动脉弓上有三大分支，自右向左依次排列是
A. 右锁骨下动脉、右颈总动脉、头臂干
B. 右锁骨下动脉、头臂干、右颈总动脉
C. 右颈总动脉、右锁骨下动脉、头臂干
D. 头臂干、左锁骨下动脉、左颈总动脉
E. 头臂干、左颈总动脉、左锁骨下动脉
12. 下面关于颈总动脉的描述，不正确的是
A. 颈总动脉是头颈部的动脉主干
B. 两侧颈总动脉均起自主动脉弓
C. 两侧颈总动脉均沿气管、食管的外侧上行
D. 大多在甲状软骨上缘高度分支为颈内动脉和颈外动脉
E. 颈总动脉上段位置表浅，在活体上可摸到其搏动
13. 与颈总动脉伴行的静脉是
A. 颈总静脉 B. 颈外静脉 C. 颈内静脉
D. 下颌后静脉 E. 颈前静脉
14. 关于颈动脉小球的描述，正确的是
A. 位于颈总动脉分叉处前方动脉壁上
B. 位于颈总动脉末端和颈外动脉起始处
C. 借结缔组织连于颈总动脉分叉处的后方
D. 为压力感受器
E. 以上均不正确
15. 下列说法中，正确的是
A. 颈动脉小球是颈外动脉起始处的膨大
B. 颈动脉小球是压力感受器
C. 颈动脉窦是颈总动脉末段与颈内动脉起始部的膨大
D. 颈动脉小球位于颈外动脉的后壁处
E. 颈动脉窦是化学感受器
16. 若行头部临时止血，可将下列压在第 6 颈椎横突上的动脉是
A. 面动脉 B. 颞浅动脉 C. 颈总动脉
D. 颈内动脉 E. 颈外动脉
17. 颈外动脉的直接分支为
A. 甲状腺下动脉 B. 甲状腺上动脉
C. 下牙槽动脉 D. 椎动脉
E. 脑膜中动脉
18. 下面动脉不属于颈外动脉的分支是
A. 甲状腺上动脉 B. 舌动脉 C. 耳后动脉
D. 上颌动脉 E. 眼动脉
19. 脑膜中动脉发自
A. 颈外动脉 B. 颈内动脉 C. 面动脉
D. 上颌动脉 E. 以上都不是
20. 关于锁骨下动脉的描述，不正确的是
A. 左侧锁骨下动脉起自主动脉弓
B. 右侧锁骨下动脉起自头臂干
C. 经前斜角肌的前方行向外侧，至第 1 肋外侧缘续为腋动脉
D. 锁骨下动脉的主要分支——椎动脉经枕骨大孔入颅，供应颅内血液
E. 上肢出血时，可于锁骨上窝处将锁骨下动脉压向第 1 肋骨以止血
21. 胸肩峰动脉起自
A. 锁骨下动脉 B. 腋动脉 C. 椎动脉
D. 胸廓内动脉 E. 肱动脉
22. 关于肱动脉的描述，不正确的是
A. 在大圆肌下缘续自腋动脉
B. 沿肱二头肌外侧沟下行至肘窝
C. 于桡骨颈平面分支为桡动脉和尺动脉
D. 肱深动脉为肱动脉的主要分支
E. 肱动脉位置比较表浅，可以在体表扪摸到其搏动
23. 肱动脉在肘部的摸脉位置是
A. 肱三头肌腱内侧 B. 肱二头肌腱内侧
C. 肱二头肌腱外侧 D. 肱桡肌内侧
E. 旋前圆肌内侧
24. 桡动脉在腕部的摸脉位置是
A. 桡侧腕屈肌腱外侧 B. 桡侧腕屈肌腱内侧
C. 拇长展肌腱内侧 D. 掌长肌腱内侧
E. 拇长伸肌腱外侧
25. 足背动脉的摸脉位置是
A. 踇长伸肌腱外侧 B. 踇长伸肌腱内侧
C. 趾长伸肌腱外侧 D. 内踝前方
E. 外踝前方
26. 面动脉的压迫止血点在
A. 咬肌前缘与下颌骨下缘交点处
B. 口角外侧 C. 咬肌后缘与下颌角处
D. 鼻翼外侧 E. 颧弓后端
27. 某小儿右耳屏前方 0.5cm 处颧弓根部划伤引起大出血，系损伤的动脉是
A. 上颌动脉 B. 颞浅动脉 C. 颈内动脉
D. 颈外动脉 E. 面动脉
28. 有关椎动脉的说法，正确的是
A. 为颈外动脉的主要分支
B. 经前斜角肌外侧缘上行
C. 依次穿过第 1～7 颈椎的横突孔

D. 经枕骨大孔入颅　E. 以上均正确
29. 构成掌浅弓的动脉是
A. 桡动脉终支和尺动脉掌浅支
B. 尺动脉终支和桡动脉终支
C. 尺动脉终支和桡动脉掌浅支
D. 桡动脉终支和尺动脉掌深支
E. 尺动脉掌浅支和桡动脉的掌浅支
30. 构成掌深弓的动脉是
A. 桡动脉终支和尺动脉掌浅支
B. 尺动脉终支和桡动脉终支
C. 尺动脉终支和桡动脉掌浅支
D. 桡动脉终支和尺动脉掌深支
E. 尺动脉掌浅支和桡动脉的掌浅支
31. 子宫动脉起自
A. 髂内动脉　B. 髂外动脉　C. 闭孔动脉
D. 阴部内动脉　E. 以上都不对
32. 胸廓内动脉起自
A. 胸主动脉　B. 锁骨下动脉　C. 肋间前动脉
D. 甲状颈干　E. 以上都不对
33. 睾丸（卵巢）动脉来自
A. 腹主动脉　B. 腹腔干　C. 骼总动脉
D. 髂内动脉　E. 腰动脉
34. 肾动脉来自
A. 腹主动脉　B. 腹腔干　C. 肠系膜上动脉
D. 肠系膜下动脉　E. 腰动脉
35. 阑尾动脉发自
A. 空回肠动脉　B. 回结肠动脉
C. 中结肠动脉　D. 右结肠动脉
E. 左结肠动脉
36. 全胃的血液供应来自
A. 胃左动脉的分支
B. 胃左动脉和胃右动脉的分支
C. 胃左动脉和肝总动脉的分支
D. 脾动脉和肠系膜上动脉的分支
E. 腹腔干的各级分支
37. 分布于胃底的动脉主要为
A. 胃左动脉　B. 胃右动脉　C. 胃短动脉
D. 胃网膜右动脉　E. 胃网膜左动脉
38. 胃网膜右动脉发自
A. 腹腔干　B. 肝总动脉　C. 肝固有动脉
D. 胃十二指肠动脉　E. 脾动脉
39. 胃网膜左动脉起自
A. 腹腔干　B. 肝总动脉　C. 肝固有动脉
D. 胃十二指肠动脉　E. 脾动脉
40. 胃右动脉大多起自
A. 腹腔干　B. 肝总动脉　C. 肝固有动脉
D. 胃十二指肠动脉　E. 脾动脉
41. 胃左动脉起自
A. 腹腔干　B. 肝总动脉　C. 肝固有动脉
D. 胃十二指肠动脉　E. 脾动脉
42. 胃短动脉起自
A. 腹腔干　B. 肝总动脉　C. 肝固有动脉
D. 胃十二指肠动脉　E. 脾动脉
43. 脾动脉起自
A. 腹主动脉　B. 腹腔干　C. 肝总动脉
D. 胃十二指肠动脉　E. 肝固有动脉
44. 左结肠动脉起自
A. 腹主动脉　B. 腹腔干　C. 胃十二指肠动脉
D. 肠系膜上动脉　E. 肠系膜下动脉
45. 右结肠动脉起自
A. 腹主动脉　B. 腹腔干　C. 胃十二指肠动脉
D. 肠系膜上动脉　E. 肠系膜下动脉
46. 胰十二指肠上动脉起自
A. 肠系膜上动脉　B. 肝总动脉
C. 肝固有动脉　D. 胃十二指肠动脉
E. 胃网膜右动脉
47. 胰十二指肠下动脉起自
A. 肠系膜上动脉　B. 肝总动脉
C. 肝固有动脉　D. 胃十二指肠动脉
E. 胃网膜右动脉
48. 下列不属于肠系膜上动脉分支的是
A. 右结肠动脉　B. 左结肠动脉
C. 中结肠动脉　D. 回肠动脉
E. 回结肠动脉
49. 下列不属于脾动脉分支的是
A. 胃短动脉　B. 胃后动脉　C. 胃网膜左动脉
D. 胃网膜右动脉　E. 胰大动脉
50. 胆囊动脉一般发自
A. 腹腔干　B. 肝总动脉　C. 肝固有动脉
D. 肝固有动脉右支　E. 肝固有动脉左支
51. 下列不属于髂内动脉分支的是
A. 闭孔动脉　B. 骶正中动脉　C. 子宫动脉
D. 阴部内动脉　E. 臀上动脉
52. 直肠上动脉起自
A. 肠系膜上动脉　B. 肠系膜下动脉
C. 髂总动脉　D. 髂内动脉
E. 髂外动脉
53. 直肠下动脉起自
A. 肠系膜上动脉　B. 肠系膜下动脉
C. 髂总动脉　D. 髂内动脉　E. 髂外动脉
54. 阴部内动脉起自
A. 髂内动脉　B. 髂外动脉　C. 股动脉
D. 闭孔动脉　E. 以上均不是
55. 阴部外动脉起自

A. 髂内动脉 B. 髂外动脉 C. 股动脉
D. 闭孔动脉 E. 以上均不是
56. 下面关于股动脉的描述，正确的是
A. 经腹股沟韧带深面居股神经外侧
B. 股深动脉为其主要分支
C. 穿收肌腱裂孔至膝内侧
D. 在膝内侧可触及动脉搏动
E. 以上都不对
57. 下面关于腘动脉的描述，不正确的是
A. 在收肌腱裂孔下方续自股动脉
B. 在腘窝内分支为胫前动脉和胫后动脉
C. 在腘窝内发出数条关节支，参与膝关节动脉网的构成
D. 在腘窝内发出数条肌支，营养附近肌肉
E. 以上都不对
58. 腓动脉起自
A. 股动脉 B. 腘动脉 C. 胫后动脉
D. 胫前动脉 E. 以上都不是
59. 足背动脉是哪条动脉的延续
A. 股动脉 B. 腘动脉 C. 胫后动脉
D. 胫前动脉 E. 以上都不是
60. 腹壁浅动脉起自
A. 髂内动脉 B. 髂外动脉 C. 股动脉
D. 股深动脉 E. 以上均不是动脉
61. 旋股内侧动脉起自
A. 髂内动脉 B. 髂外动脉 C. 股动脉
D. 股深动脉 E. 以上均不是动脉
62. 旋髂深动脉起自
A. 髂内动脉 B. 髂外动脉 C. 股动脉
D. 臀上动脉 E. 臀下动脉
63. 约在第 1 腰椎高度起自腹主动脉前壁的是
A. 腹腔干 B. 肠系膜上动脉
C. 肠系膜下动脉 D. 第 1 对腰动脉
E. 肾动脉

X 型题

64. 关于主动脉的描述，正确的是
A. 主动脉是体循环的动脉主干
B. 主动脉由左心室发出，起始段为升主动脉
C. 升主动脉在右侧第 2 胸肋关节高度移行为主动脉弓
D. 主动脉弓转向左后方，在第 4 胸椎椎体上缘处移行为胸主动脉
E. 胸主动脉在 12 胸椎高度水平穿膈的主动脉裂孔，移行为腹主动脉
65. 主动脉弓的分支包括
A. 右颈总动脉 B. 左颈总动脉
C. 头臂干 D. 左锁骨下动脉
E. 支气管动脉支
66. 关于颈总动脉的描述，正确的是
A. 右侧者起自主动脉弓
B. 左侧者起自头臂干
C. 于甲状软骨水平分成颈内、外动脉
D. 分叉以前发出许多分支营养颈部有关器官
E. 分叉处后方有颈动脉小球
67. 下列关于颈动脉窦的说法，正确的是
A. 颈动脉窦是颈总动脉末端和颈内动脉起始部的膨大部
B. 窦壁外膜含游离神经末梢
C. 颈动脉窦是压力感受器
D. 当血压升高时，窦壁扩张，刺激压力感受器，可反射性引起心跳减慢、末梢血管扩张，血压下降
E. 以上说法都正确
68. 下面关于颈动脉小球的说法，正确的是
A. 颈动脉小球为扁椭圆小体
B. 借结缔组织连于颈总动脉分叉处的后方
C. 可感受血液中氧分压、二氧化碳分压和氢离子浓度的变化
D. 颈动脉小球是压力感受器
E. 以上说法都正确
69. 颈外动脉的直接分支有
A. 甲状腺上动脉 B. 舌动脉 C. 面动脉
D. 脑膜中动脉 E. 颞浅动脉
70. 锁骨下动脉的直接分支有
A. 椎动脉 B. 甲状颈干 C. 肋颈干
D. 胸廓内动脉 E. 甲状腺下动脉
71. 分布到颅内的动脉有
A. 面动脉 B. 脑膜中动脉 C. 椎动脉
D. 颈内动脉 E. 颞浅动脉
72. 关于前臂的动脉，正确的是
A. 在桡骨颈水平由肱动脉分出
B. 尺动脉末端与桡动脉的掌浅支吻合成掌浅弓
C. 桡动脉末端与尺动脉的掌深支吻合成掌深弓
D. 尺动脉发出拇主要动脉
E. 掌深弓上发出 5 条掌心动脉
73. 关于胸主动脉的说法，正确的是
A. 胸主动脉是胸部的动脉主干
B. 其分支有壁支与脏支两类
C. 壁支有肋间前动脉、肋下动脉和膈上动脉
D. 脏支有支气管支、食管支和心包支
E. 以上说法都正确
74. 关于腹主动脉的说法，正确的是
A. 腹主动脉是腹部的动脉主干
B. 其分支有壁支与脏支两类，但脏支较壁支

粗大
C. 脏支有成对和不成对脏支两种
D. 壁支有膈下动脉、骶正中动脉和5对腰动脉
E. 以上说法都正确
75. 腹主动脉的不成对脏支有
A. 腹腔干 B. 肝总动脉 C. 肠系膜上动脉
D. 中结肠动脉 E. 肠系膜下动脉
76. 腹主动脉的壁支有
A. 腰动脉 B. 肾动脉 C. 膈下动脉
D. 脾动脉 E. 骶正中动脉
77. 腹腔干的第一级分支有
A. 肝总动脉 B. 肝固有动脉 C. 胃右动脉
D. 脾动脉 E. 胃左动脉
78. 属于肠系膜上动脉的分支有
A. 直肠上动脉 B. 右结肠动脉
C. 空肠动脉 D. 中结肠动脉
E. 回结肠动脉
79. 属于肠系膜下动脉的分支有
A. 左结肠动脉 B. 右结肠动脉
C. 中结肠动脉 D. 乙状结肠动脉
E. 直肠上动脉
80. 在营养结肠的动脉中，正确的是
A. 右结肠动脉与回肠动脉和中结肠动脉吻合
B. 盲肠、阑尾由回结肠动脉分支营养
C. 中结肠动脉营养横结肠
D. 乙状结肠动脉是肠系膜下动脉的分支
E. 左结肠动脉与乙状结肠动脉和中结肠动脉吻合
81. 关于肾上腺血管的描述，正确的是
A. 膈下动脉发出肾上腺上动脉
B. 腹主动脉发出肾上腺中动脉
C. 腹腔干发出肾上腺下动脉
D. 左肾上腺静脉回流至左肾静脉
E. 右肾上腺静脉回流至下腔静脉
82. 胰的动脉供应来自
A. 脾动脉 B. 肠系膜上动脉 C. 胃左动脉
D. 胃十二指肠动脉 E. 胃网膜右动脉
83. 女性盆腔髂内动脉的分支有
A. 阴部内动脉 B. 膀胱下动脉
C. 卵巢动脉 D. 子宫动脉
E. 直肠下动脉
84. 髂外动脉的分支有
A. 闭孔动脉 B. 股动脉 C. 旋髂深动脉
D. 腹壁下动脉 E. 阴部内动脉
85. 股动脉的分支有
A. 股深动脉 B. 旋股内侧动脉
C. 旋股外侧动脉 D. 腹壁浅动脉
E. 阴部动脉
86. 胫后动脉的分支有
A. 腓动脉 B. 足底内侧动脉
C. 足底外侧动脉 D. 足背动脉
E. 趾背动脉
87. 下列可以直接在体表扪摸到其搏动的是
A. 锁骨下动脉 B. 面动脉 C. 肱动脉
D. 桡动脉 E. 足背动脉
88. 甲状颈干的分支有
A. 甲状腺上动脉 B. 甲状腺下动脉
C. 肩胛上动脉 D. 胸廓内动脉
E. 肩胛背动脉
89. 腋动脉的分支有
A. 胸肩峰动脉 B. 胸外侧动脉
C. 肩胛上动脉 D. 肩胛下动脉
E. 旋肱后动脉
90. 胃的血供包括
A. 胃左动脉 B. 胃右动脉 C. 胃网膜左动脉
D. 胃网膜右动脉 E. 胃短动脉

五、简答题

1. 全身体表可摸到哪些动脉的搏动?面前部出血，在何处压迫何动脉可以暂时止血?
2. 试述主动脉的起始、分布及主要分支。
3. 临床上进行胃切除手术时，要涉及哪些动脉?其分别来自什么动脉?
4. 简述肠系膜上动脉和肠系膜下动脉的分支及供血范围。
5. 子宫动脉发自何处?营养哪些器官?结扎时应注意什么?
6. 直肠和肛管的动脉来源于何处?
7. 右股动脉插管时,导管经哪些途径最终到达左冠状动脉?
8. 简述人体内具有两套血液供应的器官名称及来源。

【参考答案】

一、名词解释

1. arterial ligament：动脉韧带。为位于主动脉弓下缘与肺动脉干分叉处稍左侧的纤维性结缔组织索，是胚胎时期动脉导管闭锁后的遗迹。动脉导管若在出生后6个月尚未闭锁，则称动脉导管未闭，为常见的先天性心脏病之一。
2. carotid sinus：颈动脉窦。是颈总动脉末端与颈内动脉起始部的膨大部分。窦壁外膜内有丰富的游离神经末梢称压力感受器，当血压升高时，窦壁扩张，刺激压力感受器，可反射性地引起心跳

减慢、末梢血管扩张，血压下降。

3. carotid glomus：颈动脉小球。为颈总动脉分叉处后方的扁圆形小体，为化学感受器，能感受血液中二氧化碳分压、氧分压和氢离子浓度变化。当血液中氧分压降低或二氧化碳分压增高时，可反射性地促进呼吸加深加快。

4. superficial palmar arch：掌浅弓。由尺动脉终末支和桡动脉掌浅支吻合而成的，位于掌腱膜的深面。弓的凸侧缘约平掌骨的中部，由弓的凸侧发出三条指掌侧总动脉和小指尺掌侧动脉。

5. deep palmar arch：掌深弓。由桡动脉终末支和尺动脉掌深支吻合而成，位于掌中部屈指肌腱深面，弓的凸缘在掌浅弓的近侧一横指水平。由弓发出三条掌心动脉，掌心动脉注入指掌侧总动脉。

6. aortic glomera：主动脉小球。位于主动脉弓下方，靠近动脉韧带处的 2～3 个粟粒状小体，属化学感受器，能感受二氧化碳的浓度变化，从而调节呼吸。

二、填空题

1. 左心室　主动脉升部　主动脉弓　主动脉降部　胸主动脉　腹主动脉　左髂总动脉　右髂总动脉
2. 头臂干　左颈总动脉　左锁骨下动脉
3. 咬肌前缘绕下颌骨下缘处　外耳门前方颧弓根部　桡侧腕屈肌腱外侧　踇长伸肌腱外侧
4. 压力　血压　化学　二氧化碳分压　氧分压　氢离子浓度
5. 主动脉弓　头臂干　颈外动脉　颈内动脉
6. 头臂干　主动脉弓　椎动脉　胸廓内动脉　甲状颈干
7. 甲状腺上动脉　舌动脉　面动脉　上颌动脉　颞浅动脉　上颌
8. 胸最上动脉　胸肩峰动脉　胸外侧动脉　肩胛下动脉　旋肱前动脉　旋肱后动脉
9. 腹腔干　肠系膜上动脉　肠系膜下动脉　肾上腺中动脉　肾动脉　睾丸/卵巢动脉
10. 腋动脉　肱动脉　尺动脉　桡动脉　掌浅弓　掌深弓　腋　肱　尺
11. 尺动脉　桡动脉　3　指掌侧总　1　小指尺侧固有　桡动脉　尺动脉　3　掌心
12. 胃左动脉　肝总动脉　脾动脉　胰十二指肠下动脉　右结肠动脉　中结肠动脉　空肠动脉　回肠动脉　回结肠动脉　肝总　肠系膜下　髂内　回结肠
13. 胃左动脉　胃右动脉　胃网膜左动脉　胃网膜右动脉　胃后动脉　胃短动脉　左膈下动脉的胃底支
14. 回结肠动脉　右结肠动脉　中结肠动脉　左结肠动脉　乙状结肠动脉
15. 直肠上动脉　直肠下动脉　肛动脉　肠系膜下动脉　髂内动脉　阴部内动脉
16. 壁支　脏支　闭孔动脉　臀上动脉　臀下动脉　子宫动脉　阴部内动脉　直肠下动脉　膀胱下动脉
17. 股　腘　胫前　胫后　股　胫后　胫前
18. 脏支　壁支　心包支　食管支　支气管支　肋间后动脉

三、是非题

1. B　2. B　3. B　4. B　5. B　6. B　7. A　8. B　9. A　10. A

四、选择题

A 型题

1. D　2. D　3. B　4. A　5. C　6. E　7. A　8. E　9. D　10. E　11. E　12. B　13. C　14. C　15. C　16. C　17. B　18. E　19. D　20. C　21. B　22. B　23. B　24. A　25. A　26. A　27. B　28. D　29. C　30. D　31. A　32. B　33. A　34. A　35. B　36. E　37. C　38. D　39. E　40. C　41. A　42. E　43. B　44. E　45. D　46. D　47. A　48. B　49. D　50. D　51. B　52. B　53. D　54. A　55. C　56. B　57. E　58. C　59. D　60. C　61. C　62. B　63. B

X 型题

64. ABCE　65. BCDE　66. CDE　67. ABCDE　68. ABC　69. ABCE　70. ABCD　71. BCD　72. ABC　73. ABD　74. ABC　75. ACE　76. ACE　77. ADE　78. BCDE　79. ADE　80. BCDE　81. ABDE　82. ABD　83. ABDE　84. BCD　85. ABCD　86. ABC　87. ABCDE　88. BCE　89. ABDE　90. ABCDE

五、简答题

1. 全身体表主要可摸到面动脉、颞浅动脉、颈总动脉、锁骨上动脉、肱动脉、桡动脉、尺动脉、股动脉、足背动脉。面前部出血时可在咬肌前缘绕下颌骨下缘处压迫面动脉而止血。

2. 主动脉起自左心室主动脉口，起始段为升主动脉，至右侧第 2 胸肋关节高度移行为主动脉弓，再转向左后方，达第 4 胸椎椎体下缘处移行为降主动脉，各部分的分支包括：

（1）升主动脉：根部发出左、右冠状动脉，营养心脏。

（2）主动脉弓：自凸侧发出三大分支，由右向左依次为：头臂干、左颈总动脉、左锁骨下动脉。头臂干再分为右颈总动脉和右锁骨下动脉，分支供应头颈部和上肢。
（3）降主动脉：以膈主动脉裂孔为界可分为胸主动脉和腹主动脉两段，每段均发出脏支和壁支，分别供应胸、腹腔脏器和胸、腹壁肌以及皮肤。腹主动脉于第4腰椎下缘处分支为左、右髂总动脉。
3. 胃的血液供应来自腹腔干的分支。胃的小弯侧有胃左动脉和胃右动脉吻合而成的小弯动脉弓，动脉弓发出分支至小弯侧胃前、后壁；胃的大弯侧有胃网膜左、右动脉吻合而成的大弯动脉弓，由弓发出分支分布至大弯侧胃前、后壁；胃短动脉分布至胃底，约72%标本有胃后动脉分布至胃体后壁上部，还有左膈下动脉胃底支分布到胃底上部和贲门。因此，胃切除手术时可能会涉及以上动脉。
动脉来源：①胃左动脉发自腹腔干；②胃右动脉常发自肝固有动脉；③胃网膜左动脉发自脾动脉；④胃网膜右动脉发自胃十二指肠动脉；⑤胃短动脉发自脾动脉；⑥胃后动脉发自脾动脉；⑦左膈下动脉多起自腹腔干或腹主动脉。
4.（1）肠系膜上动脉的分支主要有：①胰十二指肠下动脉，分支分布于胰和十二指肠，并与十二指肠上动脉吻合成胰十二指肠前/后动脉弓；②中结肠动脉，分左、右支，分别与左、右结肠动脉吻合，营养横结肠；③右结肠动脉，分升支、降支与中结肠动脉和回结肠动脉吻合，分支至升结肠；④回结肠动脉，分支分布于回肠末端、盲肠和部分升结肠，还发出阑尾动脉以营养阑尾；⑤空、回肠动脉，为13～18支，发自肠系膜上动脉的左侧壁，行于小肠系膜内，分布于空肠和回肠。
（2）肠系膜下动脉的分支主要有：①左结肠动脉，营养降结肠；②乙状结肠动脉，2～3支，走行于乙状结肠系膜内，分支分布于乙状结肠；③直肠上动脉，是肠系膜下动脉的直接延续，分布于直肠上部。
5. 子宫动脉来源于髂内动脉，子宫动脉在子宫颈外侧向下发出阴道支，分布于阴道上部，主干于子宫阔韧带中迂曲上行，至子宫角处分为输卵管支和卵巢支，营养子宫、输卵管和卵巢。子宫动脉在距子宫颈外侧约 2cm 处从输尿管的前上方跨过，手术结扎子宫动脉时需贴近子宫颈，以避免误伤输尿管。
6. 直肠上、中部的血供来源于肠系膜下动脉的分支——直肠上动脉，直肠下部的血供来源于髂内动脉的分支——直肠下动脉。肛管的血供来源于髂内动脉的分支——阴部内动脉。
7. 右股动脉→右髂外动脉→右髂总动脉→腹主动脉→胸主动脉→主动脉弓→升主动脉→主动脉左窦→左冠状动脉。
8. 人体具有两套血液供应的器官主要有肺和肝脏。
（1）肺：①肺动脉，发自右心室，为肺的功能血管；②支气管动脉，发自胸主动脉，为肺的营养血管。
（2）肝脏：①门静脉，由脾静脉和肠系膜上静脉汇合而成，为肝的功能血管；②肝固有动脉，发自肝总动脉，为肝的营养血管。

（邱国平）

第四节 全身静脉

【目的要求】

1. 掌握 ①全身静脉的组成、回流的因素、静脉瓣的定义，上腔静脉的组成、起止、行程。②头臂静脉的组成和行程。掌握颈内静脉的起止、行程、属支及颅内外静脉的交通。掌握锁骨下静脉的起止、行程、临床意义及颈外静脉、颈前静脉的行径。③上肢浅静脉—头静脉、贵要静脉、肘正中静脉的行程及临床意义。④下腔静脉、髂总静脉、髂内静脉、髂外静脉的组成、起止、行程。掌握下腔静脉的属支。⑤下肢的浅静脉——足背静脉弓、小隐静脉、大隐静脉的行程、临床意义。⑥肝门静脉的组成、行程、分布及属支。肝门静脉系的结构特点及与上、下腔静脉的吻合部位及临床意义。

2. 熟悉 ①几种特殊静脉（硬脑膜窦、板障静脉和导静脉）和形态。②奇静脉、半奇静脉、副半奇静脉的起止、行程。③椎静脉丛的位置和交通。

3. 了解 ①左、右肺静脉的行径。②上肢深静脉与动脉伴行情况。③下肢深静脉与动脉伴行情况。

【教学重点、难点】

1. 静脉系的组成，静脉的特点。
2. 上腔静脉系的组成、分布及属支。
3. 下腔静脉系的组成、分布及属支。
4. 门静脉系的组成、分布及属支。

5. 上、下肢浅静脉的行程及临床意义。

【教 材 精 要】

静脉是运送血液回心的血管，起始于毛细血管，止于心房。静脉的数量比动脉多，管径较粗，管腔较大。与伴行的动脉相比，静脉管壁薄而柔软，弹性较小。标本上的静脉管壁塌陷，内有淤血。在结构和配布方面，静脉有下列特点：①静脉瓣 venous valves 成对，半月形，游离缘朝向心。静脉瓣有保证血液向心流动和防止血液逆流的作用。受重力影响较大的四肢静脉的瓣膜多，而躯干较大的静脉少或无瓣膜。②体循环静脉分浅静脉、深静脉两类，浅静脉位于皮下筋膜内，又称皮下静脉。浅静脉不与动脉伴行，最后注入深静脉，临床上，常经浅静脉注射、输液、取血或者插管等。深静脉位于深筋膜深面，与动脉伴行，又称伴行静脉。深静脉的名称和行程与同名动脉相同，引流范围与伴行动脉的分布范围大体一致。③静脉的吻合比较丰富。浅静脉在手和足等部位吻合成静脉网，深静脉环绕容积经常变动的器官形成静脉丛。④结构特殊的静脉包括硬脑膜窦和板障静脉，硬脑膜窦位于颅内，无平滑肌和瓣膜，故外伤时出血难止，板障静脉位于板障内，壁薄无瓣膜。

全身的静脉分为肺循环的静脉和体循环的静脉。

一、肺循环的静脉

肺静脉左右各二，分别称为左、右肺上静脉和肺下静脉，起自肺门，横行向内，分别注入左心房的后部。肺静脉输送动脉血，有别于体循环的静脉。

二、体循环的静脉

体循环的静脉可分为三个系统，即心静脉系、上腔静脉系和下腔静脉系。除心静脉已在心脏部分观察外，目前只观察上腔静脉系、下腔静脉系两个系统。

（一）上腔静脉系

上腔静脉系是由上腔静脉及其属支所组成，汇集头、颈、胸、上肢的静脉，最后注入右心房。

1. 上腔静脉 是一条粗而短的静脉干，由左、右无名静脉在右侧第 1 肋软骨与胸骨连结处的后方汇合而成，后垂直下降，在右侧第 3 胸肋关节的后方注入右心房。在进入右心房处有奇静脉汇入。

2. 无名静脉 左右各一，分别由同侧颈内静脉和锁骨下静脉在同侧的胸锁关节的后方汇合而成，汇合处所成的夹角称为静脉角 venous angle。右侧无名静脉较短，行程较直，左侧无名静脉较长，行向右下方与右侧汇合。

3. 颈内静脉 为颈部最大的静脉干，与颈外静脉共同收纳头、颈部的血流。它起始于颈静脉孔，下行与颈内动脉、颈总动脉伴行，收集颅内硬脑膜窦和来自咽、舌、喉、甲状腺和头面部的静脉。颈内静脉的颅外属支主要有：

（1）面静脉：在眼内眦处起自内眦静脉，与面动脉伴行至下颌角下方与下颌后静脉的前支汇合成面总静脉，面总静脉在平舌骨大角处注入颈内静脉。面静脉通过内眦静脉经眼上静脉与颅内海绵窦相交通。

（2）上颌后静脉：有颞浅静脉与上颌静脉在腮腺内汇合而成，下行分为前、后两支，前支向前下方汇入面静脉合成面总静脉，后支与耳后静脉及枕静脉汇合成颈外静脉。

4. 颈外静脉 是颈部最大的浅静脉，在平下颌角处有下颌后静脉后支与耳后静脉合成颈外静脉，在胸锁乳突肌浅面下行，汇入锁骨下静脉。临床上小儿科常用此静脉取血、输血或注射药物。

5. 锁骨下静脉 是腋静脉的延续，自第 1 肋外缘至胸锁关节后方与颈内静脉合成无名静脉。其主要收集上肢的静脉，在颈部还收集颈外静脉的血液。

6. 上肢的静脉 上肢的深静脉与上肢的同名动脉伴行，最后汇入锁骨下静脉。上肢的浅静脉主要有起自手背静脉网头静脉和贵要静脉。

（1）头静脉：起自手背静脉网的桡侧，沿前臂桡侧上行，经肘前方，在上臂沿肱二头肌的外侧上升，最后经胸大肌三角肌间沟穿深筋膜注入锁骨下静脉或腋静脉。

（2）贵要静脉：起自手背静脉网的尺侧，沿前臂尺侧上升，经肘前方，在上臂沿肱二头肌的内侧上升，于上臂中点穿深筋膜，汇入腋静脉或肱静脉。

（3）肘正中静脉：位于肘窝处斜行连接头静脉和贵要静脉。肘部浅静脉变异较多，亦是临床进行静脉穿刺的常用部位。

7. 奇静脉 起自右腰升静脉，沿胸椎体右侧上升，在胸主动脉之右，至第 4 胸椎水平，向前绕右肺根上方注入上腔静脉。奇静脉沿途收集右侧肋间后静脉、半奇静脉、食管静脉及支气管静脉。

（1）半奇静脉：起自左腰升静脉，沿胸椎体左侧上行，约平第 9 或第 10 胸椎水平向右横过椎体，注入奇静脉。收集左侧下部肋间后静脉。

（2）副半奇静脉：沿胸椎体左侧下行，沿途收集左侧中上部肋间后静脉，注入半奇静脉或直接注入奇静脉。

（二）下腔静脉系

下腔静脉系由下腔静脉及其属支组成，主要收集下肢、盆部及腹部的静脉血。

1. 下肢的静脉 下肢深静脉与下肢同名动脉伴行，最后汇入髂外静脉。

下肢的浅静脉主要有起自足背静脉弓内侧的大隐静脉和外侧的小隐静脉。以下肢浅静脉标本观察。

（1）大隐静脉：起自足背静脉网的内侧，经内踝前方上升，沿胫骨的内侧缘，经髌骨内缘后四横指处，沿股内侧上升，最后穿卵圆窝注入股静脉。在此附近一般有股内侧浅静脉、股外侧浅静脉、腹壁浅静脉、旋髂浅静脉、阴部外浅静脉等属支汇入。

（2）小隐静脉：起自足背静脉网的外侧，经外踝的后方，沿小腿后方上升至腘窝注入腘静脉。

2. 盆部的静脉

（1）髂总静脉：由髂内静脉与髂外静脉在骶髂关节前方汇合而成，与同名动脉伴行。

（2）髂内静脉：短而粗，收集盆壁及盆腔脏器的静脉。

（3）髂外静脉：是股静脉的直接延续，主要收集下肢的静脉。

3. 腹部的静脉

（1）下腔静脉：由左、右髂总静脉在第4、5腰椎间的右侧汇合而成。沿腹主动脉右侧上行，穿膈的腔静脉孔入胸腔开入右心房。

1）肾静脉：短而粗，由肾门至下腔静脉，多行于肾动脉之前，左侧者还收集左精索内静脉。

2）精索内静脉：（男性为睾丸静脉，女性为卵巢静脉）起于睾丸，与同名动脉伴行。右侧直接汇入下腔静脉，左侧者以直角汇入左肾静脉（因血液回流不够通畅，故常发生左侧精索静脉曲张）。

3）肝静脉：肝静脉收集肝门静脉及肝动脉回流的血流，有三条大干，均包埋在肝实质内，直接注入肝右纵沟内的下腔静脉。故可在肝游离标本上观察可见下腔静脉，在其腔内见有大小不等的静脉开口，此即肝静脉的开口（第二肝门）。腹腔不成对脏器静脉先汇合成肝门静脉，进入肝脏后，再经肝静脉注入下腔静脉。

（2）肝门静脉系：由肝门静脉及其属支组成，收集腹盆部消化道（包括食管腹段，但齿状线以下肛管除外）、脾、胰和胆囊的静脉血。起始端和末端与毛细血管相连，无功能性瓣膜。

1）肝门静脉：通常肝门静脉多由肠系膜上静脉与脾静脉汇合而成，经胰颈和下腔静脉之间进入肝十二指肠韧带。但由于肠系膜下静脉及胃左静脉汇入部位的不同，故肝门静脉的组成又有各种类型。肠系膜上静脉与脾静脉汇合的部位，一般在胰颈的后方，因此肝门静脉与胰的关系密切，胰的病变常可累及肝门静脉。

2）属支：肝门静脉的属支主要有肠系膜上静脉、脾静脉、胃左静脉和肠系膜下静脉。此外，还有胃右静脉、胆囊静脉和附脐静脉。上述属支，除胆囊静脉、附脐静脉为数条细小静脉外，主要属支基本与各自的同名动脉伴行。

3）肝门静脉与上下腔静脉之间的交通途径：肝门静脉与腔静脉系统之间，存在广泛的侧支吻合，这些吻合支，在正常情况下不开放，但在肝门静脉高压症时，则开放形成侧支循环，使肝门静脉系统部分血液导入腔静脉，从而降低肝门静脉的压力。门-腔静脉间的侧支循环有四个途径。

A. 肝门静脉系统的胃左静脉、胃短静脉和胃后静脉，在食管下段和胃底处，与腔静脉系统奇静脉的食管静脉相吻合。在肝门静脉高压时，血液可经胃左静脉至食管静脉、奇静脉流入上腔静脉，因此可发生食管、胃底静脉曲张。

B. 肝门静脉系统的肠系膜下静脉的直肠上静脉，在直肠下段与腔静脉系统的髂内静脉的直肠中、下静脉相吻合，在肝门静脉高压时，直肠下段静脉可曲张，形成痔。

C. 肝门静脉系统的附脐静脉，在脐周围与腹壁上静脉及胸腹壁静脉相吻合，与上腔静脉相交通。同时，也与腹壁下静脉及腹壁浅静脉相吻合，而与下腔静脉相交通。在肝门静脉高压时，位于脐周围的腹壁浅表静脉可曲张，称为“海蛇头”。

D. 肝门静脉系统的脾静脉，肠系膜上、下静脉，以及升结肠、降结肠和十二指肠，胰、肝等脏器的小静脉，在腹膜后与腔静脉系统的腰静脉、低位的肋间后静脉、膈下静脉及睾丸静脉等相吻合，形成 Retzius 静脉。当肝门静脉高压时，均可曲张和增多，以降低肝门静脉的高压。

第五节 淋巴系统

【目的要求】

1. 掌握 ①淋巴系统的构成及配布特点。②淋巴干及淋巴导管的组成、行程、注入及收集回流因素。③头颈部主要淋巴结群的分布部位及其收集范围和输出，颈淋巴干的形成和注入。④锁骨下淋巴结、腋淋巴结各群的分布和收集范围。掌握锁骨下干的形成和收集范围。掌握肘淋巴结的分布和收集范围。⑤胸壁和胸腔内的各主要淋巴结群（胸骨淋巴结、纵隔淋巴结、肺门淋巴结）的分布和收集范围、临床意义。⑥腰淋巴结、腹腔淋巴结、肠系膜上淋巴结、肠系膜下淋巴结的分布和收集范围及腰干和肠干的形成与范围。⑦髂内淋巴结、髂外淋巴结骶淋巴结的分布和收集范围及临床意义。掌握腹股沟深、浅淋巴结分布和收集范围。⑧乳糜池的位置；掌握胸导管的起始、行程、注入及收集范围；右淋巴导管的组成、注入和收集范围。

2. 熟悉 ①脾的形态和位置。②胸腺的位置和形态。

3. 了解 ①胸壁和胸腔主要淋巴结群的分布。②它们的一般功能概念。

【教学重点、难点】

1. 淋巴系统的构成；淋巴干及淋巴导管的组成、行程。

2. 全身主要的淋巴结群。

3. 胸导管和右淋巴导管的起始、行程、注入及收集范围。

【教材精要】

淋巴系统由淋巴管道、淋巴器官和淋巴组织构成。在淋巴管内的淋巴液向心汇集流动的过程中，淋巴管也逐渐变粗，最终经胸导管和右淋巴导管分别注入左、右静脉角。淋巴管与淋巴结lymph node连接，进入淋巴结的淋巴管称输入淋巴管，穿出淋巴结的淋巴管称输出淋巴管。淋巴器官包括淋巴结、脾和胸腺等。

一、全身主要淋巴结群及其汇流区域

淋巴结多沿血管周围分布，群聚于身体凹窝中或在器官附件及胸腹盆腔大血管附件周围，全身主要淋巴结群有：

（一）头颈部淋巴结

大部分位于头颈交界处及静脉主干周围。

1. 下颌下淋巴结 位于下颌下腺附近，接受来自面部软组织、牙和牙龈、舌前部、舌下腺等处的淋巴管，输出管至颈外侧深淋巴结。

2. 颈外侧浅淋巴结 在胸锁乳突管后缘和浅面，沿颈外静脉排列，收纳颈部淋巴管和乳突淋巴结的输出管，其输出管注入颈外侧深淋巴结。

3. 颈外侧深淋巴结 主要沿颈内静脉排列，通常以肩胛舌骨肌与颈内静脉的交叉处为界分为上下两群。上群部分淋巴结位于咽鼻部的后方，又称咽后淋巴结，其中位于二腹肌后腹下方与颈内静脉之间的一个较大淋巴结称为颈内静脉二腹肌淋巴结（或称角淋巴结）。颈深淋巴结下群中位于锁骨上窝内的一部分又称锁骨上淋巴结。颈外侧深淋巴结收集颈深部、喉、甲状腺等处淋巴结，以及下颌下淋巴结、颈浅淋巴结来的淋巴管，其输出管形成颈干。

（二）上肢的淋巴结

腋淋巴结：位于腋腔内，约数十个分为数群沿腋动脉分支排列，它收集上肢、胸前壁（包括乳房）腹壁上部和背部等处的淋巴，其输出管汇集成锁骨下干。

（三）胸部的淋巴结

胸部的淋巴结可分为胸壁的淋巴结和胸腔脏器的淋巴结。

1. 肺门淋巴结 位于肺门处。

2. 气管支气管上、下淋巴结 位于气管分叉附近。以上两组淋巴结收集肺、支气管等的淋巴，输出管参加组成支气管纵隔干。

（四）腹部的淋巴结

1. 肠系膜淋巴结 位于肠系膜内。多沿肠动脉排列，收集空肠、回肠的淋巴。

2. 腹腔淋巴结 位于腹腔动脉起始部附近，收集腹腔动脉分布与各器官的淋巴，输出管参与组成肠干。

3. 腰淋巴结 位于腹主动脉和下腔静脉的两侧，收集腹后壁淋巴，腹部成对脏器的淋巴及髂总淋巴结的输出管。其输出管形成腰干。

（五）盆部的淋巴结

1. 髂总淋巴结 位于髂总动脉的两侧和后方，收集髂内、外淋巴结来的淋巴管。其输出管至腰淋巴结。

2. 髂内淋巴结 沿髂内动脉及其分支分布，主要收集盆腔脏器的淋巴，输出管至髂总淋巴结。

3. 髂外淋巴结 位于髂外动脉两侧，主要收集腹股沟淋巴结的输出管，输出管至髂总淋巴结。

（六）下肢的淋巴结

腹股沟淋巴结可分为腹股沟浅淋巴结和腹股沟深淋巴结。

1. 腹股沟浅淋巴结 位于腹股沟韧带下方及大隐静脉上端周围，收集腹腔下部、臀部浅层、会阴、外生殖器和下肢部分的淋巴。输出管到达腹股沟深淋巴结。

2. 腹股沟深淋巴结 位于腔静脉内侧，收集腹股沟浅淋巴结输出管和下肢深淋巴管。其输出管至髂外淋巴结。

二、全身的主要淋巴导管和淋巴干

淋巴导管包括胸导管 thoracic duct 和右淋巴导管 right lymphatic duct。

（一）胸导管

胸导管是全身最大的淋巴管，长 30～40cm，通常在第 1 腰椎前面由左、右腰干和肠干汇合而成。其起始部常呈膨大，称乳糜池。胸导管起始后与主动脉一起经膈主动脉裂孔入胸腔，走在食管后方，沿脊柱右前方上升，至第 5 胸椎附近转向左侧，出胸腔上口达颈根部，呈弓状弯曲，注入左静脉角。胸导管在注入静脉之前，接纳胸部来的左支气管纵隔干、颈部来的左颈干，上肢来的左锁骨下干（各干亦可单独注入左静脉角）。由腰淋巴结来的左、右腰干和由腹腔淋巴结，肠系膜上、下淋巴结来的肠干注入乳糜池。因此，胸导管收集双下肢、盆腹部（体壁和脏器）、左肺、左半心、左半胸壁、左上肢、左半头颈的淋巴。

（二）右淋巴导管

右淋巴导管为一短干，收集右颈干、右锁骨下干和右支气管纵隔干，注入右静脉角（以上各干有时亦可单独注入右静脉角）。右淋巴导管收集右上肢、右半头颈部和右肺、右半心、右半胸壁、肝右叶上面和部分膈的淋巴。

三、脾

脾为长椭圆形的实质性器官，呈暗红色，与左季肋部第 9～11 肋相对，其长轴与第 10 肋一致，在肋弓下不能触及。脾外侧面隆凸，内侧面有一凹陷，称脾门，脾的血管、神经由此出入，脾的前缘锐利，有 2～3 个切迹，称脾切迹。

四、胸腺

胸腺有明显的年龄变化。新生儿的胸腺为 10～15g，胸腺从出生到成年不断生长，成年以后逐渐退化。

胸腺的功能很复杂，目前认为胸腺主要功能为对淋巴细胞和淋巴组织发育有控制作用，新生儿时期的功能为与淋巴组织的正常发育有关。但其髓质表皮细胞被认为亦能分泌激素。

【强化训练题】

一、名词解释

1. vein valve
2. cisterna chyli
3. thoracic duct
4. venous angle
5. right lymphatic duct

二、填空题

1. 肝门静脉的主要属支是______、______、______、______。

2. 左侧睾丸静脉注入______，大隐静脉注入______，头静脉注入______。

3. 沟通上、下腔静脉的通道有______、______、______、______。

4. 胸导管起始部常呈膨大称______，通常在第 1 腰椎前面由______、______和______汇合而成，它在注入左静脉角前还要接纳胸部来的______干、颈部来的______干、上肢来的______干。

5. 右淋巴导管由______、______和______汇合而成。

6. 颈内静脉于颈静脉孔处续于______，下行至胸锁关节后方与______汇合成头臂静脉，汇合处的夹角称______，左侧有______注入、右侧有______注入。

7. 淋巴系由______、______和______组成。

8. 全身的淋巴干成对的有______、______、______和______，不成对的有______。

9. 奇静脉和半奇静脉分别起自______和______，奇静脉沿途收集______、______、______和______的血液；半奇静脉则收集______、______和______的血液。

三、是非题（选择题模式，正确选 A；错误选 B）

（ ）1. 门静脉与上、下腔静脉间有多处吻合，其中重要的吻合处有食管静脉丛、直肠静脉丛和脐周静脉丛。

(　　) 2. 睾丸静脉均汇入肾静脉。

(　　) 3. 动脉里面流动的均是动脉血，静脉里面流动的均是静脉血。

(　　) 4. 右淋巴导管是由右颈干，右锁骨下干和右支气管纵隔干汇合而成，末端注入右静脉角。

(　　) 5. 脾上缘较锐，前部有2～3个脾切迹，当脾大时为触诊脾的标志。

(　　) 6. 淋巴管内无瓣膜。

四、选择题

A型题

1. 关于上腔静脉的描述正确的是
A. 由左、右锁骨下静脉合成
B. 由左、右颈内静脉合成
C. 有颈外静脉注入
D. 由左、右头臂静脉合成
E. 注入左心房

2. 关于门静脉的说法错误的是
A. 由肝门入肝 B. 多由肠系膜上、下静脉合成
C. 胃左静脉是其属支
D. 与上、下腔静脉系之间有吻合
E. 没有静脉瓣

3. 肝静脉注入
A. 下腔静脉 B. 门静脉 C. 上腔静脉
D. 右心房 E. 肝脏

4. 贵要静脉注入部位是
A. 腋静脉 B. 锁骨下静脉 C. 肱静脉
D. 头静脉 E. 尺静脉

5. 关于头静脉的描述正确的是
A. 为上肢的深静脉
B. 起于手背静脉网的桡侧
C. 沿肘窝正中走行
D. 注入头臂静脉
E. 由颈内静脉与锁骨下静脉合成

6. 关于肘正中静脉的描述正确的是
A. 为上肢的深静脉 B. 起于手背静脉网
C. 位于肘窝部 D. 注入腋静脉
E. 注入肱静脉

7. 关于奇静脉的描述正确的是
A. 起自左腰升静脉 B. 收集左肋间后静脉
C. 只收纳食管静脉 D. 注入上腔静脉
E. 汇入下腔静脉

8. 关于颈内静脉的描述正确的是
A. 在颈静脉孔处接续乙状窦
B. 伴颈内、外动脉下行
C. 与颈外静脉汇合成头臂静脉
D. 只收集颈部的静脉血 E. 注入上腔静脉

9. 关于颈外静脉的描述正确的是
A. 是颈部的深静脉
B. 位于胸锁乳突肌的浅面
C. 沿胸锁乳突肌深面走行
D. 收集面浅部的静脉血 E. 注入头臂静脉

10. 关于大隐静脉的描述正确的是
A. 为下肢的深静脉
B. 起自足背静脉弓的外侧部
C. 经内踝后方上行 D. 注入股静脉
E. 注入腘静脉

11. 关于小隐静脉的描述正确的是
A. 在足的内侧缘起自足背静脉弓
B. 经内踝后方 C. 经外踝前方
D. 沿小腿后面上升 E. 注入股静脉

12. 关于脾脏的描述，不正确的是
A. 位于左季肋区 B. 为人体最大的淋巴器官
C. 其长轴与第10肋一致
D. 后缘有脾切迹，是触诊脾的标志
E. 脾也有造血、储血功能

13. 肝门静脉不收集下列脏器的血液的是
A. 肝 B. 胆囊 C. 胃和大肠
D. 胰 E. 脾

14. 淋巴系统不包括
A. 毛细淋巴管 B. 淋巴管和淋巴结
C. 胸腺 D. 脾 E. 肾上腺

15. 淋巴管道不包括
A. 毛细淋巴管 B. 淋巴管 C. 右淋巴导管
D. 胸导管 E. 动脉导管

16. 不属于淋巴器官的结构是
A. 脑垂体 B. 淋巴结 C. 扁桃体
D. 脾脏 E. 胸腺

17. 关于淋巴结的描述正确的是
A. 为灰红色圆形和椭圆形小体
B. 隆凸侧有淋巴结门
C. 淋巴结门有数条输入淋巴管出入
D. 外包脂肪组织的被膜
E. 皮质和髓质有丰富血窦

18. 关于胸导管说法正确的是
A. 起于小肠的乳糜池 B. 通过腔静脉孔
C. 位于食管前方 D. 收集5条淋巴干
E. 注入左静脉角

19. 有关胸导管，错误的叙述是
A. 起自乳糜池 B. 注入右静脉角
C. 收集全身3/4部位的淋巴

D. 与左锁骨上淋巴结之间有侧支通路
E. 有侧支注入奇静脉
20. 关于乳糜池的描述正确的是
A. 位于第3腰椎前方 B. 接受左支气管纵隔干
C. 接受左锁骨下干 D. 接受左颈干
E. 接受左腰干
21. 不汇入胸导管的淋巴干是
A. 左颈干 B. 右颈干 C. 左腰干
D. 右腰干 E. 肠干
22. 不注入胸导管的淋巴干是
A. 左颈干 B. 左锁骨下干
C. 左支气管纵隔干 D. 右颈干 E. 肠干
23. 收集腹腔不成对脏器淋巴的淋巴干是
A. 左颈干 B. 右颈干 C. 腰干
D. 肠干 E. 右支气管纵隔干
24. 胸导管收集的淋巴范围是
A. 上半身的淋巴 B. 左半身的淋巴
C. 下半身与左侧上半身的淋巴
D. 下半身与右侧上半身的淋巴
E. 右侧上半身的淋巴
25. 关于右淋巴导管正确的说法是
A. 为最大的淋巴管
B. 主要收集右上半身的淋巴液
C. 注入右颈内静脉
D. 由右颈干和右锁骨下干合成
E. 与胸导管间无交通
26. 在头颈交界线上的淋巴结不包括
A. 颈前淋巴结 B. 耳后淋巴结
C. 腮腺淋巴结 D. 下颌下淋巴结
E. 颏下淋巴结
27. 颈前深淋巴结群不包括
A. 锁骨上淋巴结 B. 甲状腺淋巴结
C. 气管前淋巴结 D. 喉前淋巴结
E. 气管旁淋巴结
28. 沿喉返神经排列的淋巴结是
A. 颈前浅淋巴结 B. 气管旁淋巴结
C. 甲状腺淋巴结 D. 气管前淋巴结
E. 喉前淋巴结
29. 鼻咽癌和舌根癌常首先转移至的淋巴结是
A. 颈外侧浅淋巴结
B. 颈内静脉肩胛舌骨肌淋巴结
C. 颈内静脉二腹肌淋巴结
D. 副神经淋巴结 E. 斜角肌淋巴结
30. 舌尖癌常首先转移至的淋巴结是
A. 颈外侧浅淋巴结
B. 颈内静脉肩胛舌骨肌淋巴结
C. 颈内静脉二腹肌淋巴结 D. 副神经淋巴结
E. 斜角肌淋巴结
31. 被称为 Virchow 淋巴结的是
A. 右锁骨上淋巴结 B. 左锁骨上淋巴结
C. 右斜角肌淋巴结 D. 左斜角肌淋巴结
E. 中斜角肌淋巴结
32. 胸前外侧壁及乳房外侧和中央部的淋巴注入的腋淋巴结是
A. 肩胛下淋巴结 B. 外侧淋巴结
C. 胸肌淋巴结 D. 中央淋巴结
E. 尖淋巴结
33. 沿腋静脉近端排列的淋巴结是
A. 锁骨上淋巴结 B. 尖淋巴结
C. 外侧淋巴结 D. 胸肌淋巴结
E. 中央淋巴结
34. 被称为肺门淋巴结的是
A. 肺淋巴结 B. 纵隔后淋巴结
C. 气管旁淋巴结 D. 支气管肺淋巴结
E. 气管支气管淋巴结

X 型题

35. 关于下腔静脉的描述，正确的是
A. 由左右髂总静脉汇合而成
B. 收集人体下半身的静脉血
C. 行于腹主动脉左侧
D. 穿膈的腔静脉孔入胸腔
E. 有左侧睾丸静脉注入
36. 关于肝门静脉的描述，正确的是
A. 由脾静脉和肠系膜上静脉汇合而成
B. 行于肝十二指肠韧带内
C. 有静脉瓣
D. 收集腹腔内不成对脏器的血管
E. 注入肝静脉
37. 肝门静脉系统的属支是
A. 肝静脉 B. 肠系膜上静脉
C. 肠系膜下静脉 D. 脾静脉
E. 附脐静脉
38. 对于下腔静脉的描述，正确的是
A. 全身最大静脉干 B. 位于腹后壁
C. 沿脊柱右前方及腹主动脉的右侧上行
D. 于第8胸椎高度穿膈腔静脉孔进入胸腔
E. 回流至右心房
39. 肝门静脉高压时，侧支循环开放可引起
A. 食管静脉曲张 B. 直肠静脉丛曲张
C. 肝静脉高压 D. 脐周静脉曲张
E. 颈外静脉怒张
40. 关于静脉的描述，正确的是
A. 静脉是导血回心的血管 B. 起于毛细血管
C. 静脉内腔都有静脉瓣存在，以防止血液逆流

D. 最终都回流至右心房
E. 静脉内流动的不一定是静脉血
41. 关于上肢浅静脉的描述，正确的是
A. 贵要静脉起自手背静脉网的桡侧
B. 头静脉起自手背静脉网的尺侧
C. 肘正中静脉是临床输液常选用的血管
D. 贵要静脉注入肱静脉或腋静脉
E. 头静脉注入腋静脉或锁骨下静脉
42. 合成右淋巴导管的淋巴干有
A. 右腰干 B. 右颈干 C. 右肠干
D. 右支气管纵隔干 E. 右锁骨下干
43. 沟通上、下腔静脉的通道有
A. 奇静脉 B. 椎静脉丛 C. 肝门静脉
D. 肝静脉 E. 直肠静脉丛
44. 关于淋巴管的叙述，正确的是
A. 由毛细淋巴管汇集而成
B. 淋巴管之间存在广泛的吻合和交通
C. 管腔内有很多瓣膜，以防止淋巴逆流
D. 浅、深淋巴管之间互不吻合
E. 管壁由内、中、外三层构成，近似小静脉的管壁结构
45. 下列面静脉的描述，正确的是
A. 与面动脉伴行
B. 在口角平面以上无静脉瓣
C. 注入颈外静脉 D. 构成“危险三角”区
E. 与海绵窦相通
46. 关于胸导管正确的描述是
A. 为全身最大的淋巴管道 B. 注入左静脉角
C. 收集约占全身3/4部位的淋巴
D. 上行于主动脉胸部与奇静脉之间，在第4、5胸椎处转向胸腔左侧
E. 穿膈的腔静脉孔进入胸腔，经后纵隔伴胸主动脉上行
47. 关于贵要静脉的描述，正确的是
A. 起自手背静脉网的桡侧 B. 注入肱静脉
C. 沿前臂前面的尺侧上行
D. 起自手背静脉网的尺侧 E. 注入腋静脉
48. 关于大隐静脉的描述，正确的是
A. 起于足背静脉弓外缘B. 经内踝前方上行
C. 注入股静脉
D. 内踝前方是输血、补液的常用部位
E. 易发生静脉曲张
49. 关于奇静脉的描述正确的是
A. 起自右腰升静脉 B. 注入上腔静脉
C. 注入肝门静脉 D. 收纳右肋间后静脉
E. 收纳食管静脉
50. 肝门静脉的属支有
A. 胃左静脉 B. 附脐静脉 C. 肠系膜上静脉
D. 肝静脉 E. 脾静脉
51. 门腔静脉的吻合处有：
A. 食管静脉丛 B. 子宫静脉丛
C. 脐周静脉网 D. 直肠静脉丛
E. 膀胱静脉丛
52. 门静脉收集下列何器官的静脉血
A. 肝 B. 脾 C. 胰 D. 胃 E. 肾

五、简答题

1. 肝门静脉与上、下腔静脉在什么部位形成哪些吻合？当肝门静脉回流受阻时，血液可经何途径回流至上腔静脉？
2. 肝门静脉回流受阻时，为什么会出现呕血或便血？
3. 试述胸导管的起始、行径、注入部位及收集范围。
4. 用箭头表示口服葡萄糖到达肝脏的途径。

六、思考题

1. 假设某抗生素会以原形从肾脏排泄，请思考该药物于手背静脉滴注后如何从尿道外口排出？
2. 假设某抗生素会以原形从肾脏排泄，请思考口服该药物后如何从尿道外口排出？

【参考答案】

一、名词解释

1. venous valves：静脉瓣。成对，呈半月形，游离缘朝向心。静脉瓣有保证血液向心流动和防止血液逆流的作用。受重力影响较大的四肢静脉的瓣膜多，而躯干较大的静脉少或无瓣膜。
2. cisterna chyli：乳糜池。位于第1腰椎前方的囊状膨大，由左、右腰干和肠干汇合而成，为胸导管的起始部。由于肠干中含有自胃肠道吸收来的脂类，呈乳白色，故称此结构为乳糜池。
3. thoracic duct：胸导管。是全身最大的淋巴管，平第12胸椎下缘起自乳糜池，沿脊柱上行，最后注入左静脉角。收集肠干和左、右腰干及左锁骨下干、左支气管纵隔干与左颈干的淋巴，即身体3/4的淋巴。
4. venous angle：静脉角。同侧的颈内静脉和锁骨下静脉在胸锁关节的后方汇合而成头臂静脉（又称无名静脉），汇合处的夹角称静脉角。静脉角共有两个，左侧有胸导管（左淋巴导管）注入，右侧有右淋巴导管注入。
5. right lymphatic duct：右淋巴导管。为一短干，收集右颈干、右锁骨下干和右支气管纵隔干，注入右静脉角。右淋巴导管收集右上肢、右半头颈

部和右肺、右半心、右半胸壁、肝右叶上面与部分膈的淋巴。

二、填空题

1. 肠系膜上静脉　脾静脉　胃左静脉　系膜下静脉
2. 左肾静脉　股静脉　腋静脉
3. 胃底-食管下段交通支　直肠下端-肛管交通支　腹壁交通支　腹膜后交通支
4. 乳糜池　左腰干　右腰干　肠干　左支气管纵隔　左颈　左锁骨下
5. 右支气管纵隔干　右颈干　右锁骨下干
6. 乙状窦　锁骨下静脉　静脉角　胸导管　右淋巴导管
7. 淋巴管道　淋巴器官　淋巴组织
8. 支气管纵隔干　颈干　锁骨下干　腰干　肠干
9. 右腰升静脉　左腰升静脉　食管　纵隔　心包　支气管　左侧下部肋间后静脉　食管静脉　副半奇静脉

三、是非题

1. A　2. B　3. B　4. A　5. A　6. A

四、选择题

A 型题

1. D　2. B　3. A　4. A　5. B　6. C　7. D
8. A　9. B　10. D　11. D　12. D　13. A　14. E
15. E　16. A　17. A　18. E　19. B　20. E　21. B
22. D　23. D　24. C　25. B　26. A　27. A　28. B
29. C　30. B　31. D　32. C　33. B　34. D

X 型题

35. AD　36. AB　37. ABCD　38. ABCE
39. ABD　40. ABCE　41. CDE　42. BDE
43. AC　44. ABE　45. ABDE　46. ABCD
47. CDE　48. BCDE　49. ABD　50. ABCE
51. ACD　52. BCD

五、简答题

1. 肝门静脉与上、下腔静脉之间有广泛的侧支吻合，主要有以下三条侧支循环。
(1)肝门静脉→胃左静脉→食管静脉丛→食管静脉→奇静脉→上腔静脉。
(2)肝门静脉→脾静脉→直肠静脉丛→髂内静脉→髂总静脉→下腔静脉。
(3)肝门静脉→附脐静脉→脐周静脉丛→胸腹壁静脉、腹壁浅静脉→腋静脉、大隐静脉→上腔静脉、下腔静脉。

肝门静脉回流受阻时，血液可通过：①肝门静脉→胃左静脉→食管静脉丛→食管静脉→奇静脉→上腔静脉。②肝门静脉→附脐静脉→脐周静脉丛→胸腹壁静脉、腹壁浅静脉→腋静脉→上腔静脉。

2. 当肝门静脉回流受阻时，血液经胃左静脉、食管静脉丛、食管静脉、奇静脉到上腔静脉；食管静脉丛曲张破裂，出现呕血。血液经脾静脉通过直肠静脉丛，再经髂内、髂总静脉到下腔静脉；直肠静脉丛曲张破裂，出现便血。

3. 胸导管起于第1腰椎前面膨大的乳糜池，乳糜池由左、右腰干和肠干汇合而成。然后穿膈主动脉裂孔入胸腔，沿脊柱右侧上行，行于食管后方，至第5胸椎水平由右转向左侧，出胸廓上口达颈根部，最后呈弓状注入左静脉角。在注入前，还接纳左颈干、左锁骨下干和左支气管纵隔干，可引流两下肢、腹盆部、胸部左半、左上肢和左半头颈部的淋巴。

4. 口腔→咽→食管→胃：①大部吸收入胃的毛细血管→胃的静脉→肠系膜上静脉、脾静脉→肝门静脉→肝血窦；②少部分抵达小肠→吸收入空肠、回肠毛细血管→肠系膜上静脉→肝门静脉→肝血窦。

六、思考题

1. 手背静脉→头静脉、贵要静脉→腋静脉→锁骨下静脉→头臂静脉→上腔静脉→右心房→右心室→肺动脉→肺泡毛细血管网→肺静脉→左心房→左心室→主动脉→肾动脉→肾小球→集合管→肾小盏→肾大盏→肾盂→输尿管→膀胱→尿道→尿道外口。

2. 口腔→咽→食管→胃→空肠、回肠→吸收入毛细血管→空肠、回肠的静脉→肠系膜上静脉→肝门静脉→肝血窦→肝静脉→下腔静脉→右心房→右心室→肺动脉→肺泡毛细血管网→肺静脉→左心房→左心室→主动脉→肾动脉→肾小球→集合管→肾小盏→肾大盏→肾盂→输尿管→膀胱→尿道→尿道外口。

（余维华）

第七章 感 觉 器

一、概念

感觉指客观刺激在大脑皮质的反映。感受器 receptor 是指能把客观刺激转变为神经冲动的装置。

感受器及其辅助装置合称为感觉器 sensory organs。

二、感受器分类

感受器分类见表 7-1。

表 7-1 感受器分类

	分布位置	感受的刺激	感受器种类
外感受器	皮肤、黏膜、视器、听器	疼痛、温度、触压、声、光	触觉小体、蜗螺旋器等
内感受器	内脏、脉管、黏膜等	温度、渗透压、牵拉、膨胀感等	嗅感受器、味蕾等
本体感受器	肌、腱、关节位觉感受器	本体感觉、位置觉	肌梭、壶腹嵴、球囊斑

第一节 视 器

【目 的 要 求】

1. 掌握 ①掌握眼球壁的形态结构与功能。②掌握视神经盘和黄斑中央凹的位置及结构特点。③掌握眼球内容物的形态和位置。④掌握房水的产生及循环途径。⑤掌握泪器的组成、位置和开口。⑥掌握运动眼球和眼睑的肌肉名称、位置和作用。⑦掌握眼的折光系统的构成。

2. 熟悉 ①熟悉眼睑和结膜的形态结构及其临床意义。②熟悉眼球的神经支配。

3. 了解 ①了解眼球的血供及静脉回流。②了解眼球的淋巴回流途径。

【教学重点、难点】

1. 眼球壁的形态结构与功能。
2. 眼球内容物的形态与位置。
3. 眼的折光系统。
4. 房水的产生及循环途径。

【教 材 精 要】

一、眼球

眼球近似球形，位于眼眶内，整个眼球被筋膜和脂肪所形成的软垫所承托，借此减少外力对眼球的震荡和冲击。眼球前面角膜正中点称前极，后面巩膜正中点称后极。前、后极连线称眼轴。经瞳孔中央至视网膜黄斑中央凹的连线与视线方向一致，称视轴 optic axis。

- 视器
  - 眼球
    - 眼球壁
      - 外膜（纤维膜）
      - 中膜（血管膜）
      - 内膜（视网膜）
    - 眼内容物
      - 房水
      - 晶状体
      - 玻璃体
  - 眼副器
    - 眼睑
    - 结膜
    - 泪器
    - 眼球外肌
    - 眶内筋膜和脂肪

（一）眼球壁

眼球壁由外向内分为外膜、中膜和内膜。

1. 外膜（纤维膜）

（1）角膜（前 1/6）：坚韧透明，无血管和淋巴管，主要靠房水提供营养。富含神经末梢，有屈光作用。

（2）巩膜（后 5/6）：乳白色，厚而坚韧，不透明。角膜与巩膜交界处有环形的巩膜静脉窦 sinus venosus sclerae。巩膜上有眼肌附着，具有支持和保护作用。

2. 中膜（血管膜） 血管、神经丰富，含色素细胞，呈棕黑色，致眼球内部如同一个暗箱。其由前至后分为虹膜、睫状体和脉络膜三部分。

（1）虹膜：①呈圆盘形，内缘游离，围成瞳孔 Pupil。角膜和晶状体之间的间隙称为眼房 aqueous chamber，虹膜将其分隔为较大的前房和较小的后房。在前房周边，虹膜与角膜交界处构成的环形区域，称虹膜角膜角 iridocorneal angle

（亦称前房角）。②含色素，颜色因人种而异。③含瞳孔括约肌和开大肌，调节瞳孔大小。

（2）睫状体：中膜增厚的部分，贴于角膜与巩膜交接处的内面。其作用为调解晶状体曲度和产生房水 humor aqueous。

（3）脉络膜：占中膜的后 2/3，贴于巩膜内面。其富含血管，具有营养视网膜、吸收分散光的作用。

3. 内膜（视网膜） 贴于脉络膜内面，分两层，外层为色素上皮层，具有避光作用；内层为神经细胞层，具有感光作用。视网膜从后向前可分为三部分：视网膜脉络膜部、视网膜睫状体部和视网膜虹膜部。

（1）盲部：指睫状体部和虹膜部，无感光作用，称视网膜盲部。

（2）视部：指脉络膜部，占内膜的后 2/3，称视部。其有两个重要结构：①视神经盘 optic disc，为视神经起始处的圆盘形隆起，其中央有视网膜中央动、静脉穿过，该处无感光细胞，称生理性盲点；②黄斑 macula lutea，在视神经盘的颞侧约 3.5mm 稍偏下方有一黄色小区，活体呈褐色或红褐色，其中央凹陷称中央凹 fovea centralis，此区无血管，是感光最敏锐处，由密集的视锥细胞构成。

（二）眼球内容物

眼球内容物包括房水、晶状体和玻璃体。三者都具有屈光作用，与角膜一起构成眼折光系统。

1. 房水 由睫状体产生的无色透明的液体，充满眼房，具有屈光和营养角膜、晶状体及维持眼内压的作用。若房水循环障碍，引起眼内压增高，即青光眼。

2. 晶状体 lens 呈凸透镜状，透明无血管和神经，周围借睫状小带连于睫状突上，是眼折光系统主要装置，曲度随所视物体的远近不同而改变。

3. 玻璃体 为无色透明的胶状物质，充满于晶状体与视网膜之间，有屈光和支撑视网膜作用。

二、眼副器

眼副器包括眼睑、结膜、泪器、眼球外肌、眶内筋膜和脂肪。具有保护、运动和支持作用。

（一）眼睑

1. 分部 分上睑和下睑。上、下睑之间的裂隙称睑裂。睑裂两端成锐角分别称内眦和外眦。内眦附近微凹陷的空隙，称泪湖。泪湖的底部有蔷薇色隆起，称泪阜。在上、下睑缘近内侧端各有一小隆起称泪乳头，其顶部有一小孔称泪点，即泪小管的开口。

2. 层次 由浅至深可分为五层：皮肤、皮下组织、肌层、睑板和睑结膜。睑板内有睑板腺，其分泌物受阻则形成睑板腺囊肿（霰粒肿）。若感染位于睫毛毛囊或其附属腺体，则称睑腺炎（麦粒肿）。

（二）结膜

结膜 conjunctiva 富含血管，是薄而光滑透明的黏膜，覆盖于眼球的前面及眼睑后面。

1. 分部

（1）睑结膜：贴附在上、下睑内面。

（2）球结膜：贴附在巩膜的表面。

（3）结膜穹窿 conjunctival fornix：睑结膜与球结膜移行处，其返折处分别构成结膜上穹和结膜下穹。

2. 结膜囊 conjunctival sac 由睑结膜、结膜穹窿、球结膜三部分相互移行所围成的裂隙。当上、下睑闭合时，整个结膜形成囊状腔隙，称结膜囊。

（三）泪器

泪器 Lacrimal apparatus 由泪腺和泪道组成。

泪腺分泌泪液，排泄于结膜囊，有防止角膜干燥、冲洗微尘及灭菌作用。

泪道包括泪点、泪小管、泪囊 lacrimal sac 和鼻泪管 nasolacrimal canal，是泪液排泄的通道。

泪液的产生及排出途径：泪液由泪腺分泌产生→泪腺管→结膜囊→泪小点→泪小管→泪囊→鼻泪管→下鼻道。

（四）眼球外肌

眼球外肌的神经支配及作用见表 7-2、图 7-1。

表 7-2 眼球外肌的神经支配及作用

名称	神经支配	作用
上直肌	动眼神经	使瞳孔转向内上方
下直肌	动眼神经	使瞳孔转向内下方
内直肌	动眼神经	使瞳孔转向内侧
下斜肌	动眼神经	使瞳孔转向外上方
上睑提肌	动眼神经	上提上睑
上斜肌	滑车神经	使瞳孔转向外下方
外直肌	展神经	使瞳孔转向外侧

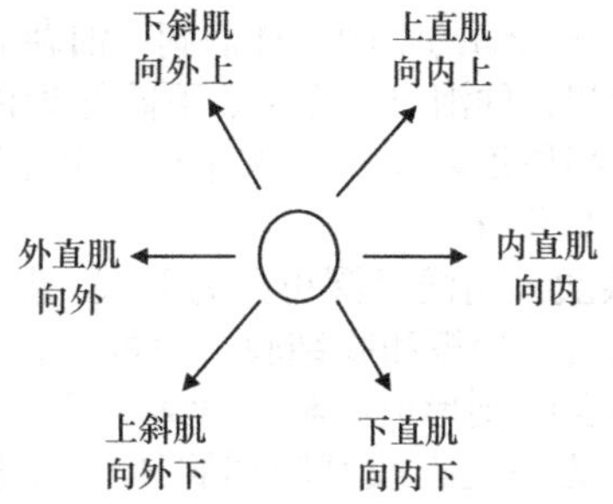

图 7-1　眼外肌作用示意图（右侧）

（五）眶脂体与眶筋膜

眶脂体与眶筋膜为充填于眼球与眼眶和眼外肌之间，具有支持眼球的正常运动、保护眼球和缓冲外力的作用。

三、眼球的血管和神经

（一）血管

1. 动脉　眼动脉源于颈内动脉，其分支和分布如下：

（1）视网膜中央动脉：从视神经盘穿出，分布于视网膜。

（2）脉络膜动脉：于视神经周围穿入眼球，分布于脉络膜。

（3）虹膜动脉：有两支，经视神经内、外侧穿入巩膜，于巩膜与脉络膜之间前行至虹膜，分布于虹膜。

2. 静脉

（1）视网膜中央静脉：于同名动脉伴行，收集视网膜的静脉，回流至眼上静脉。

（2）涡静脉：不与动脉伴行，于眼球中纬线附近穿出巩膜，回流至眼下静脉。

（3）睫前静脉：回流至眼上静脉、眼下静脉。

（二）神经

视器的神经支配来源较多，主要有：

1. 视神经　起于眼球后极，向后内穿过视神经管入颅中窝。

2. 支配辅助结构的神经　动眼神经支配上睑提肌、上直肌、内直肌、下直肌和下斜肌；滑车神经支配上斜肌；展神经支配外直肌。眼球内肌的瞳孔括约肌和睫状体肌由动眼神经内的副交感纤维支配；瞳孔开大肌由交感神经支配；感觉神经则来自三叉神经的眼支；泪腺分泌由面神经支配。

第二节　前庭蜗器（位听器）

【目 的 要 求】

1. 掌握　①掌握前庭蜗器的组成、分部及各部的功能。②掌握外耳道的形态、分部、位置和幼儿外耳道的特点。③掌握鼓膜的形态和位置。④掌握鼓室的形态、位置和交通。⑤掌握咽鼓管的形态、分部、开口位置及幼儿咽鼓管的特征。⑥掌握声波的传导途径。

2. 熟悉　①熟悉骨迷路的形态和分部。②熟悉膜迷路的组成及其与骨迷路的关系。③熟悉乳突小房的位置。

3. 了解　①了解听小骨的名称、连结和作用。②了解鼓膜张肌和镫骨肌的作用。③了解前庭蜗器的血管及神经支配。

【教学重点、难点】

1. 前庭蜗器的组成、分部及各部的功能。

2. 外耳道的形态、分部、位置和幼儿外耳道的特点。

3. 鼓室的形态、位置和交通。

4. 咽鼓管的形态、分部、开口位置及幼儿咽鼓管的特征。

【教 材 精 要】

- 前庭蜗器
  - 外耳
    - 耳廓
    - 外耳道
    - 鼓膜
  - 中耳
    - 鼓室
    - 咽鼓管
    - 乳突窦和乳突小房
  - 内耳
    - 骨迷路
    - 膜迷路

一、外耳

外耳包括耳廓、外耳道和鼓膜。

1. 耳廓　由软骨及表面覆盖的皮肤构成。

2. 外耳道　约呈“S”状弯曲，先趋向前内，继而转向后内上方，最后向前内下方。其外侧 1/3 为软骨部，内侧 2/3 为骨性部，做外耳道检查时需将耳廓牵向后上方，即可拉直外耳道。在婴儿因颧骨尚未骨化，其外耳道几乎全由软骨支持，短而直，鼓膜近于水平位，检查时需拉耳廓向后下方。

3. 鼓膜 为半透明薄膜，外侧面向前下外倾斜。中心部向内陷凹，称鼓膜脐，内面有锤骨柄附着。鼓膜上 1/4 为松弛部，下 3/4 为紧张部。活体鼓膜前下部有一三角形反光区，称光锥 cone of light。

二、中耳

中耳包括鼓室 tympanic membrane、咽鼓管 auditory tube、乳突窦 mastoid antrum 和乳突小房 mastoid cells，可传导声波。

（一）鼓室

1. 鼓室壁 鼓室有六个壁。

（1）上壁：盖壁，即鼓室盖，邻颅中窝。

（2）下壁：颈静脉壁，邻颈内静脉。

（3）前壁：颈动脉壁，邻颈内动脉，有咽鼓管开口。

（4）后壁：乳突壁，有乳突窦开口，锥隆起，内含镫骨肌。

（5）外侧壁：鼓膜壁，借鼓膜与外耳道相邻。

（6）内侧壁：迷路壁，也是内耳的外壁。其中部隆凸，称为（鼓）岬，岬的后上方有前庭窗 fenestra vestibuli，后下方有蜗窗，蜗窗在活体有膜封闭，称为第二鼓膜。前庭窗后上方有弓形隆起的面神经管凸 prominence of facial canal，内有面神经通过。

2. 鼓室内容物

（1）听小骨：有 3 块，即锤骨、砧骨、镫骨。

（2）运动听小骨的肌：①鼓膜张肌，收缩时可将锤骨柄牵引拉向内侧使鼓膜内陷以紧张鼓膜；②镫骨肌，收缩时将镫骨头拉向后方，使镫骨底前部离开前庭窗，以减低迷路内压，并解除鼓膜的紧张状态，是鼓膜张肌的拮抗肌。

（二）咽鼓管

咽鼓管长 3～4cm，外侧份为骨部，内侧份为软骨部；向前内与鼻咽相通，向后外通鼓室，使鼓室与外界相通，以保持鼓膜内、外两面的压力平衡。小儿咽鼓管短、平、直，上呼吸道感染易经咽鼓管蔓延至中耳，引起中耳炎。

（三）乳突窦和乳突小房

乳突窦位于鼓室上隐窝的后方，界于鼓室和乳突小房之间，并与两者相通。

三、内耳

内耳由骨迷路和膜迷路组成，是位觉、听觉感受器所在的部位。

（一）骨迷路

骨迷路由耳蜗、前庭和骨半规管三部分组成。

1. 前庭 是骨迷路的中间部分，为一不规则、近似椭圆形的腔隙，前有一孔通耳蜗；后有五个小孔与三个半规管相通。

2. 骨半规管 是骨迷路的后外侧部，为三个彼此互成直角排列半环形的骨管（前、后、外侧骨半规管）。

3. 耳蜗 为骨迷路的前内侧部，呈蜗牛壳形，由蜗轴和蜗螺旋管构成。

（1）蜗轴：蜗顶至蜗底之间锥体形的骨松质，称蜗轴。

（2）蜗螺旋管：是中空的螺旋状骨密质骨管，围绕蜗轴做两圈半旋转。自蜗轴伸出一螺旋形的骨板，称为骨螺旋板，将蜗螺旋管不完全分开。骨螺旋板的游离缘至蜗螺旋管的外侧壁有基底膜附着，将蜗螺旋管完全分隔成上半的前庭阶和下半的鼓阶。前庭阶和鼓阶经蜗顶的蜗孔相通。

（二）膜迷路

膜迷路由椭圆囊、球囊、膜半规管和蜗管四部分组成。

1. 椭圆囊 位于前庭后上方的椭圆囊隐窝内。向后借五个孔与三个膜半规管相通。椭圆囊上端的底部和前壁上有位觉感受器椭圆囊斑 macula utriculi，感受头部静止的位置及直线变速（加或减）运动引起的刺激。

2. 球囊 位于椭圆囊前下方的球囊隐窝内。在球囊的前上壁有球囊斑 macula sacculi，亦感受头部静止的位置及直线变速运动引起的刺激。

3. 膜半规管 形态与骨半规管相似，套于同名骨半规管内，管径约为骨半规管的 1/4～1/3。各膜半规管亦有相应呈球形的膨大部分，称膜壶腹。壶腹壁上有隆起的位觉感受器壶腹嵴 crista ampullaris，感受头部旋转变速运动的刺激。

4. 蜗管 cochlear duct 位于蜗螺旋管内，介于骨螺旋板和蜗螺旋管外侧壁之间。在水平断面上，蜗管呈三角形。上壁为蜗管前庭壁（前庭膜），以此与前庭阶分开；外侧壁为蜗螺旋管内表面骨膜的增厚部分；下壁即蜗管骨壁（或膜螺旋板，又称基底膜），与鼓阶相隔。在螺旋膜上有螺旋器 spiral organ，又称 Corti 器，是听觉感受器。

四、前庭蜗器的功能

（一）听觉的形成及传导

1. 空气传导

（1）正常人的空气传导：声波→耳廓→外耳

道→鼓膜→锤骨→砧骨→镫骨→前庭窗→外淋巴（前庭阶）流动→蜗管内淋巴流动→螺旋器兴奋→耳蜗神经→大脑的听觉中枢（颞横回）。

（2）鼓膜穿孔时的空气传导：声波→耳廓→外耳道→鼓室→蜗窗（第二鼓膜）→外淋巴（鼓阶）流动→蜗管内淋巴流动→螺旋器兴奋→耳蜗神经→大脑的听觉中枢（颞横回）。

该途径失去了鼓膜和听小骨链对声波的放大作用，故听力较正常途径明显减弱。

2. 骨传导 为临床辨别传导性耳聋与神经性耳聋的一种检测方法。常用音叉振动颅骨，其传导途径为：声波经颅骨传至内耳骨迷路→外淋巴（前庭阶和鼓阶）流动→蜗管内的淋巴产生波动→刺激螺旋器→蜗神经→大脑的听觉中枢（颞横回）。

（1）传导性耳聋：为外耳和中耳疾患引起的耳聋。此时空气传导途径阻断，但骨传导尚存在，故不会产生完全性耳聋。

（2）神经性耳聋：为内耳、蜗神经及听觉传导通路疾患引起的耳聋。此时空气传导的和骨传导的途径虽属正常，但不能引起听觉，故为完全性耳聋。由于一侧听觉皮质中枢接受双侧听觉传导，故一侧听觉传导通路在外侧丘系以上损伤，不会产生明显症状。

（二）感受位置觉

1. 半规管 感受旋转加速度的变化。

2. 前庭 感受直线加速度的变化。

【强化训练题】

一、名词解释

1. aqueous chamber
2. sensory organs
3. receptor
4. humor aqueous
5. conjunctiva
6. conjunctival sac
7. conjunctival fornix
8. lens
9. lacrimal apparatus
10. sinus venosus sclerae
11. cone of light
12. iridocorneal angle
13. crista ampullaris
14. macula lutea
15. spiral organ
16. tympanic membrane
17. lacrimal sac
18. mastoid antrum
19. cochlear duct
20. fovea centralis
21. prominence of facial canal
22. optic axis
23. fenestra vestibuli
24. mastoid cells
25. nasolacrimal canal
26. optic disc
27. pupil
28. macula utriculi
29. macula sacculi
30. auditory tube

二、填空题

1. 视器由______和______构成。

2. 眼球纤维膜由______和______构成。两者交界处深面有一环行的______。

3. 眼的折光系统包括______、______、______和______。

4. 泪水由______产生，涂抹冲洗______，进入______、______、______，再经______开口于______。

5. 眼内肌有______、______和______。眼外肌有______、______、______、______、______、______和______。

6. 眼球视网膜由前向后可分为______，______和______三部分，无感光作用的部分，称为______，有感光作用的部分称为______。

7. 眼睑由浅至深可分为五层：______、______、______、______和______。

8. 外耳道分______和______，其弯曲方向是先向______，后朝向______。

9. 骨迷路包括______、______和______三部分，其内所套的膜迷路分别是______、______、______和______。膜迷路内的感受器分别称______、______、______和______。

10. 声波的空气传导途径是：声波经______引起______振动，再经______传到前庭窗外，引起______波动，此时可引起膜迷路中的______波动，刺激______，在此把刺激转变为神经冲动传至脑产生听觉。

11. 鼓膜中心部向内陷凹称______，内面有______附着。鼓膜上 1/4 为______，下 3/4 为______。活体鼓膜前下部有一三角形反光区称______。

12. 鼓室位于______和______之间，内有______、

______和______三块听小骨及______和______肌。

三、是非题（选择题模式，两个答案，A：对；B：错）

(　　) 1. 瞳孔是纤维膜中央的一圆孔，光线由此进入眼球。
(　　) 2. 支配瞳孔开大肌的是副交感神经。
(　　) 3. 上直肌的作用使瞳孔转向上方。
(　　) 4. 鼓膜属于中耳部，构成中耳鼓室的外侧壁。
(　　) 5. 眼球前、后极连线称视轴。
(　　) 6. 经瞳孔中央至视网膜黄斑中央凹的连线与视线方向一致，称眼轴。
(　　) 7. 房水有折光和维持眼内压的作用。
(　　) 8. 角膜为纤维膜前 1/6，无色透明，富含血管和神经。
(　　) 9. 巩膜前方接角膜，后方与视神经的硬膜鞘相延续。
(　　) 10. 眼球血管膜包括角膜、睫状体及脉络膜。
(　　) 11. 角膜与玻璃体之间的腔隙称眼房。
(　　) 12. 脉络膜的作用是供应眼球内组织的营养和吸收眼内分散光线。
(　　) 13. 当视近物时，晶状体变凸，当视远物时，则晶状体曲度变小。
(　　) 14. 当玻璃体对视网膜支撑作用减弱时，易致视网膜脱离，是因视网膜与脉络膜分开了。
(　　) 15. 当玻璃体混浊时，易致青光眼。
(　　) 16. 晶状体位于虹膜的前方，无色透明有折光作用。
(　　) 17. 膜壶腹壁上有隆起的位置觉感受器壶腹嵴，可感受直线变速运动的刺激。
(　　) 18. 外耳和中耳疾患引起的耳聋，虽然空气传导途径阻断，但骨传导尚可部分代偿，故不会产生完全性耳聋。
(　　) 19. 前庭阶和鼓阶借蜗管相通。
(　　) 20. 鼓膜上 1/4 为紧张部，下 3/4 为松弛部。

四、选择题

A 型题

1. 眼球的折光装置依次为
A. 角膜、房水、晶状体　　B. 角膜、晶状体
C. 晶状体
D. 角膜、房水、晶状体、玻璃体、视网膜
E. 角膜、房水、晶状体、玻璃体

2. 眼轴为
A. 视网膜中央凹到瞳孔中央的连线
B. 眼球前面正中点和后面正中点的连线
C. 角膜正中点与视神经盘正中点的连线
D. 眶口正中点与视神经管的连线
E. 玻璃体中轴的延长线

3. 当两眼平视时，若右眼瞳孔转向外下方，可能是哪块眼肌收缩所致
A. 上直肌　B. 内直肌　C. 上斜肌
D. 外直肌　E. 下斜肌

4. 耳廓的主要支架是
A. 疏松结缔组织　B. 弹性软骨
C. 致密结缔组织　D. 纤维软骨
E. 透明软骨

5. 耳内附有黏膜的结构是
A. 乳突小房　B. 乳突窦　C. 咽鼓管
D. 鼓室　E. 以上都是

6. 房水产生于
A. 玻璃体　B. 晶状体　C. 巩膜静脉窦
D. 虹膜　E. 睫状体

7. 房水最后回流至
A. 脉络膜　B. 巩膜静脉窦　C. 蛛网膜颗粒
D. 睫状体　E. 以上均不正确

8. 关于巩膜的描述，正确的是
A. 呈棕黑色　B. 构成眼球中膜
C. 前方与晶状体相连　D. 占纤维膜的后 5/6
E. 透明

9. 有关巩膜静脉窦的描述，正确的是
A. 和眼后房直接相连
B. 位于角膜与虹膜交界处
C. 是产生房水的部位
D. 位于虹膜与睫状体交界处
E. 又称施莱姆（Schlemm）管

10. 有关鼓膜的叙述，正确的是
A. 呈向前、向下、向外的位置，与矢状面和水平面各成 40°
B. 是外耳道与鼓室之间的椭圆形半透明隔膜
C. 凸面对向中耳，中心为鼓膜脐
D. 前上部较小为松弛部，下部较大为紧张部
E. 以上均正确

11. 有关鼓室的叙述，正确的是
A. 位于外耳道与内耳道之间，是一密闭的腔
B. 内侧壁上有听觉感受器
C. 经咽鼓管通咽腔
D. 内有三个半规管和两块小肌肉
E. 上壁称鼓室盖，与颅后窝毗邻

12. 鼓室的后壁有
A. 乳突窦的开口　B. 岬　C. 咽鼓管的开口
D. 面神经管凸　E. 前庭窗

13. 鼓室的外侧壁为
A. 颈静脉壁 B. 鼓室盖 C. 鼓膜
D. 颈动脉壁 E. 迷路壁
14. 鼓室内侧壁有
A. 乳突窦开口 B. 咽鼓管半管的开口
C. 鼓室盖 D. 鼓室上隐窝 E. 面神经管凸
15. 关于房水的描述，错误的是
A. 充满于角膜与晶状体之间腔隙中
B. 有维持眼内压的作用。
C. 房水产生过多或循环受阻，可导致青光眼。
D. 其循环途径是眼后房→瞳孔→虹膜角膜角→前房→巩膜静脉窦，最后汇入眼静脉
E. 除屈光作用外，还有营养角膜和晶状体的作用。
16. 关于屈光装置的描述，错误的是
A. 屈光装置包括角膜、房水、晶状体、玻璃体
B. 外界物体经屈光装置在视网膜上成像称正视
C. 矫正近视需戴凹透镜
D. 若眼轴过长，物像落在视网膜后方称近视
E. 角膜表面曲度改变造成散光
17. 关于外耳道的描述，错误的是
A. 是外耳门至鼓膜的管道
B. 外 2/3 为软骨部，内 1/3 为骨部
C. 为一弯曲管道，从外向内为：前上→向后→前下
D. 婴儿骨部和软骨部发育未完全，故检查时须将耳廓向后下方牵拉
E. 做检查时需向后上方牵拉耳廓
18. 有关鼓室的描述，正确的是
A. 是颞骨岩部内与外界不通的小腔
B. 下壁为乳突壁
C. 位于外耳与颅后窝之间
D. 内有 2 块听小骨、3 块听小肌
E. 外侧壁主要由鼓膜构成
19. 关于咽鼓管的描述，错误的是
A. 连通鼓室和鼻咽部
B. 分为外侧份的软骨部和内侧份的骨部
C. 咽鼓管使鼓室和外界大气压相等
D. 幼儿的咽鼓管较成人的短、平、粗
E. 咽鼓管咽口位于鼻咽部的侧壁，鼓室口开口于鼓室的前壁
20. 关于中耳鼓室壁的描述，错误的是
A. 上壁为鼓室盖，分隔鼓室与颅中窝
B. 后壁为乳突壁 C. 内侧壁也称迷路壁
D. 前壁为颈静脉壁 E. 外侧壁为鼓膜
21. 不属于骨迷路的结构是
A. 前庭 B. 骨半规管 C. 耳蜗
D. 蜗轴 E. 蜗管
22. 不属于位觉感受器的是
A. 椭圆囊斑 B. 螺旋器 C. 壶腹嵴
D. 球囊斑 E. 以上均不对
23. 关于黄斑的描述，正确的是
A. 中央有视网膜中央动脉穿出
B. 位于视神经盘颞侧约 3.5mm 处
C. 其中央凹陷称中央凹，感光作用最敏锐，但无辨色能力
D. 此处无感光细胞，称为生理性盲点
E. 视网膜节细胞轴突由此向后穿出眼球壁
24. 关于结膜的描述，正确的是
A. 为一层薄而不透明的黏膜
B. 位于角膜和巩膜的外面
C. 位于眼睑的后面和眼球的前面
D. 结膜囊不与外界相通 E. 以上均不正确
25. 晶状体位于
A. 虹膜与玻璃体之间
B. 虹膜与睫状小带之间
C. 虹膜与睫状体之间
D. 虹膜与角膜之间
E. 角膜与玻璃体之间
26. 泪液在泪道内流通的途径为
A. 泪点→泪小管→泪囊→鼻泪管→鼻腔
B. 泪小管→泪点→泪囊→鼻泪管→鼻腔
C. 泪点→泪囊→泪小管→鼻泪管→鼻腔
D. 泪囊→泪点→泪小管→鼻泪管→鼻腔
E. 泪囊→泪小管→泪点→鼻泪管→鼻腔
27. 前庭阶和鼓阶借______相通
A. 联合管 B. 蜗管 C. 前庭窗
D. 蜗窗 E. 蜗孔
28. 关于乳突窦的描述，正确的是
A. 是鼓室与乳突小房间的小腔
B. 向前开口于鼓室
C. 向后与乳突小房相连通
D. 内衬以黏膜，且与鼓室黏膜相连续
E. 以上均正确
29. 上斜肌可使瞳孔转向
A. 外下方 B. 外上方 C. 下方
D. 上方 E. 外侧
30. 上直肌收缩时，瞳孔转向
A. 内上 B. 内下 C. 外上
D. 外下 E. 外侧
31. 声波从外耳道传至内耳，其传导的途径是
A. 鼓膜→中耳→耳蜗→内耳
B. 鼓膜→听骨链→前庭窗
C. 鼓膜→听骨链→蜗窗

D. 鼓膜→外耳道→听骨链→内耳
E. 鼓膜→听骨链→半规管
32. 关于视神经盘的描述，正确的是
A. 为调节视力的重要结构
B. 为感光最敏感的部位
C. 为视网膜节细胞的轴突集中处
D. 为视锥、视杆细胞集中处
E. 中央有一陷凹称为中央凹
33. 视网膜中央动脉起自
A. 内眦动脉 B. 眼动脉 C. 大脑中动脉
D. 大脑前动脉 E. 上颌动脉
34. 瞳孔大小
A. 随光线强弱而变化
B. 随眼压高低而变化
C. 随晶状体凸度变化而变化
D. 取决于房水循环的通畅与否
E. 由睫状肌舒缩来调节
35. 外淋巴位于
A. 膜迷路内 B. 中耳鼓室与内耳外侧壁之间
C. 骨迷路与膜迷路之间
D. 蜗管与椭圆球囊管内
E. 骨迷路与颞骨骨质之间
36. 关于鼓膜的描述，错误的是
A. 与外耳道底垂直
B. 位于鼓室和外耳道之间
C. 为鼓室的外侧壁
D. 其前下方有一三角形反光区称光锥
E. 其上 1/4 称为松弛部，薄而松弛
37. 关于内耳的描述，正确的是
A. 前庭阶和鼓阶内的淋巴互不相通
B. 三个骨半规管通过 5 个孔开口于前庭后部
C. 前外侧半规管的壶腹脚合成一个总骨脚
D. 壶腹嵴位于骨半规管单骨脚内
E. 蜗管可在蜗顶处借蜗孔与前庭阶相通
38. 下列结构为听觉感受器的是
A. 螺旋器（Corti 器） B. 壶腹嵴
C. 椭圆囊斑、球囊斑
D. 耳蜗 E. 蜗神经
39. 咽鼓管鼓口开口于鼓室的
A. 上壁 B. 下壁 C. 内侧壁
D. 后壁 E. 前壁
40. 关于瞳孔大小的调节，正确的是
A. 远视时瞳孔缩小 B. 强光时瞳孔开大
C. 受中脑内动眼神经副核控制
D. 交感神经兴奋瞳孔括约肌，使瞳孔缩小
E. 副交感神经兴奋瞳孔开大肌，使瞳孔开大
41. 属于膜迷路的结构是
A. 骨半规管 B. 蜗螺旋管 C. 耳蜗
D. 球囊 E. 前庭阶
42. 眼后房是
A. 角膜与晶状体之间腔隙
B. 角膜与虹膜之间腔隙
C. 虹膜与晶状体之间腔隙
D. 虹膜与玻璃体之间腔隙
E. 玻璃体与睫状体之间的间隙
43. 有关房水循环的描述，错误的是
A. 房水由晶状体产生
B. 有折光作用
C. 在虹膜角膜角处渗透进入虹膜静脉窦
D. 自眼后房经瞳孔流入眼前房
E. 具有营养角膜和晶状体及维持眼内压作用
44. 与鼓室相通的管道是
A. 外耳道 B. 颈动脉管 C. 咽鼓管
D. 内耳道 E. 蜗管
45. 属眼球壁中膜的结构是
A. 角膜 B. 视网膜 C. 虹膜
D. 巩膜 E. 结膜
46. 咽鼓管连通
A. 鼓室与鼻咽部 B. 鼓室与口咽部
C. 鼓室与喉咽部 D. 鼓室与咽隐窝
E. 鼓室与外耳道
47. 属于眼球外膜的结构有
A. 角膜、虹膜 B. 角膜、巩膜
C. 结膜、巩膜 D. 巩膜、脉络膜
E. 角膜、结膜
48. 组成膜迷路的结构有
A. 椭圆囊、球囊、膜半规管和蜗管
B. 椭圆囊、球囊、壶腹嵴和蜗管
C. 椭圆囊、壶腹嵴、膜半规管和螺旋器
D. 椭圆囊、膜壶腹、蜗管和螺旋器
E. 椭圆囊斑、壶腹嵴、膜半规管和蜗管
49. 将声波的振动传入内耳的是
A. 耳蜗 B. 前庭 C. 听小骨
D. 中耳 E. 外耳
50. 关于壶腹嵴的描述，正确的是
A. 感受头部静止位置
B. 感受头部旋转运动的刺激
C. 感受直线变速运动的刺激
D. 感受声音的刺激
E. 感受头部静止位置及直线变速运动的刺激

X 型题

51. 有关鼻泪管的叙述正确的是
A. 向上通泪囊，向下通下鼻道
B. 是鼻腔和泪腺连通的膜性管道

C. 上部包藏于骨性鼻泪管中，与骨膜紧密相连
D. 属于泪道的一部分
E. 开口于上鼻道外侧壁黏膜内

52. 有关房水的叙述正确的是
A. 由晶状体产生
B. 对角膜和晶状体有营养作用
C. 循环受阻时，可使眼压升高
D. 为眼球屈光装置之一
E. 由眼前房经瞳孔至眼后房流入巩膜静脉窦

53. 有关鼓膜的叙述正确的是
A. 位于外耳道与鼓室之间的椭圆形半透明薄膜
B. 外侧面向前、下、外倾斜
C. 中心向内陷凹，称鼓膜脐
D. 上 1/4 为松弛部，下 3/4 为紧张部
E. 前下方有一三角形反光区称光锥，鼓膜内陷时在其前下方可见三角形光锥

54. 有关鼓室的叙述正确的是
A. 下壁为颈静脉壁
B. 上壁为盖壁，分隔鼓室与颅中窝
C. 外侧壁为鼓膜
D. 前壁为颈动脉壁，上方有咽鼓管开口
E. 中耳鼓室有炎症时，可侵及乳突小房、鼓膜及面神经

55. 有关鼓室内侧壁的描述，正确的是
A. 是内耳外壁，也称迷路壁
B. 此壁中部隆凸，称岬
C. 岬的后下方有圆形的蜗窗
D. 岬的后上方有前庭窗，为第二鼓膜封闭
E. 前庭窗后上方的弓形隆起为面神经管凸。

56. 有关角膜的描述，正确的是
A. 占血管膜的前 1/6　B. 无色透明
C. 曲度较大，有屈光作用
D. 富含毛细血管及毛细淋巴管
E. 富含感觉神经末梢

57. 关于脉络膜的描述，正确的是
A. 为中膜的后 1/3 部分
B. 有输送营养物质及吸收眼内分散光线的作用
C. 外面与巩膜疏松结合
D. 内面紧贴视网膜色素层
E. 无神经但富含血管和黑色素

58. 关于虹膜的描述，正确的是
A. 位于中膜的最前部，呈圆盘状
B. 瞳孔开大肌受副交感神经支配
C. 内含有瞳孔括约肌和瞳孔开大肌
D. 瞳孔括约肌受交感神经支配
E. 瞳孔可随光线的强、弱和视物体的近、远而缩小和开大

59. 关于晶状体的叙述，正确的是
A. 位于虹膜与玻璃体之间
B. 无色透明，不含血管、神经
C. 呈双凸透镜状，前面较后面凸隆
D. 当睫状肌收缩时，睫状小带收缩，晶状体曲度减少
E. 晶状体因病变混浊，称白内障

60. 关于眼球壁的描述，正确的是
A. 角膜无血管，但有丰富的神经末梢
B. 视神经盘处无感光作用，故又称盲点
C. 睫状肌舒缩，可调节角膜凸度
D. 黄斑中央凹是视力最敏锐部位
E. 视网膜盲部专指视网膜睫状体部

61. 关于黄斑的描述，正确的是
A. 位于视神经盘颞侧 3.5mm 稍下方
B. 为视神经的起始部
C. 视网膜中央动、静脉由此穿行
D. 其中央有一陷凹称中央凹，是感光最敏锐部位
E. 活体时用检眼镜检查时可见到

62. 关于结膜的描述，正确的是
A. 球结膜分布于角膜与巩膜前部表面
B. 睑结膜紧贴于睑板后面
C. 结膜囊由结膜围成囊状腔隙
D. 泪腺排泄管开口于结膜上穹内侧部
E. 为一层薄而透明的黏膜，富有血管

63. 关于视网膜的描述，正确的是
A. 其睫状体部和虹膜部无感光作用，称盲部
B. 外层为色素上皮层，内层为神经细胞层
C. 中央凹是感光最敏锐的部位
D. 视神经盘的中央凹陷称为中央凹
E. 视网膜的内、外层结合的十分紧密，不易分离

64. 关于房水的描述，正确的是
A. 只存在于眼前房内的无色透明液体
B. 有营养角膜、晶状体和维持眼内压的作用
C. 属折光系统的一部分
D. 经前房角渗入巩膜静脉窦
E. 由睫状体分泌产生

65. 有关内耳的描述，正确的是
A. 由骨迷路、膜迷路和前庭组成
B. 膜迷路管腔内充满内淋巴
C. 骨迷路与膜迷路间充满外淋巴
D. 壶腹嵴可感受旋转变速运动的刺激
E. 椭圆囊斑和球囊斑可感受直线变速运动的刺激

66. 与声波传导有关的结构是

A. 鼓膜 B. 听小骨 C. 耳郭
D. 内、外淋巴液 E. 颅骨
67. 有关内耳的描述，正确的是
A. 在颞骨岩部骨质内，位于鼓室与内耳道底之间
B. 膜迷路内有听觉、位置觉感受器
C. 包括骨迷路和膜迷路
D. 膜迷路与骨迷路间有外淋巴，膜迷路内有内淋巴，内、外淋巴互相交通
E. 骨迷路内有前、后、外三个半规管
68. 有关乳突窦的描述，正确的是
A. 向前开口于鼓室
B. 是鼓室和乳突小房间的小腔
C. 向后与乳突小房相连通
D. 为中耳鼓室的后壁
E. 内衬以黏膜，且与鼓室黏膜相连续
69. 有关外耳道的描述，正确的是
A. 外 1/3 为骨部，内 2/3 为软骨部
B. 是外耳门至鼓膜的管道
C. 为一弯曲管道，故做外耳道检查时，向后上方牵拉耳郭可使外耳道变直
D. 婴儿外耳道短而狭窄，故鼓膜位置近垂直位
E. 外耳道软骨部有可动性
70. 有关咽鼓管的描述，正确的是
A. 咽鼓管咽口位于鼻咽部的侧壁
B. 咽鼓管分为外侧的骨部和内侧的软骨部
C. 咽鼓管鼓室口开口于鼓室的后壁
D. 连通咽腔和鼓室，使鼓室与外界大气压相等
E. 成人咽鼓管比幼儿相对较大而平，所以成人易患中耳炎
71. 眼视近物时会发生
A. 瞳孔缩小 B. 睫状肌收缩
C. 睫状小带松弛 D. 晶状体凸度增加
E. 屈光力增强
72. 有关晶状体的描述，正确的是
A. 视远物时，睫状肌松弛，睫状小带被拉紧，晶状体变扁平，屈光力减弱
B. 视远物时，睫状肌收缩，睫状小带松弛，睫状体靠自身的弹性复原、变厚，屈光力增加
C. 视远物时，睫状肌松弛，睫状小带亦松弛，睫状体靠自身的弹性复原、变厚，屈光力增加
D. 视近物时，睫状肌收缩，睫状小带松弛，睫状体靠自身的弹性复原、变厚，屈光力增强
E. 视远物时，睫状肌松弛，睫状小带被拉紧，晶状体变厚，屈光力增强
73. 下列有关鼓室的描述，正确的是
A. 为封闭的含气小腔
B. 位于鼓膜与内耳之间
C. 后壁为乳突壁，上部有乳突窦的开口
D. 前壁为颈静脉壁，上份有咽鼓管开口
E. 鼓室壁及其内结构均覆有黏膜
74. 瞳孔向外旋转时，参与收缩的眼外肌有
A. 上斜肌 B. 上直肌 C. 下斜肌
D. 下直肌 E. 外直肌
75. 瞳孔转向内侧时，参与收缩的眼外肌有
A. 上斜肌 B. 下斜肌 C. 内直肌
D. 上直肌 E. 下直肌
76. 瞳孔转向上时，参与收缩的眼外肌有
A. 上斜肌 B. 下斜肌 C. 上直肌
D. 内直肌 E. 外直肌
77. 关于中耳的描述，正确的是
A. 位于外耳和内耳之间
B. 为一含气空腔，大部位于颞骨岩部
C. 包括鼓室、咽鼓管、乳突窦和乳突小房
D. 有三块听小骨位于中耳鼓室内
E. 除平衡鼓膜内外大气压外，无其他重要功能
78. 属于位觉感受器的是
A. 螺旋器 B. 壶腹嵴 C. 椭圆囊斑
D. 球囊斑 E. 耳蜗
79. 属于眼球折光装置的结构是
A. 视网膜 B. 角膜 C. 玻璃体
D. 晶状体 E. 房水
80. 有关眼球的描述，正确的是
A. 角膜无血管和神经
B. 眼球壁由外膜、中膜、内膜构成
C. 视网膜视神经盘处无感光作用，又称视网膜盲部
D. 后方有视神经与脑相连
E. 黄斑中央凹是视力最敏锐的部位
81. 构成眼球中膜的结构有
A. 脉络膜 B. 虹膜 C. 巩膜
D. 睫状体 E. 晶状体
82. 关于眼肌神经支配的叙述，正确的是
A. 交感神经支配瞳孔括约肌
B. 滑车神经支配上斜肌
C. 展神经支配外直肌
D. 副交感神经支配瞳孔开大肌
E. 动眼神经支配除上斜肌、外直肌以外的所有眼外肌
83. 有关晶状体的描述，正确的是
A. 呈双凸透镜状 B. 看近物时变薄
C. 看近物时变厚 D. 看远物时变薄
E. 看远物时变厚
84. 和成人相比，幼儿耳的特点是

A. 外耳道较短而窄
B. 鼓膜更为倾斜，几乎呈水平位
C. 检查鼓膜时，将耳郭向后上方牵拉
D. 咽鼓管短而平直，管腔较大
E. 咽部感染易引发中耳炎

85. 关于视神经盘（视神经乳头）的描述，正确的是
A. 位于黄斑内上方区域
B. 中央有一处凹陷称中央凹
C. 有视网膜中央动脉穿过
D. 此处无感光细胞，称生理性盲点
E. 为视锥、视杆细胞集中处

五、简答题

1. 眼外肌有哪些？各有什么作用？
2. 鼓室有哪几个壁？各与什么结构相毗邻？
3. 看远物时，眼球结构会出现什么变化？
4. 试述房水的产生和循环途径。
5. 病例：某幼儿感冒一周，近二日哭闹不停、高热、食欲差。检查发现：体温 40℃，咽红、扁桃体中度肿大，右外耳道有脓性分泌物流出，按压右侧乳突部疼痛加剧。请诊断该幼儿患何疾病？为什么？

六、思考题

1. 面瘫患者，如果眼轮匝肌瘫痪，常有流泪现象，为什么？
2. 炮兵开炮时，常需张口，为什么？

【参 考 答 案】

一、名词解释

1. aqueous chamber：眼房。是位于角膜和晶状体、睫状体之间的间隙，被虹膜分隔成眼前房和眼后房，两者借瞳孔相通。

2. sensory organs：感觉器。是感受器及其附属结构的总称，是机体感受刺激的装置。

3. receptor：感受器。指感受机体内、外环境各种刺激的特殊结构，可将接受的刺激转变为神经冲动，经感觉神经传导至中枢产生感觉。

4. humor aqueous：房水。由睫状体产生的无色透明液体，充填于眼房，最后经巩膜静脉窦汇入眼静脉。其为角膜和晶状体提供营养，维持正常的眼内压，并有折光作用。

5. conjunctiva：结膜。富含血管，是薄而光滑透明的黏膜，覆盖于眼球的前面及眼睑后面，按部位可分睑结膜、球结膜及结膜穹窿。

6. conjunctival sac：结膜囊。当上、下眼睑闭合时，整个结膜形成的囊状腔隙，称结膜囊。

7. conjunctival fornix：结膜穹窿。位于睑结膜与球结膜相互移行处，其返折处分别称结膜上穹和结膜下穹。

8. lens：晶状体。位于虹膜与玻璃体之间，无色透明，富有弹性，不含血管和神经的双凸透镜结构。

9. lacrimal apparatus：泪器。由泪腺和泪道组成。泪腺是泪液的分泌器官；泪道包括泪点、泪小管、泪囊和鼻泪管。

10. sinus venosus sclerae：巩膜静脉窦。靠近角膜缘处的巩膜实质内的环形小管，称巩膜静脉窦，是房水流出的通道。

11. cone of light：光锥。在鼓膜的外侧面、鼓膜脐的前下方有一三角形反光区，称光锥。中耳部分疾患可致光锥变形或消失。

12. iridocorneal angle：虹膜角膜角。在前房周边，虹膜与角膜交界处构成的环形区域，称虹膜角膜角，又称前房角。

13. crista ampullaris：壶腹嵴。在膜半规管的膜壶腹上有一嵴状突起，称壶腹嵴，是位置感受器，能感受总部旋转变速运动的刺激。

14. macula lutea：黄斑。在视神经盘的颞侧稍下方约 3.5mm 处有一黄色区域称黄斑，其中央有一陷凹称中央凹，是感光最敏锐的部位。

15. spiral organ：螺旋器。又称 Corti 器，位于内耳膜迷路蜗管的基底膜上，为听觉感受器，能感受声波的刺激。

16. tympanic membrane：鼓室。由颞骨岩部、鳞部、鼓部及鼓膜围成的含气不规则小腔，有六壁，内含听小骨、韧带、肌、血管及神经等。

17. lacrimal sac：泪囊。为膜性盲囊，位于眶内侧壁前部的内囊窝中，上端为盲端，下部移行为鼻泪管。

18. mastoid antrum：乳突窦。位于鼓室上隐窝的后方，向前开口于鼓室后壁上份，向后、下与乳突小房相通，为鼓室与乳突小房间的交通要道。

19. cochlear duct：蜗管。位于蜗螺旋管内，介于骨螺旋板与蜗螺旋管外侧壁之间的螺旋形管道，一端在前庭，另一端在蜗顶，于水平切面上呈三角形。

20. fovea centralis：中央凹。黄斑的中央凹陷称中央凹，此区无血管，由密集的视锥细胞构成，是感光最敏锐处。

21. frominence of facial canal：面神经管凸。在鼓室内侧壁上，前庭窗的后上方有一弓形隆起，称面神经管凸，内含面神经。

22. optic axis：视轴。经瞳孔中央至视网膜黄斑中央凹的连线与视线方向一致，称视轴。
23. fenestra vestibuli：前庭窗。在鼓室内侧壁上，岬的后上方有一卵圆形小孔，称前庭窗。在活体上，由镫骨底封闭。
24. mastoid cells：乳突小房。为颞骨乳突部内的含气小腔隙，大小不等，形态各异，相互通连。腔内覆盖黏膜，并与乳突窦和鼓室的黏膜相延续。
25. nasolacrimal canal：鼻泪管。为膜性管道。上部包埋于骨性鼻泪管中，下部开口于下鼻道外侧壁的前部。
26. optic disc： 视神经盘。在视网膜后部，视神经起始处有圆形的白色隆起，称视神经盘。此处无感光细胞，故称生理性盲点。
27. pupil：瞳孔。位于虹膜中央的圆孔，其大小随光线强弱而改变，以调节进眼的进光量。
28. macula utriculi：椭圆囊斑。在内耳椭圆囊上端的底部和前壁上有感觉上皮，即椭圆囊斑，是位觉感受器，感受头部的静止位置及直线变速运动的刺激。
29. macula sacculi：球囊斑。在内耳球囊的前上壁有感觉上皮，即球囊斑，其与椭圆囊位于相互呈直角的平面上，为位觉感受器，感受头部的静止位置及直线变速运动的刺激。
30. auditory tube：咽鼓管。长 3.5～4.0cm，前内侧的 2/3 为软骨部，后外侧的 1/3 为骨性部。咽鼓管分别连至鼻咽部与鼓室，使鼓室的气压与外界大气压相等，保持鼓膜两面的压力平衡。

二、填空题

1. 眼球 眼副器
2. 角膜 巩膜 巩膜静脉窦
3. 角膜 房水 晶状体 玻璃体
4. 泪腺 眼球 泪点 泪小管 泪囊 鼻泪管 鼻腔下鼻道
5. 瞳孔开大肌 瞳孔括约肌 睫状肌 上睑提肌 上直肌 下直肌 外直肌 内直肌 上斜肌 下斜肌
6. 视网膜虹膜部 睫状体部 脉络膜部 盲部 视部
7. 皮肤 皮下组织 肌层 睑板 睑结膜
8. 软骨部 骨性部 前内 后内上
9. 耳蜗 前庭 骨半规管 蜗管 椭圆囊 球囊 膜半规管 螺旋器 椭圆囊斑 球囊斑 壶腹嵴
10. 外耳道 鼓膜 听骨链 外淋巴 内淋巴 螺旋器
11. 鼓膜脐 锤骨 松弛部 紧张部 光锥
12. 外耳道 内耳 锤骨 砧骨 镫骨 鼓膜张肌 镫骨

三、是非题

1. B 2. B 3. B 4. B 5. B 6. B 7. A
8. B 9. A 10. B 11. B 12. A 13. A 14. B
15. B 16. B 17. B 18. A 19. B 20. B

四、选择题

A 型题

1. E 2. B 3. C 4. B 5. E 6. E 7. B
8. D 9. D 10. E 11. C 12. A 13. C 14. E
15. D 16. D 17. C 18. E 19. B 20. D 21. C
22. B 23. B 24. C 25. A 26. A 27. E 28. E
29. A 30. A 31. B 32. C 33. B 34. A 35. C
36. A 37. B 38. A 39. E 40. C 41. B 42. C
43. D 44. C 45. C 46. A 47. B 48. A 49. C
50. B

X 型题

51. ACD 52. BCD 53. ABCDE 54. ABCDE
55. ABCE 56. BCE 57. BCDE 58. ACE
59. ABDE 60. ABD 61. ADE 62. BCE
63. ABC 64. BCDE 65. BCE 66. ABCDE
67. ABCDE 68. ABCE 69. BCE 70. ABD
71. ABCDE 72. AD 73. BC 74. ACE
75. CDE 76. BC 77. ABCD 78. BCD
79. BCDE 80. BDE 81. ABD 82. BCE
83. ACD 84. BDE 85. CD

五、简答题

1. 眼外肌有七块。上睑提肌，可上提眼睑，开大眼裂。上直肌，使瞳孔转向上内方。下直肌，使瞳孔转向下内方。外直肌，使瞳孔转向外侧。内直肌，使瞳孔转向内侧。上斜肌，使瞳孔转向下外方。下斜肌，使瞳孔转向上外方。
2. 鼓室为一不规则腔隙，有六个壁。
（1）外侧壁：又称鼓膜壁，大部分由鼓膜构成。在鼓膜上方为骨性部，即鼓室上隐窝。
（2）上壁：又称鼓室盖壁，由鼓室盖构成，邻颅中窝。
（3）前壁：为颈动脉壁，即颈动脉管的后外壁，邻颈内动脉。
（4）下壁：为颈静脉壁，仅为一薄层骨板，邻颈内静脉。
（5）后壁：为乳突壁，上部有乳突窦的入口，邻乳突窦及乳突小房。

（6）内侧壁：为迷路壁，是内耳前庭部的外侧壁，邻内耳。

3. 看远物时，瞳孔开大，睫状肌松弛，睫状小带紧张，牵拉晶状体使之变扁平，凸度减小，屈光能力减弱，从而使远物清晰地成像于视网膜上。

4. 房水由睫状体产生，无色透明，充满眼房内。房水产生后，由眼后房经瞳孔进入眼前房，由前房角进入巩膜静脉窦，最后汇入眼静脉。房水除有屈光作用外，还具有营养角膜和晶状体及维持眼内压的作用。若房水循环障碍，可引起眼内压增高，临床称上青光眼。

5. 诊断为右侧化脓性中耳炎。因为幼儿咽鼓管短而宽，接近水平位。该幼儿感冒一周，咽部充血，扁桃体肿大，咽部的细菌经咽鼓管扩散至中耳鼓室，引起化脓性感染。同时，炎症还扩散到乳突小房，引起乳突部压痛。

六、思考题

1. 正常情况下，眼轮匝肌的少量肌束跨过泪囊深面，当轮匝肌收缩时，可牵拉睑内侧韧带而扩大泪囊，使囊内呈负压，促使泪液流入泪囊，经鼻泪管进入鼻腔下鼻道。若眼轮匝肌瘫痪，则不能牵拉睑内侧韧带而扩大泪囊，影响泪囊负压的产生，泪液则不能进入泪囊而溢出眼眶，出现流泪现象。

2. 因咽鼓管一端连于鼓室，一端连于咽部，当张口时，咽部与外界大气相通，使鼓膜两侧的大气压力相平衡，保护鼓膜不受损害。

（陈　通）

第八章 神经系统

第一节 神经系统总论

【目 的 要 求】

1. 掌握 ①神经系统的区分、组成和结构特点。②神经元的基本结构。③神经系统常用术语的概念。

2. 熟悉 反射和反射弧的概念及各部的组成。

3. 了解 神经系统在机体中的作用和地位。

【教学重点、难点】

1. 神经系统的区分。
2. 神经系统的基本活动方式。
3. 神经系统的常用术语。

【教 材 精 要】

一、神经系统在人体内的地位

神经系统是人体内的主导系统，其功能体现在以下两个方面。

1. 对内 控制和调节人体内各器官、系统之间的功能活动，使之相互协调，构成一个统一的有机整体。

2. 对外 协调人体与外界的关系。

（1）协调人与自然界的关系，使之相适应。

（2）协调人与人、人与社会的关系，不仅能适应和认识世界，且能主观能动地改造世界。

二、神经系统的区分

- 中枢神经系统
  - 脑
    - 大(端)脑
    - 间脑
    - 中脑、脑桥、延髓 } 脑干
    - 小脑
  - 脊髓
- 周围神经系统
  - 脑神经12对
  - 脑神经31对
  - 躯体神经：分布于体表、骨、关节和骨骼肌
  - 内脏神经：分布于内脏、心血管、平滑肌和腺体

三、神经系统的组织构成

（一）神经元

1. 基本结构 胞体和突起（树突、轴突）。

2. 分类

（1）按形态分：假单极神经元、双极神经元和多极神经元。

（2）按功能分：感觉（传入）神经元、联络（中间）神经元和运动（传出）神经元。

（3）按轴突长短分：高尔基Ⅰ型神经元和高尔基Ⅱ型神经元。

3. 神经冲动的传递

（1）同一神经元内神经冲动的传递，多向传递。

（2）神经元间神经冲动的传递。

1）电突触：在人体内少见。

2）化学突触：突触前部（膜）、突触间隙、突触后部（膜）。

4. 神经递质的分类

（1）胆碱能递质：乙酰胆碱。

（2）单胺能递质：多巴胺、去甲肾上腺素和组胺等。

（3）氨基酸能递质：谷氨酸、γ-氨基丁酸。

（4）肽能递质：脑啡肽、P物质、生长抑素、脑啡肽等。

5. 功能

（1）接受刺激、传导冲动和整合信息。

（2）分泌的功能：广义上，每个神经元均可分泌递质。狭义而言，下丘脑等可分泌激素。

（二）神经胶质细胞

1. 特点 体积小、数量大。

2. 分类

（1）大胶质细胞：①少突胶质细胞：在中枢神经系统内形成髓鞘；②施万细胞：在周围神经系统内形成髓鞘；③星形胶质细胞：原浆性星形胶质细胞（多位于灰质）、纤维性星形胶质细胞（多位于白质）。

（2）小胶质细胞：即神经系统内的吞噬细胞。

（3）室管膜细胞：贴附于脑室和中央管内。

3. 功能 对神经元有支持、保护、营养、修复、绝缘等作用。

四、神经系统的活动方式

（一）神经调节

基本方式——反射。

1. 反射的概念 神经系统在调节机体的活动中，对内、外环境的刺激所做出的适宜应答（反

应）称为反射。

2. **反射的形态学基础是反射弧**（以髌腱反射为例）。

感受器 →	传入神经 →	反射中枢 →	传出神经 →	效应器
股四头肌腱内的本体感受器	股神经的传入纤维	脊髓腰2~4节段	股神经的传出纤维	股四头肌

3. **反射的分类**

（1）以感受器所在位置分：浅反射（腹壁反射）和深反射（髌腱反射）。

（2）以获得途径分：非条件反射（觅食反射）和条件反射（望梅止渴）。

（二）神经-体液调节

感受器 → 传入神经 → 反射中枢 → 传出神经 → 有关内分泌腺 → 靶器官

五、神经系统常用术语

神经系统常用术语见表 8-1。

表 8-1　神经系统常用术语

神经元	中枢神经		周围神经	
胞体树突	灰质	皮质 灰质柱 神经核	神经节	脑神经节 脊神经节 内脏神经节
胞体与突起交织的结构	网状结构			
神经纤维（轴突）	白质	髓质 索 纤维束	神经(纤维)	脑神经 脊神经 内脏神经

（一）在中枢神经系统内

1. **灰质 gray matter**　为神经元的胞体和树突集中的部位，在新鲜标本中呈灰暗色。

2. **皮质 cortex**　为大脑、小脑表面的灰质。

3. **白质 white matter**　为神经纤维集中的部位，色泽白亮。

4. **髓质 medulla**　位于大、小脑深部的白质。

5. **神经核 nucleus**　为形态和功能相似的神经元胞体集聚成的团块。

6. **纤维束 fasciculus**　为起止、行程和功能基本相同的神经纤维集聚成束。

7. **网状结构 reticular formation**　为神经纤维交织成网，网眼内散布着大、小不等的神经核。

（二）在周围神经系统内

1. **神经节 ganglion**　为神经元的胞体集聚处。

2. **神经 nerve**　神经纤维集聚在一起，外包结缔组织膜。

第二节　脊　　髓

【目 的 要 求】

1. **掌握**　①脊髓的位置和外形。②灰质的主要核团（前角运动细胞、胶状质、后角固有核、中间外侧核）的位置和功能。③白质的主要纤维束（薄束、楔束、脊髓丘脑束和皮质脊髓束）的位置和功能。

2. **熟悉**　脊髓节段及其与椎骨的对应关系。

3. **了解**　脊髓灰质的板层构筑。

【教学重点、难点】

1. 脊髓的位置与外形特点。

2. 脊髓灰质的主要核团的位置及功能性质。

3. 脊髓主要上、下行纤维束。

【教 材 精 要】

一、位置和外形

1. **位置**　椎管内，上端平枕骨大孔，与延髓相连；成人下端平 L_1 下缘，新生儿平 L_3。

2. **外形**　为前、后稍扁的圆柱形。

2个膨大：
- 颈膨大(C_4~T_1)
- 腰骶膨大(L_2~S_3)

6条纵沟：
- 前正中裂
- 后正中沟
- 前外侧沟：脊神经前根走出
- 后外侧沟：脊神经后根进入

脊髓圆锥：脊髓下端变细呈圆锥状的部分。

终丝 filum terminale：脊髓圆锥向下延伸为无神经组织的结缔组织状的细丝，附着于尾骨背面。

马尾 cauda equina：位于椎管硬膜囊内脊髓末端水平面以下的脊神经根。

二、脊髓节段与椎骨的对应关系

与每一对脊神经前、后根相连的一段脊髓为一个脊髓节段（表 8-2），脊髓可分为 31 个节段节（颈 8、胸 12、腰 5、骶 5、尾 1）。

表 8-2 脊髓节段与椎骨的对应关系

脊髓节段	平对椎骨的序数	举例
C_1～C_4	同序数椎骨	C_3 平对第 3 颈椎
C_5～T_4	同序数椎骨—1	T_3 平对第 2 胸椎
T_5～T_8	同序数椎骨—2	T_7 平对第 5 胸椎
T_9～T_{12}	同序数椎骨—3	T_{10} 平对第 7 胸椎
L_1～L_5	第 10～12 胸椎	
S_1～S_5，Co_1	第 1 腰椎	

三、内部结构

（一）概念

1. 触觉 可分为粗略触觉和精细触觉。

（1）粗略触觉：指人体感受到的触压觉。

（2）精细触觉：指人体感受到的纹理觉、两点辨别觉。

2. 浅感觉 包括痛觉、温度觉、粗略触觉，其感受器大多位置表浅。

3. 深感觉 包括精细触觉和本体感觉。

4. 本体感觉 指人体感受到的位置觉、运动觉、振动觉。

5. 躯体感觉 包括来自躯干、四肢的深感觉、浅感觉。

6. 内脏感觉 来自内脏、心血管、腺体的感觉，如痛感、膨胀感、牵拉感等。

7. 内脏运动 指心肌、平滑肌的收缩，腺体的分泌、由交感神经或副交感神经支配下完成。

8. 躯体运动 主要指骨骼肌的运动，在锥体系和锥体外系的支配下完成。

神经纤维的性质可概括为以下四种：

- 躯体运动
- 躯体感觉
  - 痛觉、温度觉 } 浅感觉
  - 触觉
    - 粗略触觉 } 浅感觉
    - 精细触觉 } 深感觉
  - 本体感觉等 } 深感觉
- 内脏感觉
- 内脏运动（“自主神经”、“植物性神经”）
  - 交感神经
  - 副交感神经

（二）脊髓断面典型内部结构

1. 中央管 纵贯脊髓全长，内含脑脊液，在脊髓圆锥内扩大成终室。

2. 灰质 呈“H”形或蝶形，可分为前角、后角和中间带三部分。脊髓灰质板层与神经核的对应关系见表 8-3。

- 灰质
  - 后角
    - 后角边缘核：接受后根的传入纤维
    - 胶状质：分析脊髓的感觉信息，特别是痛觉信息起重要作用
    - 后角固有核：接受后根传入纤维，其轴突至对侧白质组成脊髓丘脑束，此外还接受大脑皮质下行纤维
    - 胸核（C_8～L_3）：发出纤维经同侧白质上行，止于小脑
  - 中间带
    - 中间内侧核：接受后根内脏感觉传入纤维
    - 中间外侧核（T_1~L_3）：交感神经低级中枢
    - 骶副交感核（$S_{2\sim4}$）：副交感神经的低级中枢
  - 前角
    - α-运动神经元：支配梭外肌 前角内侧核：支配躯干肌
    - γ-运动神经元：支配梭内肌 前角外侧核：支配四肢肌
    - Renshaw细胞：抑制α-运动神经元
  - 灰质前、后连合

表 8-3 脊髓灰质板层与核团的对应关系

	板层	神经核
后角（Ⅰ～Ⅵ）	Ⅰ	后角边缘核

续表

	板层	神经核
后角（Ⅰ～Ⅵ）	Ⅱ	胶状质
	Ⅲ，Ⅳ	后角固有核

续表

	板层	神经核
中间带（Ⅶ）	Ⅶ	中间外侧核（T_1～L_3） 骶副交感核（S_2～S_4） 中间内侧核 胸核（C_8～L_3）
前角（Ⅷ，Ⅸ）	Ⅸ	前角内侧核、前角外侧核
中央灰质（Ⅹ）	Ⅹ	中央管周围的灰质

3. 白质

（1）按部位分

三个索：
- 前索：前正中裂与前外侧沟之间
- 外侧索：前外侧沟与后外侧沟之间
- 后索：后中间沟与后外侧沟之间

白质前连合：由横行的越边纤维组成。

网状结构：后角基部外侧与外侧索白质之间，灰、白质交织区。

（2）按功能分：传导束。

1）上行纤维束（表 8-4）

表 8-4　上行纤维束位置及功能

纤维束名称	位置	功能
薄束	后索内侧部	同侧下半身的本体觉和精细触觉
楔束	后索外侧部	同侧上半身的本体觉和精细触觉
脊髓小脑后束	外侧索边缘后部	下肢和躯干下部非意识性本体觉
脊髓小脑前束	外侧索边缘前部	
脊髓丘脑束	外侧索和前索	肢体对侧伴痛觉、温觉和粗触觉及压觉

2）下行纤维束（表 8-5）

表 8-5　下行纤维束位置及功能

纤维束名称	位置	功能
皮质脊髓侧束	外侧索	同侧骨骼肌随意运动
皮质脊髓前束	前索	双侧躯干肌随意运动
红核脊髓束	外侧索	兴奋屈肌运动神经元
前庭脊髓束	前索	兴奋伸肌运动神经元
网状脊髓束	前索和外侧索	协调随意运动
顶盖脊髓束	前索	协调颈肌的随意运动
内侧纵束	前索	协调眼球和头、颈的运动

3）固有束：位于灰质周围，负责脊髓节段内和节段间的联络。

四、脊髓的功能

脊髓的功能为传导，反射。

第三节　脑　　干

【目 的 要 求】

1. 掌握　①脑干的组成和外形。②第 3～12 对脑神经在脑干的附着部位。③第四脑室的位置、境界及交通。④脑干内脑神经核的名称、位置、配布规律及功能。

2. 熟悉　①脑干网状结构的特点及功能。②脑干各代表性横切面的主要结构。

3. 了解　非脑神经核的名称、位置。

【教学重点、难点】

1. 脑干的组成和外形。

2. 薄束核、楔束核及几个丘系、皮质脊髓束、皮质核束的位置和性质。

3. 脑神经核和非脑神经核的位置和性质。

【教 材 精 要】

脑干的组成：延髓 medulla oblongata、脑桥 pons 和中脑 midbrain。

一、脑干的外形

（一）脑干的腹侧面

脑干
- 延髓
  - 锥体：锥体束
  - 锥体交叉：锥体束的大部分交叉到对侧
  - 橄榄：下橄榄核
  - 前外侧沟：舌下神经
  - 橄榄后沟：舌咽神经、迷走神经、副神经
- 脑桥
  - 基底沟：基底动脉
  - 脑桥基底部、小脑中脚 > 三叉神经
  - 延髓脑桥沟：展神经、面神经、前庭蜗神经
  - 脑桥小脑三角：延髓、脑桥和小脑交界处
- 中脑
  - 大脑脚底：下行纤维束
  - 脚间窝：内侧有动眼神经根出脑
  - 后穿质

（二）脑干背侧面

- 脑干
  - 延髓
    - 上部：菱形窝的下半
    - 下部
      - 薄束结节：薄束核
      - 楔束结节：楔束核
      - 小脑下脚
  - 脑桥
    - 构成菱形窝的上半
    - 小脑上脚
    - 上髓帆：其上方有滑车神经出脑
  - 中脑
    - 上丘（视觉反射中枢）→ 上丘臂
    - 下丘（听觉反射中枢）→ 下丘臂

（三）第四脑室

1. 第四脑室 fourth ventricle 位置 位于延髓、脑桥与小脑之间。

2. 第四脑室底 菱形窝。

- 境界
  - 下外界：薄束结节、楔束结节、小脑下脚
  - 上外界：小脑上脚
  - 外侧角
- 结构
  - 正中沟、界沟、第四脑室外侧隐窝
  - 前庭区：前庭神经核
  - 听结节：蜗神经核
  - 内侧隆起、髓纹
  - 面神经丘：展神经核、面神经膝
  - 舌下神经三角：舌下神经核
  - 迷走神经三角：迷走神经背核
  - 分隔索、最后区、闩
  - 蓝斑：蓝斑核

3. 第四脑室顶

- 前部：上髓帆
- 后部：下髓帆，第四脑室脉络组织 →第四脑室脉络丛
- 三个孔：第四脑室正中孔1个，第四脑室外侧孔2个

4. 连通关系

- 第四脑室
  - 中脑水管→ 第三脑室
  - 正中孔、外侧孔→ 蛛网膜下隙

二、脑干的内部结构

（一）脑神经核

1. 一般躯体运动核（表 8-6）

表 8-6 一般躯体运动核位置及功能

脑神经核	位置	脑神经	功能
动眼神经核	中脑上丘	Ⅲ	上睑提肌，上直肌、下直肌、内直肌，下斜肌
滑车神经核	中脑下丘	Ⅳ	上斜肌
展神经核	脑桥	Ⅵ	外直肌
舌下神经核	延髓	Ⅻ	舌肌

2. 特殊内脏运动核（表 8-7）

表 8-7 特殊内脏运动核位置及功能

脑神经核	位置	脑神经	功能
三叉神经运动核	脑桥	Ⅴ	咀嚼肌
面神经核	脑桥	Ⅶ	面肌、二腹肌后腹、茎突舌骨肌、镫骨肌
疑核	延髓	Ⅸ、Ⅹ、Ⅺ	软腭、咽、喉及食管上部骨骼肌
副神经核	延髓	Ⅺ	胸锁乳突肌、斜方肌

3. 一般内脏运动核（表 8-8）

表 8-8 一般内脏运动核位置及功能

脑神经核	位置	脑神经	功能
动眼神经副核	中脑	Ⅲ	瞳孔括约肌、睫状肌
上泌涎核	脑桥	Ⅶ	泪腺、下颌下腺、舌下腺
下泌涎核	延髓	Ⅸ	腮腺
迷走神经背核	延髓	Ⅹ	颈部，胸、腹腔大部分脏器

4. 内脏感觉核（包括一般内脏感觉和特殊内脏感觉）（表 8-9）

表 8-9 内脏感觉核位置及功能

脑神经核	位置	脑神经	功能
孤束核	延髓	Ⅶ、Ⅸ、Ⅹ	味觉和内脏一般感觉

5. 一般躯体感觉核（表 8-10）

表 8-10 一般躯体感觉核位置及功能

脑神经核	位置	脑神经	功能
三叉神经中脑核	中脑	Ⅴ	咀嚼肌的本体觉
三叉神经脑桥核	脑桥	Ⅴ	头面部触觉
三叉神经脊束核	延髓	Ⅴ	头面部痛、温觉

6. 特殊躯体感觉核（表 8-11）

表 8-11　特殊躯体感觉核位置及功能

脑神经核	位置	脑神经	功能
前庭神经核	脑桥、延髓	Ⅷ	平衡觉
蜗神经核	脑桥、延髓	Ⅷ	听觉

（二）非脑神经核（传导中继核）

非脑神经核的位置见表 8-12。

表 8-12　非脑神经核位置

非脑神经核	位置
红核、黑质、上丘灰质层、下丘核	中脑
脑桥核、蓝斑核	脑桥
薄束核、楔束核、下橄榄核	延髓

（三）上行纤维束

1. 内侧丘系

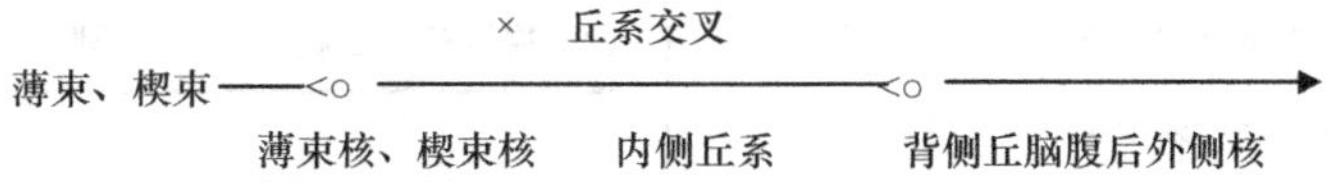

2. 脊髓丘系

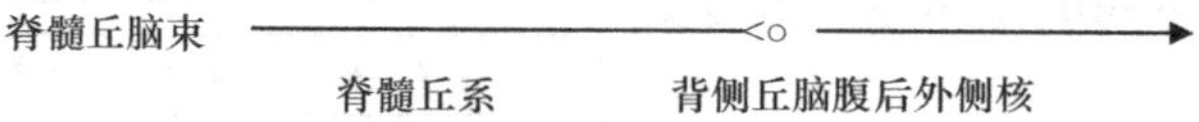

3. 三叉丘系

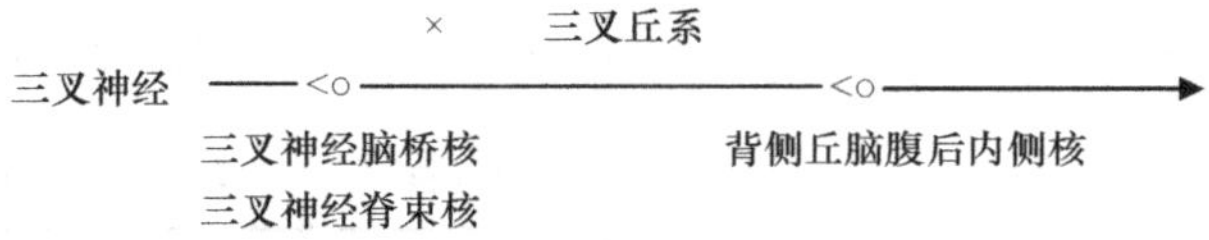

4. 外侧丘系

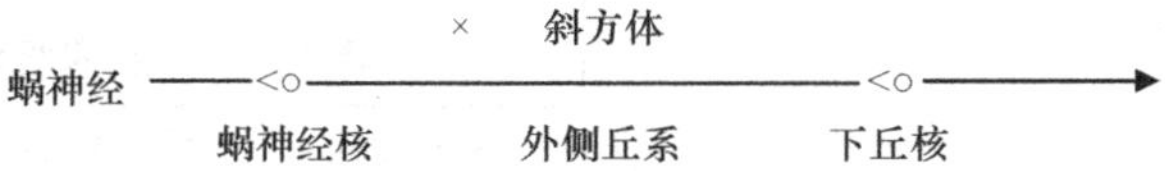

（四）下行纤维束——锥体束

锥体束 pyramidal tract：由大脑皮质中央前回及中央旁小叶前部锥体细胞发出的轴突组成，包括皮质脊髓束和皮质核束，支配全身骨骼肌运动。

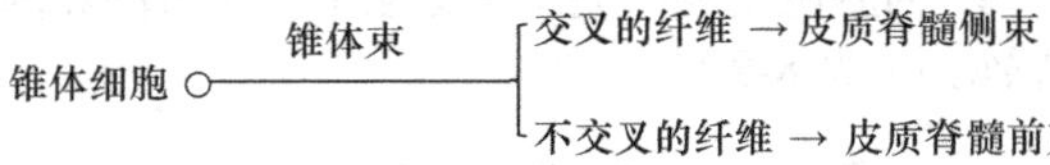

（五）脑干网状结构

1. 位置　位于脑干内神经核与上、下行纤维束之间。

2. 功能

（1）上行网状激动系统：传导非特异性冲动，使大脑皮质保持意识水平、清醒状态。

（2）下行躯体运动调节系统：通过网状脊髓束参与运动调节。

（3）生命活动中枢：延髓网状结构内有心血管运动中枢和呼吸中枢，可调节心血管运动和呼吸运动。

三、脑干各代表性横切面

（一）延髓锥体交叉平面

1. 前正中裂倾斜。

2. 锥体交叉 decussation of pyramid　皮质脊髓束行至延髓的锥体下端，大部分纤维交叉到对侧，交叉的纤维称锥体交叉。其从中央管腹侧走向背外侧，且远离中线走行。

3. 在相当于前角位置出现副神经核，后角位置出现三叉神经脊束核及其外侧的三叉神经脊束。

4. 后索内开始出现薄束核，偶见楔束核；脊丘束仍在外侧索前部。

（二）延髓丘系交叉平面

1. 前正中裂复位。

2. 后索内薄束核和楔束核相继出现并逐渐增大。

3. 薄束核和楔束核发出轴突，走向中央管的腹侧并交叉至对侧，集中于正中线旁、锥体束后方，转折向上升，称为内侧丘系；交叉的纤维称为丘系交叉 decussation of medial lemniscus。

4. 三叉神经脊束及核位于楔束核的外侧，脊丘束位于锥体背外侧。

（三）橄榄中部平面

1. 中央管已敞开形成第四脑室底，在腹侧橄榄深面有呈口袋状（或香肠状）的下橄榄核。

2. 新出现的结构　在第四脑室底深面、中线两侧由内至外依次排列有舌下神经核、迷走神经背核、孤束核、前庭神经核；在下橄榄核与迷走神经背核之间的网状结构内，相当于副神经核的位置出现疑核。

3. 锥体束、内侧丘系、脊髓丘脑束、三叉神经脊束和三叉神经束核仍在相当于上一平面的位置上。

（四）脑桥下部平面

1. 第四脑室较上一平面宽敞；在正中线两侧，有一对眼睛状的斜方体 trapezoid body，为蜗神经核发出的纤维横行越边到对侧形成，本平面被斜方体的前缘划分为前部的基底部和后部的被盖部。

2. 被盖部内的核团：面神经丘深面有展神经核，其前外方有面神经核；二核背外侧有三叉神经脊束核、前庭神经核，最外侧为蜗神经核。

被盖部的纤维结构：斜方体内的纵向纤维（切面上呈点状）为内侧丘系，横向纤维为一侧蜗神经核发出的交叉至对侧斜方体外侧形成外侧丘系，在斜方体背外侧有脊髓丘脑束和三叉神经脊束。

3. 在基底部内，锥体束被脑桥横纤维分散为若干神经束；在脑桥横纤维内有散在的脑桥核。

（五）脑桥中部平面（平三叉神经根平面）

1. 第四脑室已逐渐闭合。

2. 可见走向腹外侧的三叉神经根，在其外侧有三叉神经脑桥核，内侧有三叉神经运动核，背外侧还可见到小脑中脚和小脑上脚的纤维。

3. 其他结构与上一平面相似。

（六）中脑上丘平面

1. 第四脑室已缩窄为中脑水管。以中脑水管及周围的灰质为界，分为后部的顶盖和前部的大脑脚。顶盖内有上丘。

2. 大脑脚为本平面的主体，被黑质前缘分为背侧的被盖部和腹侧的大脑脚底。大脑脚底全为下行纤维，其中中部 3/5 为锥体束、内侧 1/5 为额桥束、外侧 1/5 为顶枕颞桥束通过。

3. 中脑被盖部是脑桥被盖部的延续，其内有灰质核团、上行传导束和网状结构。灰质核团有：动眼神经核和动眼神经副核、红核、黑质、滑车神经核（位于下丘平面）；上行传导束有：内侧丘系、外侧丘系、三叉丘系和脊髓丘脑束。

第四节　小脑、间脑、端脑

【目 的 要 求】

1. 掌握　①小脑的位置、外形和分叶。②间脑的组成，背侧丘脑的位置和分部。③大脑半球外形、分叶和各叶的主要沟回。④大脑皮质的功能定位。⑤基底核的组成和位置。⑥内囊的位置、分部和所通过的主要纤维束及损伤后的表现。

2. 熟悉　①小脑的内部结构和功能。②大脑皮质结构、联系和分区的概念。③第三脑室、侧脑室的形态、位置及交通。④大脑半球髓质纤维的分类。

3. 了解　①小脑的内部结构、纤维联系和功能。②丘脑腹前核、丘脑内侧核的位置、联系和功能。③下丘脑主要核团的位置和功能。④边缘系统的组成及功能。

【教学重点、难点】

1. 小脑外形及分叶。

2. 间脑的位置、分部，背侧丘脑的位置、外形及主要核团的位置和功能。

3. 大脑半球的外形及分叶；大脑皮质的功能定位。

4. 内囊的位置、分部及通过的纤维束。

【教 材 精 要】

一、小脑

（一）位置和外形

1. 位置　小脑 the cerebellum 位于颅后窝，脑桥与延髓背侧，借三对小脑脚与脑干相连。

2. 形态

（1）小脑蚓 vermis：为小脑中部比较狭窄的部分。

（2）小脑半球 cerebellar hemisphere：为两侧的膨大部分。

（3）小脑脚 cerebellar peduncle：分上、中、下三对。

小脑扁桃体 tonsil of cerebellum：位于小脑下面，靠近枕骨大孔，当颅内压增高时，小脑扁桃体可嵌入枕骨大孔，形成小脑扁桃体疝，压迫延髓，危及生命。

（二）小脑的内部结构

1. 小脑皮质 分为三层，即颗粒层、梨状细胞层、分子层。

2. 髓体 为小脑内部的白质。

3. 小脑核 包括齿状核、中间核（球状核、栓状核）、顶核。

（三）小脑的分叶和功能分区

1. 形态学分叶

- 前叶：小脑上面原裂以前 } 小脑体
- 后叶：小脑原裂与外侧裂之间 } 小脑体
- 绒球小结叶：小脑下面借后外侧裂与后叶分界

2. 功能分区

- 前庭小脑（绒球小结叶）——原小脑
- 脊髓小脑（小脑蚓和小脑半球中间部及相关的顶核与中间核）——旧小脑
- 大脑小脑（小脑半球外侧部及相关的齿状核）——新小脑

（四）小脑的纤维联系

1. 前庭小脑 vesteibulocerebellum 前庭神经节和前庭神经核的纤维→小脑下脚→前庭小脑→前庭神经核→前庭脊髓束、内侧纵束→躯干肌及眼外肌运动神经元。

2. 脊髓小脑 spinocerebellum 脊髓小脑前、后束→小脑上、下脚→脊髓小脑。

3. 大脑小脑 cerebrocerebellum 大脑皮质→脑桥核→小脑中脚→大脑小脑→齿状核→小脑上脚→丘脑、红核→大脑皮质→皮质脊髓侧束→脊髓前角。

（五）小脑的功能

1. 前庭小脑的功能 维持身体平衡，协调眼球运动。

原小脑综合征：表现为平衡失调，眼球震颤。

2. 脊髓小脑的功能 参与调节肌张力，维持姿势。

3. 大脑小脑的功能 控制上、下肢精确运动的计划和协调。

新小脑综合征：表现为共济失调，肌张力低下，意向性震颤等。

二、间脑

（一）位置分部

1. 位置 间脑 the diencephalon 位于脑干与端脑之间，大部分被大脑半球掩盖。

2. 分部 分为背侧丘脑、上丘脑、下丘脑、后丘脑、底丘脑。

（二）背侧丘脑

1. 外形 背侧丘脑 dorsal thalamus 为卵圆形灰质团块；前端为丘脑前结节，后端为丘脑枕，两侧丘脑借丘脑间黏合相连。

2. 分部 以“Y”字形内髓板分为前核群、内侧核群、外侧核群。

背侧丘脑
- 前核群
- 内侧核群
- 外侧核群
  - 背侧部
  - 腹侧部
    - 腹前核
    - 腹中间核
    - 腹后核
      - 腹后内侧核 ←三叉丘系及味觉纤维
      - 腹后外侧核 ←内侧丘系及脊丘系

（前核群、内侧核群、背侧部）联络性核团，与大脑皮质有往返的纤维联系

（腹前核、腹中间核）←小脑上脚、纹状体、黑质；→ 躯体运动中枢

（腹侧部）（特异性中继核团）

3. 功能 皮质下感觉中枢，可能感知粗略痛觉。

（三）后丘脑 metathalamus

1. 内侧膝状体 接受来自下丘臂的听觉纤

维，发出听辐射→听觉中枢。

2. 外侧膝状体 接受来自视束的视觉纤维，发出视辐射→视觉中枢。

(四)上丘脑 epithalamus

- 松果体：属内分泌器官，产生褪黑素，抑制性腺功能， 16 岁以后钙化
- 缰三角：含缰核
- 缰连合
- 丘脑髓纹：起于下丘脑，止于缰核 (属边缘系统)
- 后连合

(五)底丘脑

底丘脑 subthalamus 位于间脑与中脑的过渡区，内含底丘脑核及部分红核、黑质，与纹状体联系密切，属锥体外系的重要结构。

(六)下丘脑

1. 位置 下丘脑 hypothalamus 在背侧丘脑的下方。

境界
- 上界：为下丘脑沟
- 下界：视交叉、灰结节、漏斗(下连垂体)、乳头体
- 前界：终板
- 后界：续中脑被盖

2. 内部结构

视上核 —(加压素)视上垂体束→ 神经垂体

室旁核 —(催产素)室上垂体束→ 神经垂体

漏斗核 —(促激素释放激素等)垂体门脉系统→ 腺垂体

乳头体核：发出乳头丘脑束、乳头被盖束等，与背侧丘脑、端脑、脑干、脊髓之间有广泛的联系。

3. 功能

(1)神经内分泌中心，完成神经-体液调节。

(2)皮质下植物性中枢，调节体温、摄食、生殖、水电解质代谢及内分泌活动。

(3)与边缘系统联系密切，参与情绪行为反应。

(4)视交叉上核可能是人类昼夜节律(生物钟)的起搏点。

(七)第三脑室 third ventricle

1. 位置 两侧背侧丘脑、下丘脑之间的矢状窄隙。

2. 境界

- 顶：第三脑室脉络组织
- 底：视交叉、灰结节、漏斗和乳头体
- 前界：终板
- 后界：松果体和后连合
- 侧壁：背侧丘脑和下丘脑

3. 连通

- 两侧：经室间孔 →侧脑室
- 后方：经中脑水管 →第四脑室

三、端脑

(一)端脑的外形与分叶

端脑 the telencephalon 由两侧大脑半球借胼胝体连接而成。

1. 三条恒定的沟

- 外侧沟：自半球下面，行向后上方，至半球上外侧面的深沟
- 中央沟：自半球上缘中点稍后方斜向前下方，几乎达外侧沟
- 顶枕沟：半球内侧面后部自前下斜向后上

2. 五叶

- 额叶 frontal lobe：外侧沟以上，中央沟以前
- 顶叶 parietal lobe：外侧沟上方、中央沟后方、枕叶以前的部分
- 颞叶 temporal lobe：外侧沟以下
- 枕叶 occipital lobe：背外侧面，顶枕沟至枕前切迹连线后部
- 岛叶 insular lobe：外侧沟深面，被大脑额叶、顶叶、颞叶掩盖

(二)各叶主要沟回

1. 上外侧面

额叶
- 中央前沟：额上沟、额下沟
- 中央前回：中央沟与中央前沟之间
- 额上回：额上沟以上
- 额中回：额上沟与额下沟之间
- 额下回：额下沟与外侧沟之间

顶叶：
- 中央后沟、顶内沟
- 中央后回：中央沟与中央后沟之间
- 顶上小叶：顶内沟与大脑上缘之间
- 顶下小叶：顶内沟以下的区域，主要脑回有缘上回和角回

颞叶：
- 颞上沟、颞下沟
- 颞上回：颞上沟与外侧沟之间
- 颞中回；颞上沟与颞下沟之间
- 颞下回：颞下沟与大脑下缘之间

2. 大脑内侧面与底面的沟回

内侧面：
- 中央旁小叶：中央前、后回向大脑内侧面的延续部分
- 扣带回：胼胝体沟与扣带沟之间
- 距状沟：位于胼胝体后下方呈弓形向后至枕叶后端
- 楔叶：距状沟与顶枕沟之间
- 舌回：距状沟下方皮质

底面：
- 额叶下面：眶回、嗅球、嗅束、嗅三角
- 枕颞沟、侧副沟、海马沟
- 枕颞外侧回：枕颞沟与大脑下缘之间
- 枕颞内侧回：枕颞沟与侧副沟之间
- 海马旁回：位于侧副沟的内侧
- 钩：海马旁回前端的弯曲
- 齿状回、海马——海马结构

边缘叶：隔区（胼胝体下区、终板旁回）、扣带回、海马旁回、海马、齿状回

（三）大脑皮质功能定位

1. 第 1 躯体运动区

（1）位置：中央前回、中央旁小叶前部（包括 4 区、6 区）

（2）特点
- 投影区呈倒置人形，但面部是正的
- 交叉管理
- 身体各部投影区的大小取决于该部功能的重要性和复杂程度

2. 第 1 躯体感觉区

（1）位置：中央后回、中央旁小叶后部（3 区、1 区、2 区）。

（2）特点
- 投影区呈倒置人形，但面部是正的
- 交叉管理
- 身体各部投影区的大小取决于该部感觉的敏感程度

3. 视区　距状沟上、下的枕叶皮质（17 区）。一侧视区接受双眼同侧半视网膜传来的冲动，即一侧视区管理双眼对侧半视野。

4. 听区　颞横回（41 区、42 区），每侧听区接受双侧听觉传入纤维。

5. 平衡区　中央后回下端。

6. 嗅觉区　钩附近皮质（34 区）。

7. 味觉区　中央后回下端岛盖部。

8. 语言中枢
- 运动性语言（说话）中枢：额下回后部，受损产生运动性失语
- 书写中枢：额中回后部，受损产生失写症
- 听觉性语言（听话）中枢：颞上回后部，受损产生感觉性失语
- 视觉性语言（阅读）中枢：角回，受损产生失读症

一般认为，语言中枢在一侧大脑半球，即善用右手（右利）者在左侧半球，善用左手（左利）者其语言中枢也多在左侧半球，只有一部分人在右侧半球。

（四）端脑内部结构

1. 大脑皮质
- 原皮质：海马、齿状回 } 三层结构
- 旧皮质：嗅脑 } 三层结构
- 新皮质：六层结构，Ⅰ分子层、Ⅱ外粒层、Ⅲ外锥体层、Ⅳ内粒、Ⅴ内锥体层、Ⅵ多形层

2. 基底核　位于白质内，靠近脑底。

（1）纹状体 corpus striatum
- 尾状核 } 新纹状体
- 豆状核
  - 壳 } 新纹状体
  - 苍白球——旧纹状体

功能：为锥体外系的组成部分，具有调节肌张力、协调运动，并参与学习记忆的功能。

（2）屏状核：位于岛叶皮质与豆状核之间的薄层灰质。

（3）杏仁体：位于海马旁回的深面，与尾状核尾部相连。

3. 侧脑室 lateral ventricle

（1）位置：大脑半球内部的腔隙，内含脑脊液。

（2）分部
- 中央部：位于顶叶内
- 前角：伸入额叶的部分
- 后角：伸入枕叶的部分
- 下角：伸入颞叶的部分

（3）连通：经室间孔与第三脑室相通

4. 大脑半球的髓质

（1）联络纤维：联系同侧半球内各部分皮质的纤维。

- 弓状纤维：联系相邻脑回
- 钩束：连接额、颞两叶的前部
- 上纵束：连接额叶、顶叶、枕叶、颞叶四叶
- 下纵束：连接枕叶、颞叶
- 扣带：位于扣带回、海马旁回深部，连接边缘系的各部分

（2）连合纤维：连接左、右大脑半球皮质的纤维。

- 胼胝体Corpus callosum：连接两侧半球广泛区域，分为嘴、膝、干、压四部分
- 前连合：连接左、右嗅球和两侧颞叶
- 穹窿和穹窿连合：穹窿的部分纤维越至对侧，连接对侧海马

（3）投射纤维：由联系大脑皮质与皮质下结构间的上、下行纤维组成，大部分通过内囊。

内囊 internal capsule：位于丘脑、尾状核与豆状核之间，水平切面呈向外开放的“V”字形。

内囊的分部及各部所通过的纤维束：

1）内囊前肢：位于豆状核与尾状核之间，有额桥束、丘脑前辐射通过。

2）内囊膝：前、后肢会合部，有皮质核束通过。

3）内囊后肢：位于豆状核与丘脑之间，有皮质脊髓束、皮质红核束、丘脑中央辐射、顶枕颞桥束、视辐射、听辐射通过。

内囊损伤（三偏综合征）

- 对侧偏身瘫痪（锥体束损伤）
- 对侧偏身感觉丧失（丘脑中央辐射损伤）
- 双眼视野对侧半的同向偏盲（视辐射损伤）

（五）边缘系统 Limbic system

1. 组成 边缘叶及相关皮质、皮质下结构（杏仁体、隔核、下丘脑、上丘脑、背侧丘脑前核、中脑被盖等）。

2. 纤维联系 前脑内侧束、穹窿、乳头丘脑束、终纹（杏仁体→隔区）、脑髓纹（隔区→缰核）等。

3. 功能

（1）调节内脏活动和情绪活动。

（2）与个体生存和种族延续有关。

（3）与精神、记忆等高级神经活动有关。

【强化训练题】

一、名词解释

1. gray matter
2. cortex
3. white matter
4. medulla
5. nucleus
6. fasciculus
7. ganglion
8. Nerve
9. cauda equine
10. filum terminale
11. decussation of pyramid
12. decussation of medial lemniscus
13. trapezoid body
14. pyramidal tract
15. tonsil of cerebellum
16. third ventricle
17. fourth ventricle
18. internal capsule
19. corpus striatum
20. corpus callosum

二、填空题

1. 脊髓呈前后稍扁的圆索状，位于______内，其上端于______处与______相连；其下端的高度与性别和年龄有关；成年男性其下端约平对______下缘，胎儿出生时约平对______下缘。因此，临床上为安全起见，常选择第______或______腰椎棘突之间行腰椎穿刺，以获取脑脊液或注射麻醉药。

2. 脊髓与______对脊神经相连，通常将与每对脊神经相连的一段脊髓称为一个______。其包括颈髓______段，胸髓______段，腰髓______段，骶髓______段和尾髓______段。

3. 脊髓的表面有数条纵沟，前面正中有一较深的______，后面正中有一浅的______。脊神经的后根、前根根丝穿入出处分别位于______和______。脊神经后根上有膨大的______。前根和后根在______处汇合，随即又分出粗大的______和细小的______。

4. 脊髓的节段与椎体对应的关系是脊髓上颈节（$C_{1\sim4}$）______椎骨（体）；脊髓下颈和上胸节（$C_5\sim T_4$）较同序数椎骨高______个椎骨（体）；脊髓中胸节（$T_{5\sim8}$）较同序数椎骨高______个椎骨（体）；脊髓下胸节（$T_{9\sim12}$）较同序数椎骨高______个椎骨（体）。

5. 脊髓由______和______构成。其正中有纵贯脊髓全长的______，腔内含______，此管向上通______，其下端在______内膨大，称为______。
6. 脊髓白质位于灰质的外围，分为______、______和______。在灰质前连合前方连接的白质部分，称______。
7. 脊髓灰质位于______，呈______，每侧灰质分______、______和两者之间的______，后者在从第1胸节段到第3腰节段向外突出，形成______，为______的低级中枢；前、后角间有一些灰质向外侧突入白质内，与白质相互交织，称______，在______最为明显。
8. 脊髓前角内含有大型的______运动神经元和小型的______运动神经元，它们的轴突组成前根，支配______的运动。前者分布到______纤维，引起骨骼肌收缩。后者的轴突则分布到______纤维，起调节肌张力的作用。当前角运动神经元损伤时，其所支配的骨骼肌发生______。
9. 髓纹以下的延髓部可见两个三角，位于外侧的称______三角，内隐______核；背内侧的为______三角，内藏______核。髓纹上方，有一圆形隆起为面神经丘，内含______核。前庭区的外侧有一小隆起为听结节，内藏______核。
10. 背侧丘脑借“Y”形的内髓板可分为______、______和______三大核群。
11. 填写下列中枢在大脑皮质的位置：第1躯体运动中枢在______，第1躯体感觉中枢在______，听觉中枢在______，视觉中枢在______，书写中枢在______，听觉性语言中枢在______，说话中枢在______，阅读中枢在______。
12. 端脑内侧面，围绕胼胝体外围的脑回为______，颞叶下方侧副沟的内侧为______回，其前端弯曲，称______。由______和______构成海马结构。
13. 小脑位于______，由中间缩窄如环的______和两侧膨大的______组成，后者下面前内侧的膨隆称______，当颅内压增高时，此膨隆可被挤入枕骨大孔形成______。
14. 背侧丘脑腹后内侧核接受______和______纤维；腹后外侧核接受______和______纤维，发出______纤维经内囊脚投射大脑皮质______和______。内侧膝状体接受______纤维，发出______纤维投射至颞叶______回。外侧膝状体接受______纤维，发出______纤维投射至枕叶的______。
15. 大脑半球的髓质可分为______、______和______三类。
16. 第三脑室顶部起自______，前界为______，后通______，侧壁为______和______，向前经______连侧脑室。
17. 顶下小叶分为包绕外侧沟后端的______回和围绕颞上沟末端的______回，后者为______中枢。
18. 延髓上端与脑桥在腹侧面以______分界，沟中自内向外分别有______、______和______神经根出入脑，脑桥基底部两侧有______神经根出入脑。中脑大脑脚内侧有______神经根穿出，唯一从脑干背侧离脑的是______神经。
19. 脑干的副交感核有四对，为位于延髓的______和______核，中脑的______核和脑桥的______核。内脏感觉核为______。
20. 三叉神经感觉核有______、______和______核；运动核有______核，其发出纤维加入______神经支配______肌。

三、是非题（选择题模式，两个答案，A：对；B：错）

(　　) 1. 纹状体是指苍白球和壳。
(　　) 2. 视觉中枢位于角回。
(　　) 3. 薄束核和楔束核属于感觉性脑神经核。
(　　) 4. 新生儿的脊髓下端平第3腰椎体下缘。
(　　) 5. 面神经核和舌下神经核只受对侧大脑皮质支配。
(　　) 6. 脊髓第8胸节横贯性（全横段）损害时，有双侧脐平面以下之痛觉、温度觉障碍。
(　　) 7. 一侧三叉神经脊束核病损时，同侧头面部浅感觉全部丧失。
(　　) 8. 痉挛性瘫痪中，肌张力增高系上运动神经受损的结果。

四、选择题

A型题

1. 有关脊髓的描述，错误的是
A. 脊髓具有传导兴奋的功能，是低级反射中枢
B. 脊髓后索的纤维束传导同侧的深部感觉冲动
C. 侧索中仅包括感觉纤维束
D. 成人腰髓平对第10～12胸椎
E. 椎管内的马尾围绕终丝
2. 有关脊髓的描述，正确的是
A. 成人从枕骨大孔延伸到第2腰椎下缘
B. 在胸段大部分有侧角
C. 有31个节段
D. 背侧有一条深的后正中裂
E. 在新生儿下端平齐第1腰椎下缘
3. 关于脊髓的描述，错误的是
A. 成人脊髓下端平对第1腰椎下缘
B. 前角存在于脊髓全长

C. 侧角存在于脊髓全长
D. 皮质脊髓侧束贯穿脊髓全长
E. 薄束贯穿后索全长
4. 病变同侧水平以下痉挛性瘫痪、本体感觉及精细触觉消失，而且对侧痛温觉消失，应考虑
A. 脊髓白质前连合损伤 B. 脊髓后索损伤
C. 脊髓侧索损伤 D. 脊髓前索损伤
E. 脊髓半侧损伤
5. 关于楔束的描述，正确的是
A. 脊髓全长的后索均有
B. 传导下肢的深部感觉和精细触觉
C. 纤维上行至同侧楔束核内交换神经元
D. 一侧脊髓损伤将出现对侧深部感觉障碍
E. 无上述情况
6. 何处损伤可伤及脊髓骶段
A. 第1腰椎 B. 第1、2骶椎 C. 第2腰椎
D. 第3腰椎 E. 第5腰椎
7. 脊髓第5颈髓平对
A. 第6颈椎 B. 第5颈椎 C. 第4颈椎
D. 第3颈椎 E. 第2颈椎
8. 脊髓内含有副交感神经元的是
A. 胸核 B. 后角固有核 C. 中间内侧核
D. 骶髓第2～4中间带外侧部内侧核 E. 侧角
9. 临床上脊柱骨折常表现为第1腰椎体被压碎向后方突出，这时受波及的脊髓节段是
A. 马尾 B. 终丝 C. $L_{1\sim2}$脊髓
D. $L_{3\sim5}$脊髓 E. $S_{1\sim5}$脊髓
10. 引起身体左半身痛温觉消失，而后产生右半身痉挛性瘫痪的髓外肿瘤是位于脊髓的
A. 左侧半的外侧 B. 右侧半的外侧
C. 左侧半的后内侧 D. 右侧半的后内侧
E. 右侧与左侧前角之间
11. 有关脊髓丘脑侧束的描述，正确的是
A. 起始神经元胞体在脊神经节内
B. 位于脊髓小脑前束的外侧
C. 主要由不交叉的纤维组成
D. 发纤维至小脑
E. 终于丘脑腹后外侧核
12. 传导下肢痛、温觉的脊髓传导束为
A. 薄束 B. 楔束 C. 脊髓小脑前束
D. 脊髓丘脑束 E. 皮质脊髓束
13. 关于薄束的描述，不正确的是
A. 起自脊神经节细胞 B. 位于脊髓后索内
C. 走行于脊髓全长 D. 传递粗触觉
E. 含有来自骶、腰和下胸节段的后根内侧部传导深感觉的纤维
14. 关于脊髓丘脑束的描述，不正确的是
A. 起自脊髓灰质Ⅰ、Ⅳ、Ⅴ层灰质细胞
B. 斜越白质前连合
C. 全部纤维位于外侧索
D. 传导躯干及四肢粗触觉
E. 传导来自躯干对侧痛温觉
15. 有关皮质脊髓束的描述，不正确的是
A. 经过内囊后肢
B. 通过脑桥基底部
C. 在延髓下端大部分交叉
D. 在脊髓内位于脊髓小脑前束的内侧
E. 控制骨骼肌的随意运动
16. 背侧丘脑腹后外侧核接受（ ）
A. 三叉丘系纤维 B. 内侧丘系、脊髓丘系
C. 嗅觉纤维 D. 味觉纤维 E. 内脏感觉纤维
17. 背侧丘脑是躯体感觉冲动的总汇点，通过它中继后再传到中央后回，右侧背侧丘脑损伤会出现
A. 左侧半身的本体感觉冲动不能上传
B. 左侧半身的痛温触压感觉冲动不能上传
C. 右侧半身的本体感觉冲动不能上传
D. 右侧半身的痛温触压感觉冲动不能上传
E. 左侧半身的本体感觉和痛温触压感觉冲动不能上传
18. 不属于下丘脑的结构是
A. 乳头体 B. 灰结节 C. 外侧膝状体
D. 视交叉 E. 漏斗
19. 穿经内囊膝的纤维束是
A. 皮质脊髓束 B. 皮质核束 C. 内侧丘系
D. 丘脑中央辐射 E. 视、听辐射
20. 传至孤束核的脑神经纤维是
A. 第Ⅲ、Ⅴ、Ⅶ对脑神经
B. 第Ⅴ、Ⅶ、Ⅸ对脑神经
C. 第Ⅶ、Ⅸ、Ⅹ对脑神经
D. 第Ⅴ、Ⅸ、Ⅹ对脑神经
E. 第Ⅴ、Ⅶ、Ⅹ对脑神经
21. 从橄榄后沟出入脑的神经从上向下依次为
A. 舌下神经、迷走神经
B. 舌咽神经、迷走神经、副神经
C. 迷走神经、副神经、舌下神经
D. 展神经、面神经、前庭蜗神经
E. 面神经、前庭蜗神经、舌咽神经、副神经
22. 大脑脚底内走行纤维有
A. 内侧丘系 B. 外侧丘系 C. 脊髓丘系
D. 锥体系 E. 三叉丘系
23. 关于大脑髓质的描述，错误的是
A. 由大量的神经纤维组成
B. 是大脑内部的白质

C. 大脑髓质纤维分联络、连合和投射纤维三类
D. 三类纤维分别占据各自的区域且界限分明
E. 大脑髓质内包埋的灰质核团为基底核
24. 下列神经病学检查结果中，不属于小脑功能失调特征的为
A. 共济失调 B. 辨距障碍 C. 腱反射减弱
D. 静止震颤 E. 张力降低
25. 有关丘脑腹后外侧核的下列描述，正确的是
A. 腹后外侧核接受来自下肢通过薄束核的纤维
B. 腹后外侧核接受来自上肢通过楔束核的纤维
C. 腹后外侧核发出丘脑皮质束纤维至顶叶的中央后回
D. 腹后外侧核对触觉辨别很重要
E. 以上均正确
26. 受损后产生感觉性失语是
A. 听觉性语言中枢 B. 运动性语言中枢
C. 听觉中枢 D. 视觉性语言中枢
E. 书写中枢
27. 进出延髓脑桥沟的神经有
A. 三叉神经、展神经和面神经
B. 展神经、面神经、前庭蜗神经
C. 舌咽神经、迷走神经、副神经
D. 动眼神经、滑车神经
E. 舌下神经
28. 距状沟两侧的皮质接受
A. 内侧膝状体的纤维
B. 外侧膝状体的纤维
C. 背侧丘脑前核群的纤维
D. 背侧丘脑腹后内侧核的纤维
E. 背侧丘脑腹后外侧核的纤维
29. 控制泪腺分泌的纤维发自
A. 上泌涎核 B. 下泌涎核 C. 孤束核
D. 疑核 E. 迷走神经背核
30. 面神经丘内含有
A. 展神经核 B. 面神经核 C. 滑车神经核
D. 三叉神经运动核 E. 前庭神经核
31. 内囊位于
A. 背侧丘脑、豆状核与尾状核之间
B. 豆状核、屏状核与尾状核之间
C. 豆状核、尾状核与背侧丘脑之间
D. 背侧丘脑、尾状核与豆状核之间
E. 尾状核、背侧丘脑与豆状核之间
32. 舌下神经核位于
A. 中脑 B. 脑桥 C. 延髓 D. 间脑 E. 小脑
33. 使瞳孔缩小的脑神经核为
A. 展神经核 B. 动眼神经核
C. 动眼神经副核 D. 面神经核
E. 迷走神经核
34. 下列结构中不属于间脑的是
A. 丘脑 B. 松果体 C. 下丘脑
D. 外侧膝状体 E. 上丘
35. 视觉性语言中枢位于
A. 缘上回 B. 颞上回后部 C. 颞横回
D. 角回 E. 额下回下部
36. 听觉中枢位于
A. 颞上回 B. 颞横回 C. 角回 D. 扣带回
E. 中央旁小叶后部
37. 延髓内右侧的内侧丘系受损将导致身体何侧的何种感觉丧失
A. 左侧上、下肢精细触觉丧失
B. 左侧上、下肢本体感觉丧失
C. 左侧上、下肢本体感觉及精细触觉丧失
D. 右侧上、下肢本体感觉丧失
E. 右侧上、下肢本体感觉及精细触觉丧失
38. 属上丘脑的结构为
A. 丘脑髓纹 B. 松果体 C. 乳头体
D. 丘脑枕 E. 内侧膝状体
39. 右侧中央前回中部损伤可引起
A. 左侧半身瘫痪 B. 左侧上肢瘫痪
C. 右侧上肢瘫痪 D. 左睑以下面肌瘫痪
E. 右睑以下面肌瘫痪
40. 属于脑神经核的为
A. 红核 B. 疑核 C. 黑质
D. 下橄榄核 E. 薄束核、楔束核

X 型题

41. 关于脊髓的描述中，正确的是
A. 与 31 对脊神经相连
B. 中央管与第四脑室不连续
C. 侧角见于脊髓胸腰段全长
D. 中央管内含有脉络丛，可产生脑脊液
E. 脊髓灰质的前角为运动性
42. 对脊髓有保护作用的结构为
A. 椎管 B. 脑脊液 C. 脊髓被膜
D. 齿状韧带 E. 脊柱的韧带
43. 传导触觉的脊髓传导束有
A. 脊髓丘脑前束 B. 脊髓丘脑侧束
C. 薄束 D. 楔小脑束 E. 楔束
44. 脊髓半横断时会表现出
A. 同侧损伤平面以下出现瘫痪
B. 同侧损伤平面以下出现痛温觉丧失
C. 对侧损伤平面以下 1～2 个节段出现痛温觉消失
D. 同侧损伤平面以下出现深感觉消失
E. 对侧损伤平面以下出现瘫痪

45. 脊髓的马尾的描述，正确的是
A. 包括终丝在内　　B. 位于终池内
C. 年龄越小参加马尾的神经根越多
D. 由腰、骶、尾神经的前、后根组成
E. 固定于尾骨
46. 楔束传递的感觉包括
A. 精细触觉　　B. 痛觉　　C. 粗触觉
D. 对侧本体感觉　E. 运动觉
47. 关于菱形窝的描述，正确的是
A. 髓纹为延髓与脑桥在背面的分界线
B. 是第四脑室底
C. 是由延髓中央管向背侧面移行扩大而形成
D. 界沟外侧为前庭区
E. 舌下神经三角位于髓纹的下方
48. 背侧丘脑腹后外侧核不接受
A. 内侧丘系　　B. 外侧丘系　C. 脊髓丘系
D. 三叉丘系　　E. 味觉纤维
49. 右侧内囊出血可引起
A. 口角偏向左侧　B. 左侧上、下肢痉挛性瘫痪
C. 左侧半身感觉障碍　D. 双眼左侧视野偏盲
E. 左耳听觉障碍
50. 中央前回上、中部和中央旁小叶前部的描述，正确的是
A. 发出纤维全部至脑干对侧脑运动神经核
B. 发出纤维至对侧脊髓前角细胞
C. 不接受对侧肢体、躯干深部感觉冲动
D. 接受对侧肢体、躯干深部感觉冲动
E. 损伤后对侧肢体痉挛性瘫痪

五、简答题

1. 脊髓灰质可分为几部分？各部有何功能？
2. 脑干包括几个部分？各部有何重要结构？各部有哪些脑神经进出？
3. 间脑位于何处？主要包括哪几部分？有何主要功能？
4. 简述语言中枢的位置、损伤后的临床表现及诊断。

六、思考题

1. 脊髓第6胸节左半横断性损伤，受损平面以下将出现哪些功能障碍，为什么？
2. 内囊出血、脊髓横断、半横断、小儿麻痹症均能引起神经传导阻滞而发生运动和感觉障碍，你能加以区别吗？
3. 陈某，女性，65岁，有高血压史，3天前情绪激动，突然晕倒不省人事，经医院抢救逐渐苏醒，检查发现：
A. 左侧上下肢呈痉挛性瘫痪，肌张力增高，腱反射亢进，并出现病理反射
B. 左鼻唇沟消失，嘴歪向右侧，伸舌时舌尖偏向左侧
C. 左半身浅、深感觉全部消失
D. 双眼视野出现左侧半偏盲（患者看不见左边的物像）
根据上述症状，你认为此患者患什么病？病变在何处？为什么？
4. 某患者脑桥下部右侧半横断，请分析该患者可能出现的症状和体征：
（1）患者右眼向______侧斜视，是因为______侧______损伤的结果；患者______侧眼睑不能闭合，额纹消失，鼻唇沟变浅，咧嘴时口角歪向______侧，是因为______侧______损伤的结果。
（2）患者伸舌时，舌尖偏向______侧，是因为______侧______损伤的结果；______侧上、下肢瘫痪，是______侧______损伤的结果。
（3）患者______侧头面部的痛觉、温度觉障碍，是因为______侧______束和______核受损的结果；______侧半躯干和上、下肢______和______障碍，是______侧______束和______束受损的结果。

【参 考 答 案】

一、名词解释

1. gray matter：灰质，在中枢神经系统内，神经元胞体和树突集中的部位，在新鲜标本中呈灰暗色，称灰质。
2. cortex：皮质，在中枢神经系统内，大、小脑表面的灰质称皮质。
3. white matter：白质，在中枢神经系统内，神经纤维集中的部位色泽白亮，称白质。
4. medulla：髓质，在中枢神经系统内，位于大、小脑深部的白质称髓质。
5. nucleus：神经核，在中枢神经系统内，形态和功能相似的神经元胞体集聚成的团块。
6. fasciculus：纤维束，在中枢神经系统内，起止、行程和功能基本相同的神经纤维集聚成束。
7. ganglion：神经节，在周围神经系统内，神经元的胞体集聚处称神经节。
8. nerve：神经，在周围神经系统内，神经纤维集聚在一起，外包结缔组织膜，称神经。
9. cauda equina：马尾，脊髓末端水平面以下，位于椎管硬膜囊内的脊神经根合称马尾。
10. filum terminale：终丝，脊髓圆锥向下延伸为无神经组织的结缔组织状的细丝，附着于尾骨背面，有固定脊髓的作用。
11. decussation of pyramid：锥体交叉，皮质脊髓束行至延髓的锥体下端，大部分纤维交叉到对

侧，此交叉称锥体交叉。

12. decussation of medial lemniscus：内侧丘系交叉，薄束核和楔束核发出的纤维在延髓交叉至对侧，此交叉称内侧丘系交叉。

13. trapezoid body：斜方体，蜗神经核发出的纤维横行越边到对侧，此处纤维称斜方体。

14. pyramidal tract：锥体束，由大脑皮质中央前回及中央旁小叶前部细胞发出的轴突组成，包括皮质脊髓束和皮质核束，支配全身骨骼肌运动。

15. tonsil of cerebellum：小脑扁桃体，位于小脑下面，靠近枕骨大孔，颅内压增高时，小脑扁桃体可嵌入枕骨大孔，形成小脑扁桃体疝，压迫延髓，危及生命。

16. third ventricle：第三脑室，位于丘脑和下丘脑间，为矢状位狭窄间隙，内含脑脊液。其与侧脑室和第四脑室相通。

17. fourth ventricle：第四脑室，位于延髓、脑桥和小脑之间，呈四棱锥体形，内含脑脊液。其与第三脑室、蛛网膜下隙及脊髓中央管相通。

18. internal capsule：内囊，位于背侧丘脑、尾状核和豆状核之间的白质板。其意义为一侧内囊损伤可导致三偏综合征，即偏瘫、偏身感觉障碍、双眼对侧同向偏盲。

19. corpus striatum：纹状体，由尾状核和豆状核组成，具有调节肌肉张力、调整运动姿势、参与学习记忆的功能。

20. corpus callosum：胼胝体，连合左、右大脑半球新皮质的纤维，广泛联系额叶、顶叶、枕叶和颞叶，分为胼胝体嘴部、膝部、干部和压部。

二、填空题

1. 椎管　枕骨大孔　延髓　第1腰椎　第3腰椎　3～4　4～5
2. 31　脊髓节段　8　12　5　5　1
3. 前正中裂　后正中裂　后外侧沟　前外侧沟　脊神经节　椎间孔　前支　后支
4. 平对同序数　1　2　3
5. 灰质　白质　中央管　脑脊液　第四脑室　脊髓圆锥　终室
6. 后索　前索　侧索　白质前连合
7. 中央管周围　“H”　前角　后角　中间带　侧角　交感神经　网状结构　颈髓
8. α　γ　骨骼肌　骨骼肌梭外肌　骨骼肌梭内肌　弛缓性瘫痪
9. 迷走神经　迷走神经背　舌下神经　舌下神经　展神经　蜗神经
10. 前　内侧　外侧
11. 中央前回和中央旁小叶前部　中央后回和中央旁小叶后部　颞横回　距状沟两侧皮质　额中回后部　颞上回后部　额下回后部　角回
12. 扣带回　海马旁　钩（海马旁回钩）　海马　齿状回
13. 颅后窝　蚓部　小脑半球　小脑扁桃体　小脑扁桃体疝（枕骨大孔疝）
14. 三叉丘系　味觉　内侧丘系　脊髓丘系　丘脑上辐射　中央后回　中央旁小叶后部　外侧丘系（听觉）　听辐射　颞横　视束（视觉）　视辐射　距状沟两侧皮质
15. 连合系　联络系　投射系
16. 脉络组织　终板　中脑水管　背侧丘脑　下丘脑　室间孔
17. 缘上　角　视觉性语言
18. 脑桥延髓沟(桥延沟）　展神经　面神经　前庭蜗　三叉　动眼　滑车
19. 迷走神经背核　下泌涎　动眼神经副　上泌涎　孤束核
20. 三叉神经中脑核　三叉神经脑桥核　三叉神经脊束　三叉神经运动　下颌　咀嚼

三、是非题

1. B　2. B　3. B　4. A　5. B　6. B　7. B　8. A

四、选择题

A 型题

1. C　2. B　3. C　4. E　5. C　6. A　7. C
8. D　9. E　10. C　11. E　12. D　13. D　14. C
15. D　16. B　17. E　18. C　19. B　20. C　21. B
22. D　23. D　24. D　25. E　26. A　27. B　28. B
29. A　30. A　31. E　32. C　33. C　34. E　35. D
36. B　37. C　38. B　39. B　40. B

X 型

41. AE　42. ABCDE　43. ACE　44. ACD
45. BD　46. AE　47. ABCDE　48. BDE
49. BCD　50. BDE

五、简答题

1. 脊髓灰质主要由多极神经元的胞体及树突构成。在横切面上呈“H”形，可分为前角、侧角、后角和灰质连合。

前角为运动神经元胞体所在，其轴突经前根随脊神经，直接支配躯干和四肢的骨骼肌。

侧角仅见于胸1～腰3节段，侧角细胞属于交感神经的低级中枢，另外在骶2～骶4节段，属于副交感神经低级中枢。

后角细胞属于感觉性，接受后根感觉纤维传来的神经冲动，并将其传到脑或在节段内、节段间起联络作用。

2. 脑干包括延髓、脑桥和中脑三部分。
在延髓前面有锥体和锥体交叉；后面有薄束结节、楔束结节、小脑下脚和菱形窝下半。进出延髓的脑神经有舌咽神经、迷走神经、副神经和舌下神经四对。
在脑桥前正中线上有基底沟，两侧有小脑中脚，在后面有小脑上脚和菱形窝上半。进出脑桥的脑神经有三叉神经、展神经、面神经和前庭蜗神经四对。
在中脑的前面有大脑脚和脚间窝，后面有上丘和下丘，内部有中脑水管。进出中脑的有动眼神经和滑车神经。
3. 间脑位于中脑的前上方，主要包括背侧丘脑、后丘脑、下丘脑、上丘脑和底丘脑。
背侧丘脑是全身躯体感觉传入大脑皮质前的中继站，是皮质下躯体感觉中枢。
后丘脑可分为内、外侧膝状体，前者是皮质下听觉中枢，后者是皮质下视觉中枢。
下丘脑不仅是皮质下内脏神经活动中枢，而且对体温、摄食、水的平衡及情绪反应等也有重要作用。
4. 语言中枢的位置、损伤后的临床表现及诊断如下。

名称	位置	临床表现	诊断
运动性语言中枢	额下回后部	丧失了说话能力，但仍能发音	运动性失语症
听觉性语言中枢	颞上回后部	听不懂别人说话意思，但听力正常	感觉性失语症
书写中枢	额中回后部	不能写出正确的文字但手运动正常	失写症
视觉性语言中枢	角回	不能理解文字符号意义，但视觉正常	失读症

六、思考题

1. （1）下肢痉挛性瘫痪（皮质脊髓束征）。
（2）左侧损伤平面以下深感觉丧失（后索征）。
（3）左侧损伤节段的下运动神经元瘫痪及血管运动障碍（同节段的前角、侧角损伤）。
（4）右侧痛温觉丧失（脊髓丘脑束征），感觉丧失的平面，较病变低 1～2 个脊髓节段，这是由于纤维在进入脊髓丘脑束以前，先上升 1～2 个脊髓节。
2. （1）内囊出血能引起对侧偏身运动和感觉障碍，如果累及视辐射，还可产生两眼对侧视野同侧偏盲，临床上称为“三偏症状”。
（2）脊髓横断能引起损伤平面以下运动及感觉障碍，临床上称为“截瘫”。
（3）脊髓半横断能引起损伤平面以下同侧运动障碍和深感觉及精细触觉障碍，以及对侧浅感觉障碍。
（4）小儿麻痹症又称脊髓前角灰质炎，只有损伤侧周围性瘫痪，并无感觉障碍。
3. 此患者患的是脑出血（中风），病变在右侧内囊。出现上述 A 症状是因为损伤了皮质脊髓束；B 症状是损伤了皮质核束；C 症状是损伤了丘脑顶叶束；D 症状是因为损伤了视辐射。
4. （1）左　右　展神经核　右　左　右　面神经核
（2）左　右　舌下神经核　左　右　皮质脊髓束
（3）右　右　三叉神经脊　三叉神经脊束　左　深感觉　浅感觉　右　内侧丘系　脊髓丘脑

（龙志敏）

第五节 脊 神 经

【目 的 要 求】

1. 掌握 ①脊神经的组成、纤维成分和分支。②颈丛的组成及其重要分支——膈神经的组成和分布。③臂丛的组成和位置。④胸神经前支在胸腹壁的分布概况及其皮支分布的节段性。⑤腰丛的组成和位置。⑥骶丛的组成和位置。

2. 熟悉 ①正中神经、尺神经、桡神经、肌皮神经和腋神经起始及其分布。②股神经、闭孔神经的主要分支及其分布。③坐骨神经的发起及其两大分支（胫神经和腓总神经）的分布。

3. 了解 ①颈丛的分布概况及其皮支的浅出部位和分布范围。②正中神经、尺神经、桡神经和腋神经的行径及损伤后的症状。③股外侧皮神经的行径及分布概况。④坐骨神经的常见变异及胫神经和腓总神经损伤后的主要表现。⑤阴部神经的行径、主要分支及其分布。⑥股后皮神经的位置和分布。

【教学重点、难点】

1. 脊神经的组成、纤维成分和分支。
2. 颈丛的主要分支。
3. 胸神经分布的平面。
4. 臂丛的主要分支。
5. 腰丛及骶丛的主要分支。

【教 材 精 要】

脊神经包括：

颈神经 ｝颈丛（$C_{1\text{-}4}$）（膈神经）
　　　 ｝臂丛（$C_5\sim T_1$）（肌皮神经、腋神经、桡神经、尺神经、正中神经）
胸神经

腰神经 ｝腰丛（$T_{12}\sim L_4$）（股神经、闭孔神经）
骶神经 ｝骶丛（$L_4\sim Co$）（坐骨神经、阴部神经）
尾神经

脊神经共 31 对，颈神经 8 对（$C_{1\sim8}$）、胸神经 12 对（$T_{1\sim12}$）、腰神经 5 对（$L_{1\sim5}$）、骶神经 5 对（$S_{1\sim5}$）和尾神经 1 对（Co）。其中，$C_{1\sim7}$ 神经由相应颈椎上方的椎间孔穿出，C_8 神经自第 7 颈椎下方的椎间孔穿出，其余均由相应椎骨下方的椎间孔穿出。

每对脊神经由连于脊髓的前根 anterior root 和后根 posterior root 在椎间孔处合并而成。前根属运动性，由脊髓前角和侧角的神经元轴突组成；它除含有躯体运动纤维外，在 $T_1\sim L_3$ 神经前根，以及 $S_{2\sim4}$ 神经前根内，还分别含有交感神经纤维和副交感神经纤维。后根属感觉性，其上有感觉神经元胞体聚集而成的膨大部，称脊神经节 spinal ganglion。感觉神经元为假单极神经元，其中枢突组成后根入脊髓；周围突分布于皮肤、肌肉、关节和内脏，将躯体和内脏的感觉冲动传向中枢。每个脊神经均由前、后根合成，都含有运动纤维和感觉纤维，所以脊神经都是混合性的。

脊神经出椎间孔后，立即分为前支、后支、交通支及脊膜支。后支一般按节段分于身体背面的深层肌和皮肤。前支较粗大，除胸神经前支有明显节段性外，其余脊神经前支分别交织形成颈丛、臂丛、腰丛和骶丛，再由各丛发出神经分布于相应区域。

一、颈丛

颈丛由 $C_{1\sim4}$ 颈神经前支交织而成，并发出皮支和肌支。

1. 皮支　包括枕小神经、耳大神经、颈横（皮）神经和锁骨上神经等。从胸锁乳突肌后缘中点附近浅出，呈放射状分布到枕部、耳郭、颈前区和肩部的皮肤。

2. 肌支　分支支配颈深肌群和部分舌骨下肌。

膈神经：颈丛的主要分支，为混合性神经，由颈丛发出，初沿前斜角肌前面下降，继于锁骨下动、静脉之间经胸廓上口入胸腔；与心包膈血管伴行，在纵隔胸膜与心包间降达膈肌。其运动纤维支配膈肌，感觉纤维分布于心包、胸膜和膈下中央部的腹膜。右侧膈神经的感觉纤维还分布到肝和胆囊等。

受损后，膈肌瘫痪、呼吸困难，严重者可有窒息感；受刺激时可产生呃逆。

二、臂丛

臂丛由 $C_{5\sim8}$ 神经前支和 T_1 神经前支大部分组成，位于斜角肌间隙内。其反复交织并经锁骨后方进入腋腔，围绕腋动脉构成三束：外侧束、内侧束及后束。臂丛的主要分支有：

1. 肌皮神经　发自外侧束，支配喙肱肌、肱二头肌和肱肌。其终支在肘区穿深筋膜浅出，改称前臂外侧皮神经，分布于前臂外侧区皮肤。

2. 正中神经　从包绕腋动脉的臂丛内、外侧束上各发出一分支在腋动脉前外侧合并为一条神经，呈“Y”形。其肌支支配前臂前肌群（除指深屈肌尺侧半和尺侧腕屈肌外）、鱼际肌（除拇收肌外）和第 1、2 蚓状肌。皮支分布于手掌面桡侧三指半及相应的掌部皮肤。损伤后，呈“猿手”。

3. 尺神经　起自臂丛内侧束，沿肱动脉内侧下降并渐趋向后方，经肱骨尺神经沟转入前臂并穿尺侧腕屈肌进入前臂前区，伴尺动脉内侧下降至腕，经豌豆骨桡侧分为浅、深二终支进入手掌。

尺神经的肌支支配除正中神经支配以外的前臂前肌群和手肌，即指深屈肌尺侧半、尺侧腕屈肌、第 3 和第 4 蚓状肌、拇收肌、全部骨间肌及小鱼际肌。

其皮支分布于手掌面尺侧一个半指和手背面尺侧两个半指及相应手掌及手背区域的皮肤。损伤后，呈现“爪形手”。

4. 桡神经　起自后束，与肱深动脉伴行，入桡神经沟，至肘前区，于肱桡肌与肱肌间，发出浅支和深支：浅支与桡动脉伴行，至前臂下 1/3 处转向手背，分布于手背桡侧两个半指及相应手背区域（包括“虎口”）的皮肤；深支穿旋后肌达前臂背侧，在浅、深层伸肌间下降。桡神经本干及深支，支配臂和前臂全部后肌群。本干还发分支分布于臂和前臂背面皮肤。损伤后，呈“垂腕”。

5. 腋神经　起自后束，绕肱骨外科颈至三角肌深面。肌支支配三角肌和小圆肌，皮支分布于肩部和臂上份后部皮肤。损伤后，呈“方形肩”。

6. 胸背神经　起自后束，支配背阔肌。

7. 胸长神经　起自臂丛，支配前锯肌。

三、胸神经

$T_{1\sim11}$ 神经前支沿相应肋骨下缘行于肋间，称为肋间神经；T_{12}神经前支位于第12肋下方，称为肋下神经。肋间神经的肌支，支配全部肋间肌。下5对肋间神经和肋下神经还支配腹前外侧壁的肌肉（腹内斜肌、腹外斜肌、腹横肌、腹直肌）。

胸神经前支的皮支分布，有明显的节段性，其分布区域的标志为：

T_2	胸骨角平面
T_4	男性乳头平面
T_6	剑突平面
T_8	肋弓下缘平面
T_{10}	脐平面
T_{12}	耻骨联合至肚脐连线中点平面

其余胸神经前支的皮肤分布区可依次类推。

四、腰丛

腰丛由T_{12}前支一部分、$L_{1\sim3}$神经前支和L_4神经前支一部分共同构成。腰丛位于腰大肌深面、腰椎横突前方。重要的分支有：

1. 股神经　从腰大肌下段外侧缘走出，经腹股沟韧带深面入股部，立即呈扫帚样分为多支。

（1）肌支：支配股四头肌、缝匠肌和耻骨肌。

（2）皮支：分布于大腿和膝关节前面的皮肤，其中最长的皮支称隐神经，分布于小腿内侧和足内侧缘的皮肤。损伤后，屈髋伸膝障碍。

2. 闭孔神经　其浅支和深支分别位于短收肌的浅面、深面。其肌支支配大腿内收肌群，感觉支分布于大腿内侧区皮肤和髋关节、膝关节。腰丛的分支还有股外侧皮神经、髂腹下神经、髂腹股沟神经、生殖股神经等，分布区域多与其名称相符。

五、骶丛

骶丛由L_4神经前支一部分，L_5～Co神经前支组成。骶丛位于盆腔内、骶骨和梨状肌前方。其主要分支有：

1. 阴部神经　伴阴部内血管出梨状肌下孔，绕坐骨棘经坐骨小孔入坐骨直肠窝，分支分布于会阴诸肌、肛门外括约肌和肛周、外生殖器皮肤。

2. 坐骨神经　是全身最大的神经。一般自梨状肌下孔入臀区，于臀大肌深面下行，经大转子与坐骨结节连线中点处入股后区，并发支支配大腿后肌群；继达腘窝上界分为胫神经和腓总神经两终支。

（1）胫神经：伴腘血管降入比目鱼肌深面，支配小腿后群肌，而后经内踝后方转入足底分为足底内侧神经、足底外侧神经，分布于足底诸肌和皮肤。损伤后，呈“钩状足”。

（2）腓总神经：自坐骨神经分出后，沿股二头肌腱行向下外，绕腓骨颈穿小腿外侧肌群，分为腓深神经和腓浅神经。腓深神经支配小腿前肌群、足背肌和第一趾间隙背面的皮肤；腓浅神经支配腿外侧肌群，以及小腿外侧、足背、趾背皮肤。损伤后，呈“马蹄”内翻足畸形。

此外，骶丛还有臀上、下神经及股后皮神经等分支。

第六节　脑　神　经

【目的要求】

1. 掌握　①12对脑神经的名称、性质、所联系的脑神经核、连脑部位、出入颅的部位及分支分布范围。②脑神经中的神经节。③第Ⅱ、Ⅲ、Ⅶ、Ⅻ对脑神经损伤后可能出现的症状。

2. 熟悉　脑神经内所含的神经纤维成分。

【教材精要】

脑神经是与脑相连的周围神经，共12对，其名称分别为：Ⅰ嗅神经；Ⅱ视神经；Ⅲ动眼神经；Ⅳ滑车神经；Ⅴ三叉神经；Ⅵ展神经；Ⅶ面神经；Ⅷ前庭蜗神经；Ⅸ舌咽神经；Ⅹ迷走神经；Ⅺ副神经；Ⅻ舌下神经。为方便记忆，可试用顺口溜“一嗅二视三动眼，四滑五叉六外展，七面八听九舌咽，迷走副神舌下全。”

脑神经和脊神经的差别如下：

1. 脊神经分布于躯干、四肢，脑神经除迷走神经外，主要分布于头部、颈部。

2. 每一对脊神经都是混合神经，但脑神经可以分三类：感觉性脑神经（Ⅰ、Ⅱ、Ⅷ）；混合性脑神经（Ⅴ、Ⅶ、Ⅸ、Ⅹ）；运动性脑神经（Ⅲ、Ⅳ、Ⅵ、Ⅺ、Ⅻ）。

3. 每对脊神经均含有内脏运动成分，主要是交感纤维，只有骶2～4含有副交感纤维；脑神经中仅Ⅲ、Ⅶ、Ⅸ、Ⅹ含有内脏运动成分，且全为副交感纤维。

一、嗅神经

嗅神经为感觉神经，始于鼻腔黏膜中嗅细胞的周围突，其中枢突汇成20多条嗅丝穿筛孔入颅，连于嗅球，传导嗅觉。

嗅细胞位于上鼻甲和鼻中隔上部的嗅黏膜内。

嗅细胞发出嗅神经→通过筛板上的筛孔→进入颅前窝，连于端脑的嗅球。

二、视神经

视神经为感觉神经，由视网膜节细胞的轴突构成，从眼球后极走出，之后穿视神经管入颅中窝连于视交叉，传导视觉信号。

视杆细胞、视锥细胞（感受器）→双极细胞 →神经节细胞 —视神经、视交叉、视束→ 外侧膝状体换元 —视辐射→距状沟两侧的大脑皮质。

三、动眼神经

动眼神经为运动神经，由动眼神经核及动眼神经副核发出的神经纤维组成，自中脑腹侧脚间窝出脑。来自动眼神经核的纤维，经眶上裂入眶，分为上、下两支，上支细小，支配上直肌和上睑提肌。下支粗大，支配内直肌、下直肌和下斜肌。动眼神经副核发出的纤维行于下支内，并入睫状神经节（副交感），换元后分布于睫状肌和瞳孔括约肌。

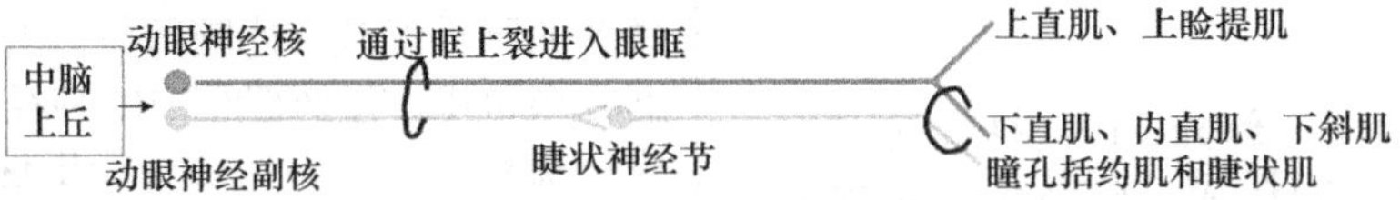

四、滑车神经

滑车神经为运动神经，起于滑车神经核，经中脑下丘下方出脑后，绕大脑脚外侧前行，穿海绵窦外侧壁，经眶上裂入眶，支配上斜肌。

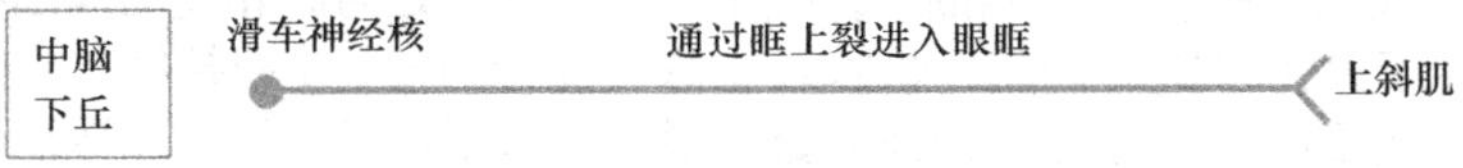

五、三叉神经

三叉神经为混合神经，起自三叉神经节，其周围突自脑桥臂与基底部交界处出脑，形成眼支（V_1），上颌支（V_2）及下颌支（V_3），分别分布于眼裂以上、眼裂与口裂之间、口裂以下的头面部皮肤；其中枢突入脑后，按传递的不同感觉类型分别止于三叉神经中脑核、三叉神经脑桥核和三叉神经脊束核。该三个核团分别收集头面部的深感觉及精细触觉、粗触觉、痛温觉。另外，来自三叉神经运动核的纤维加入三叉神经的下颌支，随其分布于咀嚼肌，并支配该肌。

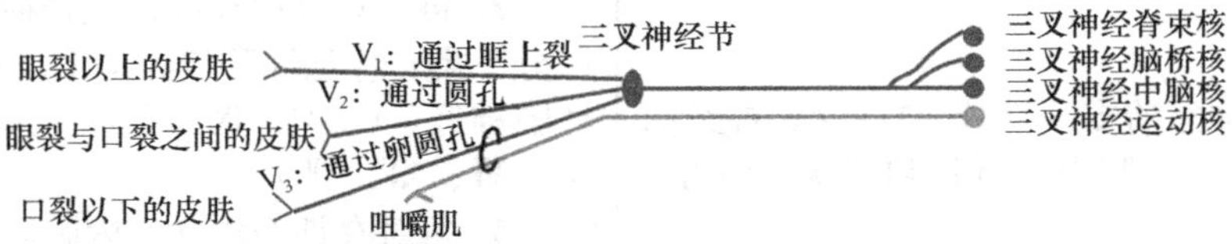

1. 眼神经（眼支，V_1）为感觉神经,经眶上裂入眶，由外向内依次发出：

（1）泪腺神经：传导泪腺、结合膜和上睑的一般感觉。泪腺神经与上颌神经的分支——颧神经有交通，由此导入来自面神经的副交感纤维控制泪腺分泌。

（2）额神经：分布于额顶、上睑部皮肤和鼻背及内眦附近皮肤。

（3）鼻睫神经：分布于眼球、鼻背皮肤和除嗅黏膜以外的鼻腔黏膜。

2. 上颌神经（上颌支，V_2）为感觉神经，经圆孔出颅，进入翼腭窝上部，附有翼腭神经节，继续前行经眶下裂入眶，延续为眶下神经。其主要分支有：

（1）眶下神经：为上颌神经主干的终末支，分布于下睑、鼻翼、上唇的皮肤和黏膜。

（2）上牙槽神经：分布于上颌牙、牙龈及上颌窦黏膜。

3. 下颌神经（下颌支，V_3）为混合神经，经卵圆孔出颅达颞下窝，内侧附有耳神经节。其主要分支有：

（1）咀嚼肌神经：属运动性，支配咀嚼肌。

（2）下牙槽神经：分布于下颌牙及牙龈，颏部及下唇的皮肤和黏膜。

（3）舌神经：分布于口腔底及舌前2/3黏膜，接受一般感觉。来自面神经的鼓索神经，在下颌角附近的下颌下神经节换元后，加入舌神经，将面神经的副交感纤维和味觉纤维导入舌神经。

（4）耳颞神经：分布于耳颞区皮肤。来源于舌咽神经的副交感纤维加入此神经，分布于腮腺，控制其分泌。

六、展神经

展神经为运动神经，起于脑桥的展神经核，从延髓脑桥沟中部出脑，经眶上裂入眶，支配外直肌。

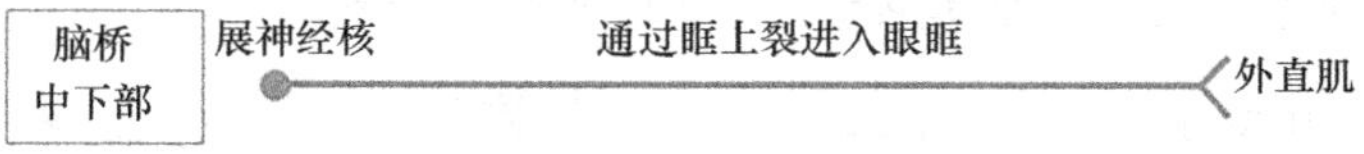

七、面神经

面神经为混合神经。由面神经核发出的纤维，绕展神经核，从桥延沟出脑后伴前庭蜗神经入内耳门，穿内耳道底进入面神经管，先水平走行，后垂直下行经茎乳孔出颅，向前穿腮腺达面部，支配表情肌。同时，在面神经管的折转处有膨大的膝神经节，其周围突与来自上泌涎核的神经纤维形成鼓索神经，出面神经管，并加入舌神经，分布于舌前2/3味蕾；其中枢突至延髓孤束核（上部）换元。另外，来自上泌涎核的神经纤维随面神经进入面神经管后，一部分纤维于面神经管膝部出面神经管，于翼腭神经节换元后，加入眼神经，控制泪腺分泌；另一部分纤维加入鼓索神经，与下颌下神经节换元后，分布至下颌下腺及舌下腺，控制其分泌。

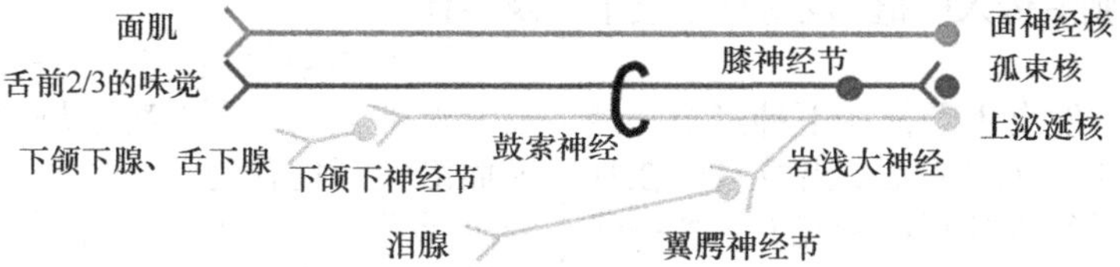

面神经的分支可分为面神经管内分支和颅外分支。

1. 面神经管内分支

（1）鼓索：在膝神经节和茎乳孔之间自面神经发出，向前上进入鼓室，再穿颞骨岩部出鼓室，呈锐角从后上方加入舌神经。鼓索含两种纤维：味觉纤维随舌神经分布于舌前2/3的味蕾，传导味觉；副交感纤维进入舌神经下方的下颌下神经节，换元后分布于下颌下腺和舌下腺，支配腺体分泌。

（2）岩（浅）大神经：含上泌涎核发出的副交感纤维，自面神经管膝部分出，经颞骨岩部的岩大神经裂孔穿出前行，穿破裂孔至颅底，与来自颈内动脉丛的岩深神经合成翼管神经，穿翼管前行至翼腭窝，在翼腭神经节换元后，经颧神经、泪腺神经达泪腺，控制泪腺分泌。

（3）镫骨肌神经：支配鼓室内的镫骨肌。

2. 颅外分支 面神经出茎乳孔后即发肌支支配枕肌、耳周围肌、二腹肌后腹、茎突舌骨肌。其主干前行进入腮腺分支组成腮腺内丛，自腮腺前缘呈辐射状发出五支：即颞支、颧支、颊支、下颌缘支及颈支，支配面部诸表情肌和颈阔肌。

八、前庭蜗神经（位听神经）

前庭蜗神经为感觉神经，由前庭神经和蜗神经构成。前庭神经 vestibular nerve 起自内耳道底的前庭神经节，传导平衡觉入前庭神经核。蜗神经 cochlear nerve 起自蜗轴内的蜗神经节（螺旋神经节），传导听觉入蜗神经核。

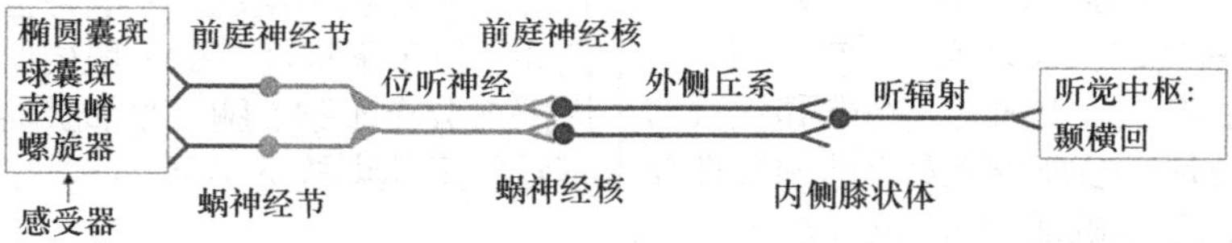

九、舌咽神经

舌咽神经为混合神经，连于延髓橄榄后沟上部，经颈静脉孔出颅，穿颈内、外动脉间，向前入舌根，且与交感神经、迷走神经共同组成咽丛。

其神经纤维成分包括：①下神经节为内脏感觉神经元聚集而成，其周围突分布至舌后1/3及咽后壁的黏膜，传导一般内脏感觉和味觉，同时也分布到颈动脉窦及颈动脉小球，传导压力和化学刺激；其中枢突行于舌咽神经中，入延髓后，至孤束核换元，其中孤束核上部接受味觉，下部接受一般内脏感觉。②上神经节为一般躯体感觉神经元聚集而成，其周围突分布于耳部皮肤，中枢突行于舌咽神经中，入延髓后，至三叉神经脊束核换元。③来自疑核的特殊内脏运动纤维，出延髓后，部分纤维加入舌咽神经，支配咽喉肌运动。④来自下泌涎核的一般内脏运动纤维出延髓后，加入舌咽神经，并于耳神经节换元，节后纤维支配腮腺的分泌。

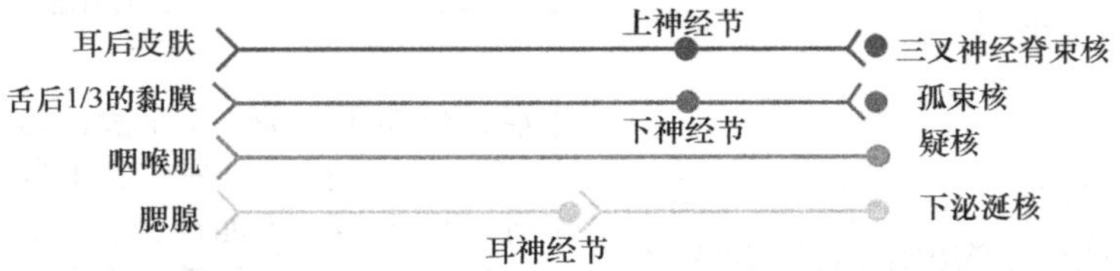

舌咽神经的主要分支有：

（1）舌支：分布于舌后1/3黏膜和咽后壁，传导一般感觉和味觉。

（2）颈动脉窦支：沿颈内动脉下降，达颈动脉窦和颈动脉小球，将动脉压力变化和血液中二氧化碳浓度变化的刺激传入中枢，反射性地调节血压和呼吸。

（3）鼓室神经：发自舌咽神经下神经节，经颅底外面鼓室小管下口入鼓室后，出鼓室后在耳神经节换元，其节后纤维随耳颞神经（三叉神经分支）分布于腮腺，控制其分泌。

十、迷走神经

迷走神经为混合神经，连于延髓后外侧沟，经颈静脉孔出颅，在颈内静脉与颈内（总）动脉之间的后方下行，经胸廓上口入胸腔，行走于肺根后方，发支加入左、右肺丛。左迷走神经形成食管前丛，继而续为迷走前干，右迷走神经行于食管后方，形成食管后丛和迷走后干。迷走神经前、后干随食管一起穿膈食管裂孔进入腹腔，前干分为肝支和胃前支两终支，后干分为腹腔支和胃后支两终支。

迷走神经沿途发出许多分支，其中较重要的分支如下。

1. 颈部的分支

（1）喉上神经：起于下神经节，在舌骨大角水平分内支、外支，分别支配环甲肌，或分布于声门裂以上的喉黏膜，以及会厌、舌根等处。

（2）颈心支：有上、下两支，在喉和气管两侧下行入胸腔，与颈交感神经节发出的颈心神经交织构成心丛，调节心脏活动。

2. 胸部的分支

（1）肺丛和食管丛：左、右迷走神经在胸部发出的若干小支，与交感神经的分支共同构成，自丛再发细支分布于气管、支气管、肺和食管，传导脏器和胸膜的感觉，同时支配器官的平滑肌及腺体。

（2）喉返神经：左、右迷走神经本干发出左、右喉返神经，分别勾绕主动脉弓、右锁骨下动脉，继而沿气管食管沟上行，经环甲关节后方入喉，内脏感觉纤维分布于声门裂以下的喉黏膜，特殊内脏运动纤维支配除环甲肌以外的所有喉肌。

3. 腹部的分支

（1）胃前支和肝支：发自迷走神经前干。胃前支分支至胃前壁，其终支以“鸦爪”形分支分布于幽门部前壁。肝支参与构成肝丛，分布于肝、胆囊等处。

（2）胃后支和腹腔支：发自迷走神经后干。胃后支分支至胃后壁，其终支也以“鸦爪”形分支分布于幽门窦及幽门管后壁；腹腔支与交感神经一起构成腹腔丛，分布于肝囊、胆、胰、脾、肾及结肠左曲以上的腹部消化管。

迷走神经含四种纤维成分：发自迷走神经背核的内脏运动纤维（副交感）控制颈、胸、腹部（结肠左曲以前）的平滑肌、心肌、腺体；发自疑核的纤维控制咽喉肌的运动；位于上神经节的一般躯体感觉神经元，其周围突分布于硬脑膜、耳廓及外耳道的皮肤，中枢突至三叉神经脊束核换元；位于下神经节的一般内脏感觉神经元，其周围突分布于颈、胸、腹部脏器，中枢突将内脏感觉传至孤束核下半部。

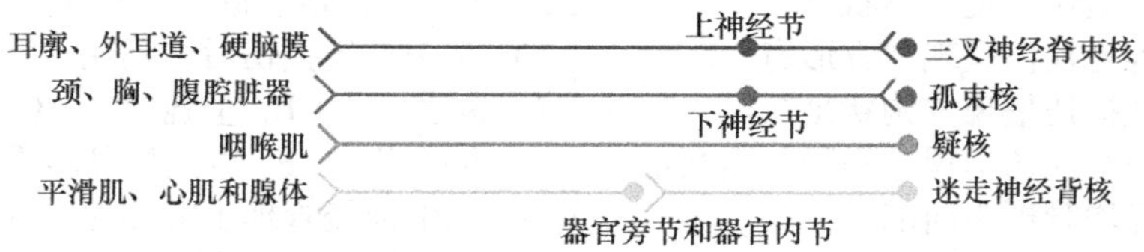

十一、副神经

副神经为运动神经，由颅根和脊髓根两个根汇合而成。脊髓根起自 $C_{1\sim5}$ 前角的副神经核，经枕骨大孔入颅，与起自疑核的颅根合为副神经干，穿静脉孔出颅，分为内、外两支。内支加入迷走神经，支配咽喉肌；外支为脊髓根的直接延续，行向外下，支配胸锁乳突肌和斜方肌。

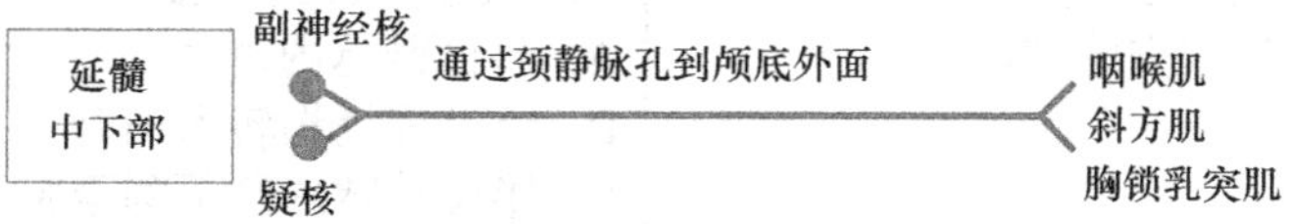

十二、舌下神经

舌下神经为运动神经，起自延髓舌下神经核，由延髓前外侧沟出脑，经舌下神经管出颅，在颈内动、静脉之间弓形向前下走行，在舌神经和下颌下腺管下方穿颏舌肌入舌内，支配全部舌内肌和大部分舌外肌。

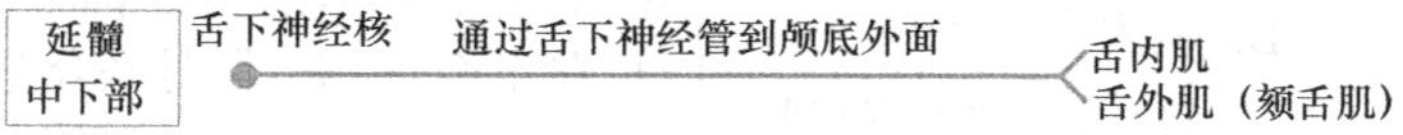

【强化训练题】

一、名词解释

1. spinal ganglion
2. white communicating branch
3. vegetative nervous system

二、填空题

1. 每对脊神经由______、______合并而成，出椎间孔后分为______和______，______支借______与交感干相连。

2. 膈神经为______性神经，是______的重要分支，沿______前面下降，穿______之间经胸廓上口入胸腔，再经______的前方下行至膈。

3. 肌皮神经支配______、______和______；皮支分布于______。

4. 胸神经前支的分布保持明显的节段性。一般常以下述标志确定神经的节段，胸骨角平面相当______，乳头平面相当______，剑突平面相当______，肋弓平面相当______，而脐与耻骨联连线中点平面相当______。

5. 交感神经的节前神经元胞体位于______，节后神经元胞体位于______和______。

6. 在肱骨中段骨折易损伤______，受损后的运动障碍主要是______，感觉障碍主要表现在______。

7. 管理眶内结构的神经有：______神经来自______管理视觉。______神经支配______、______、______、______、______、______、______。______神经支配______。______神经的分支______神经管理______。______神经支配______。______神经中的副交感纤维在______神经节换元后支配泪腺的分泌。

8. 依次填出与尺神经、桡神经、腋神经、闭孔神经有关的骨性结构是______、______、______、______。

9. 含有副交感神经纤维的脑神经名称是______、______、______、______。

10. 舌神经原本仅含______纤维，于鼓索加入后遂包含了______纤维和______纤维。

11. 副交感神经的低级中枢包括位于脑干的______、______、______、______脑神经核，以及______。

12. 交感神经离开低级中枢后，在______、______换元后才到达效应器。

三、是非题（选择题模式，两个答案，A；对；B；错；）

（　　）1. 脊神经前支均形成丛，再从丛上发出神经。

（　　）2. 肱骨外科颈骨折易损伤桡神经。

（　　）3. 脊神经都是混合性的神经。

（　　）4. 桡神经损伤呈现“垂腕”症。

(　　) 5. 腋神经损伤呈现“翼状肩”。
(　　) 6. 胸长神经损伤呈现“方形肩”。
(　　) 7. 胫神经损伤呈现“钩状足”。
(　　) 8. 腓总神经损伤呈现“马蹄”内翻足。
(　　) 9. 脑神经均管理头面部。
(　　) 10. 每对脑神经都是混合神经。
(　　) 11. 嗅神经内只有特殊内脏感觉纤维。
(　　) 12. 动眼神经支配上斜肌和外直肌。
(　　) 13. 支配瞳孔开大肌的神经是动眼神经。
(　　) 14. 颅中窝内有眶上裂、圆孔、卵圆孔，三叉神经三支分别经它们出颅。
(　　) 15. 迷走神经是副交感神经。

四、选择题

A 型题

1. 脊神经的有关结构中只含运动纤维的是
A. 前根　B. 后根　C. 前支
D. 后支　E. 以上都不是
2. 脊神经后根包含
A. 躯体运动纤维　B. 躯体感觉纤维
C. 内脏运动纤维　D. 特殊内脏感觉纤维
E. 以上都对
3. 关于颈丛的描述，错误的是
A. 由 $C_{1\sim8}$ 构成　B. 膈神经是其主要的分支
C. 肌支支配颈深肌群及部分舌骨下肌群
D. 皮支由胸锁乳突肌后缘中点浅出
E. 皮支主要传递颈部、耳郭、枕部的皮肤感觉
4. 关于膈神经的描述，错误的是
A. 在前斜角肌前面下行　B. 是运动性神经
C. 经胸廓上口入胸腔
D. 除分布于膈外，还分布于胸膜、心包，膈下部分腹膜
E. 膈神经受损，膈瘫痪，患侧胸腔容积减小
5. 支配喙肱肌的神经是
A. 正中神经　B. 肌皮神经　C. 桡神经
D. 腋神经　E. 尺神经
6. 臂丛由何者构成
A. $C_8 \sim T_1$　B. $C_5 \sim T_1$　C. $C_4 \sim C_8$
D. $C_3 \sim C_5$　E. $C_3 \sim C_8$
7. 臂丛的主要分支不包括
A. 肌皮神经　B. 正中神经　C. 尺神经
D. 桡神经　E. 膈神经
8. 受正中神经和尺神经共同支配的肌是
A. 指浅屈肌　B. 尺侧腕屈肌　C. 指深屈肌
D. 旋前圆肌　E. 以上都不是
9. 肌皮神经分布及支配的范围不包括
A. 肱二头肌　B. 喙肱肌　C. 肱肌
D. 前臂外侧区皮肤　E. 肱三头肌
10. 正中神经损伤后，呈现
A. 猿手　B. 垂腕　C. 爪形手
D. 方形肩　E. 以上均可出现
11. 正中神经管理手掌部的皮肤范围为
A. 桡侧半手掌及手指
B. 尺侧半手掌及手指
C. 桡侧三根半手指及掌面
D. 尺侧三根半手指及掌面
E. 尺侧 1 根半手指及掌面
12. 关于尺神经的描述不正确的是
A. 起自臂丛内侧束
B. 经尺神经沟转入前臂
C. 伴尺动脉内侧下降至腕
D. 管理除正中神经支配的前臂肌群和手肌
E. 皮支分布于尺侧 2 根半手指及手掌的掌侧和背侧皮肤
13. T_{10} 神经前支分布的范围是
A. 乳头平面　B. 剑突平面　C. 肋弓下缘平面
D. 脐平面　E. 耻骨联合至脐连线的中点
14. 关于胸神经前支的描述，正确的是
A. 均不参加神经丛的组成
B. 均走在相邻肋骨之间，称肋间神经
C. 第 10 肋间神经只分布于脐平面皮肤
D. 第 12 胸神经前支分布于耻骨联合平面
E. 以上都不正确
15. 关于股神经的描述，错误的是
A. 是腰丛的主要分支
B. 肌支主要支配股四头肌、缝匠肌、耻骨肌
C. 经腹股沟韧带深面入股部
D. 隐神经是其皮支
E. 闭孔神经是其分支
16. 关于腰大肌的描述，正确的是
A. 又称髂腰肌
B. 深面有腰丛神经
C. 其内侧缘下段有坐骨神经走出
D. 其外侧缘下段有闭孔神经走出
E. 以上都不对
17. 参与髌腱反射的神经是
A. 胫、股神经　B. 胫、闭孔神经
C. 胫神经　D. 股神经　E. 腓总神经
18. 支配大腿内收肌群的是
A. 股神经　B. 坐骨神经　C. 闭孔神经
D. 阴部神经　E. 以上都不是
19. 关于隐神经的描述，错误的是
A. 是股神经的一个分支
B. 属皮神经

C. 与小隐静脉伴行
D. 有分支至小腿内侧面皮肤
E. 有分支至足内侧缘皮肤
20. 关于胫神经的描述，正确的是
A. 支配小腿前群肌
B. 支配小腿外侧群肌
C. 支配小腿后群肌
D. 支配小腿前群肌和外侧群肌
E. 以上都不对
21. 关于股二头肌的描述，正确的是
A. 只有屈髋作用　B. 可外展髋关节
C. 只有伸髋作用　D. 受腓总神经支配
E. 受坐骨神经支配
22. 以下描述错误的是
A. 骶丛由 L_4 前支的一部分，以及 L_5～Co 神经前支组成
B. 坐骨神经是腰丛最大的分支
C. 坐骨神经是全身最大的神经
D. 坐骨神经在腘窝分为胫神经和腓总神经
E. 胫神经支配小腿后群及足底肌，腓总神经支配小腿外侧群及足背肌
23. 支配第一趾间隙背面皮肤的神经是
A. 胫神经　B. 隐神经　C. 腓深神经
D. 腓浅神经　E. 足底内侧神经
24. 含有躯体运动纤维的神经是
A. 动眼神经　B. 三叉神经　C. 面神经
D. 舌咽神经　E. 迷走神经
25. 不是混合性脑神经是
A. 三叉神经　B. 面神经　C. 动眼神经
D. 舌咽神经　E. 迷走神经
26. 视神经内的神经纤维传导
A. 一般躯体感觉　B. 一般躯体运动
C. 特殊躯体感觉　D. 特殊内脏感觉
E. 特殊内脏运动
27. 动眼神经内包含的以下神经纤维成分是
A. 特殊躯体感觉　B. 一般躯体感觉
C. 一般内脏运动　D. 特殊内脏运动
E. 一般内脏感觉
28. 关于动眼神经的描述，错误的是
A. 管理除外直肌、上斜肌以外的眼外肌
B. 包含副交感纤维
C. 管理瞳孔括约肌和睫状肌
D. 来自动眼神经副核的纤维在翼腭神经节换元
E. 经眶上裂进入眼眶
29. 关于三叉神经的描述，错误的是
A. 为混合神经
B. 三叉神经脊束核主要接受痛温、粗触觉
C. 三叉神经中脑核接受本体感觉及精细触觉
D. 含有特殊内脏运动纤维
E. 舌神经含有特殊内脏感觉纤维，传导舌前 2/3 的味觉
30. 展神经支配
A. 外直肌　B. 上斜肌　C. 上直肌
D. 下斜肌　E. 上睑提肌
31. 孤束核上部收集
A. 视觉　B. 嗅觉　C. 味觉
D. 一般内脏感觉　E. 听觉
32. 疑核管理
A. 表情肌　B. 舌肌　C. 咀嚼肌
D. 咽喉肌　E. 泪腺
33. 三叉神经运动核管理
A. 表情肌　B. 舌肌　C. 咀嚼肌
D. 咽喉肌　E. 泪腺
34. 分布于角膜的神经是
A. 视神经　B. 眼神经　C. 滑车神经
D. 动眼神经　E. 展神经
35. 关于面神经的描述，错误的是
A. 面神经核发出的纤维，管理表情肌
B. 鼓索神经加入舌神经，将味觉纤维导入三叉神经
C. 岩浅大神经加入泪腺神经，将内脏感觉纤维导入三叉神经
D. 下颌下神经节为副交感神经节
E. 面神经内没有一般内脏感觉纤维
36. 面神经管外损伤不会引起
A. 同侧眼裂变大，闭眼困难
B. 嘴巴歪向同侧　C. 同时额纹消失
D. 同侧鼻唇沟变浅　E. 同侧角膜反射消失
37. 右侧内耳门附近之面神经损伤可导致
A. 右眼泌泪减少　B. 舌后 1/3 右半侧味觉丧失
C. 咧嘴时口歪向右侧　D. 左侧不能闭眼
E. 右侧上睑下垂
38. 与舌下腺、下颌下腺分泌活动有关的神经结构是
A. 下泌涎核　B. 鼓索汇入点以上之舌神经段
C. 翼腭神经节　D. 舌下神经
E. 下颌下神经节
39. 支配腮腺分泌活动的神经是
A. 面神经　B. 迷走神经　C. 耳颞神经
D. 舌咽神经　E. 以上都不是
40. 喉下神经不支配
A. 环杓后肌　B. 环杓侧肌　C. 甲杓肌
D. 环甲肌　E. 以上都不对
41. 经眶上裂入眶的神经是

A. 视神经　B. 滑车神经　C. 眶上神经
D. 眶下神经　E. 上牙槽神经后支
42. 在下列神经节中含有副交感神经节的是
A. 三叉神经节　B. 膝状神经节
C. 上神经节　D. 下神经节　E. 耳神经节
43. 含交感节前纤维的神经是
A. 灰交通　B. 盆内脏神经　C. 迷走神经
D. 内脏大神经　E. 脊神经前支
44. 不属于副交感神经节的是
A. 睫状神经节　B. 下颌下神经节
C. 翼腭神经节　D. 耳神经节
E. 腹腔神经节
45. 管理舌后 1/3 味觉的神经是
A. 三叉神经　B. 面神经　C. 舌咽神经
D. 迷走神经　E. 舌神经
46. 下列不属于迷走神经管理的有
A. 颈动脉窦及颈动脉小球的压力和血液内 PCO_2 变化的传导
B. 环甲肌
C. 声门以上喉黏膜、会厌、舌根等处的内脏感觉
D. 胸部、结肠左曲以上腹部脏器的运动
E. 胸部、结肠左曲以上腹部脏器的感觉
47. 一侧舌下神经受损，伸舌时
A. 不能伸舌　B. 舌尖偏向患侧
C. 舌尖偏向健侧　D. 舌尖向上台
E. 以上都不对
48. 副神经中的特殊内脏神经纤维来自于
A. 上泌涎核　B. 下泌涎核　C. 三叉神经副核
D. 疑核　E. 孤束核

X 型题

49. 脊神经的分支包括
A. 前支　B. 后支　C. 交通支
D. 脊膜支　E. 以上均不对
50. 前根传递的神经冲动是
A. 躯体感觉　B. 躯体运动　C. 内脏感觉
D. 内脏运动　E. 以上全对
51. 脊神经前支形成
A. 颈丛　B. 臂丛　C. 胸神经
D. 腰丛　E. 骶丛
52. 支配手背面皮肤的神经来自
A. 桡神经　B. 尺神经　C. 正中神经
D. 肌皮神经　E. 腋神经
53. 躯体感觉纤维可分布于
A. 皮肤　B. 黏膜　C. 肌梭
D. 关节　E. 平滑肌
54. 运动性脑神经包括
A. 动眼神经　B. 展神经　C. 面神经
D. 副神经　E. 舌下神经
55. 支配舌的神经包括
A. 三叉神经　B. 面神经　C. 舌咽神经
D. 迷走神经　E. 舌下神经
56. 含有副交感纤维的神经有
A. 动眼神经　B. 三叉神经　C. 面神经
D. 舌咽神经　E. 迷走神经
57. 动眼神经不支配
A. 上直肌　B. 上斜肌　C. 下直肌
D. 下斜肌　E. 外直肌
58. 面神经管内损伤可以出现的症状有
A. 同侧表情肌瘫痪　B. 听觉过敏
C. 同侧眼泪分泌障碍　D. 舌前 2/3 感觉消失
E. 同侧舌下腺、下颌下腺分泌障碍
59. 下列结构中有副交感神经元胞体的是
A. 颈髓　B. 胸髓　C. 腰髓
D. 骶髓　E. 睫状神经节
60. 不属于副神经支配的是
A. 咽喉肌　B. 胸锁乳突肌　C. 斜方肌
D. 咀嚼肌　E. 舌骨肌
61. 与大唾液腺的分泌有关的神经有
A. 三叉神经　B. 面神经　C. 舌咽神经
D. 迷走神经　E. 舌下神经

五、简答题

1. 简述人体皮神经的节段性分布。
2. 试述分布到舌的神经。
3. 试述面神经管不同部位损伤所引起的症状。

【参 考 答 案】

一、名词解释

1. spinal ganglion：脊神经节。脊神经后根在椎间孔处有椭圆形的膨大，其中含有假单极感觉神经元。
2. white communicating branch：白交通支。为连脊神经与交感干之间的细支，由脊髓侧角的内脏运动神经元发出的神经纤维，经脊神经前根、前支，于椎间孔外侧出脊神经至交感干，该纤维为有髓纤维，呈亮白色，称白交通支。
3. vegetative nervous system：自主神经系统。内脏运动神经调节内脏、心血管的运动及腺体分泌，通常不受人的意识控制，故称自主神经系统，也称植物神经系统。

二、填空题

1. 前根　后根　前支　后支　前　交通支
2. 混合　颈丛　前斜角肌　锁骨下动、静脉

肺根

3. 喙肱肌　肱二头肌　肱肌　前臂外侧皮肤

4. T_2　T_4　T_6　T_8　T_{12}

5. C_8~L_3脊髓侧角　椎旁节　椎前节

6. 桡神经　垂腕　虎口区

7. 视　视网膜的神经节细胞层　动眼　上直肌　下直肌　内直肌　下斜肌　上睑提肌　睫状肌　瞳孔括约肌　滑车上斜肌　三叉　眼　眼裂以上的黏膜、皮肤的感觉　展　外直肌　面　翼腭

8. 尺神经沟　桡神经沟　肱骨外科颈　四边孔

9. 动眼神经　面神经　舌咽神经　迷走神经

10. 一般躯体感觉　特殊内脏感觉（味觉）　副交感

11. 动眼神经副核　上泌涎核　下泌涎核　迷走神经背核　骶、尾髓

12. 椎前节　椎旁节

三、是非题

1. B	2. B	3. A	4. A	5. B	6. B	7. A
8. A	9. B	10. B	11. A	12. B	13. B	14. A
15. A						

四、选择题

A 型题

1. A	2. B	3. A	4. B	5. B	6. B	7. E
8. C	9. E	10. A	11. C	12. E	13. D	14. E
15. E	16. B	17. D	18. C	19. C	20. C	21. E
22. B	23. C	24. A	25. C	26. C	27. C	28. D
29. B	30. A	31. C	32. D	33. C	34. B	35. C
36. E	37. A	38. E	39. D	40. D	41. B	42. E
43. D	44. E	45. C	46. A	47. B	48. D	

X 型题

49. ABCD	50. BD	51. ABCDE	52. AB
53. ABCD	54. ABDE	55. ABCE	56. ABCDE
57. BE	58. ABCDE	59. DE	60. DE
61. ABC			

五、简答题

1. 胸神经前支的皮支分布，有明显的节段性，其分布的区域为：

T_2	胸骨角平面
T_4	男性乳头平面
T_6	剑突平面
T_8	肋弓下缘平面
T_{10}	脐平面
T_{12}	耻骨联合至肚脐连线中点平面

其余胸神经前支的皮肤分布区可依次类推。

2. 舌肌运动：由舌下神经支配。

舌前 2/3 黏膜的一般躯体感觉（痛觉、温觉、触觉）：由三叉神经的下颌神经中的舌神经支配。

舌前 2/3 黏膜的味觉：由来自面神经的鼓索神经，随舌神经分布至该区域。

舌后 1/3 黏膜的一般感觉，以及味觉：由舌咽神经管理。

3. （1）面神经管外（出茎乳孔后）的损伤，症状为同侧表情肌瘫痪：额纹消失；眼裂变大，不能闭眼皱眉；鼻唇沟变浅；不能鼓腮；笑时嘴角偏向健侧，流涎；角膜反射消失。

（2）面神经管内损伤，症状包括（1）所出现的症状外，还会出现：舌前 2/3 味觉丧失，唾液腺分泌障碍（鼓索受损所致）；泪腺分泌障碍（岩浅大神经受损所致）；听觉过敏（镫骨肌支受损所致）。

（刘　辉）

第七节　神经系统神经传导通路

【目 的 要 求】

1. 掌握　①躯干、四肢意识性本体感觉和精细触觉传导通路的组成；掌握躯干、四肢痛温觉和触压觉传导通路的组成。掌握头面部痛温觉和触压觉传导通路的组成。②视觉传导通路和瞳孔对光反射通路的组成。③锥体系的组成。

2. 熟悉　①听觉传导通路的组成和功能。②锥体外系的组成和功能。

3. 了解　躯干、四肢非意识性本体感觉传导通路组成。

【教学重点、难点】

1. 感觉传导通路中各级神经元胞体所在部位、纤维交叉部位及向大脑皮质投射的部位。

2. 皮质脊髓束在中枢各部的位置、纤维交叉部位及其与下运动神经元联系的状况。皮质核束在中枢各部的位置及其对脑神经运动核的管理；核上瘫和核下瘫的鉴别。

【教 材 精 要】

- 传导通路
  - 感觉(上行)传导通路
    - 躯干、四肢意识性本体感觉和精细触觉传导通路
    - 躯干、四肢非意识性本体感觉传导通路
    - 躯干、四肢痛温觉和触压觉传导通路
    - 头面部痛温觉和触压觉传导通路
    - 视觉传导通路和瞳孔对光反射通路
    - 听觉传导通路
  - 运动(下行)传导通路
    - 躯体运动传导通路
      - 锥体系
        - 皮质脊髓束
        - 皮质核束
      - 锥体外系
    - 内脏运动传导通路

感受器一方面接受机体内外环境的各种刺激，将其转变成神经冲动，沿着传入神经元传递至中枢神经系统的相应部位，最后至大脑皮质产生感觉称为感觉传导通路 sensory pathways。另外，大脑皮质将这些感觉信息分析整合后，发出指令，沿传出纤维经脑干和脊髓的运动神经元到达躯体与内脏效应器，这样的神经传导通路称运动传导通路 motor pathways。

一、感觉（上行）传导通路

（一）躯干、四肢意识性本体感觉和精细触觉传导通路的组成

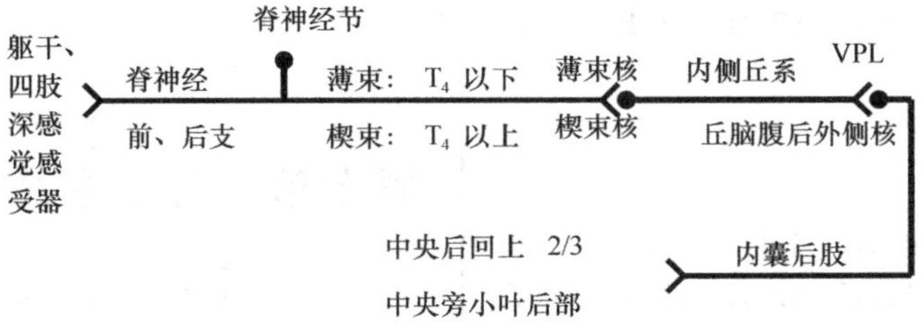

其特点为：

1. 由三级神经元组成。

2. 脊髓后索内纤维排列有明确定位，由内侧向外侧依次为骶部、腰部、胸部、颈部的纤维。

3. 一次集中交叉，即延髓内侧丘系交叉。故交叉前损伤（脊髓内损伤一侧薄束、楔束），患侧损伤平面以下意识性本体感觉和精细触觉丧失；交叉后损伤（在脑干内侧丘系交叉平面以上损伤一侧内侧丘系），对侧躯干、四肢意识性本体感觉和精细触觉丧失。

4. 皮质投射，呈倒投，定位关系明确。

5. 功能决定投影区面积的大小。

（二）躯干、四肢非意识性本体感觉传导通路的组成

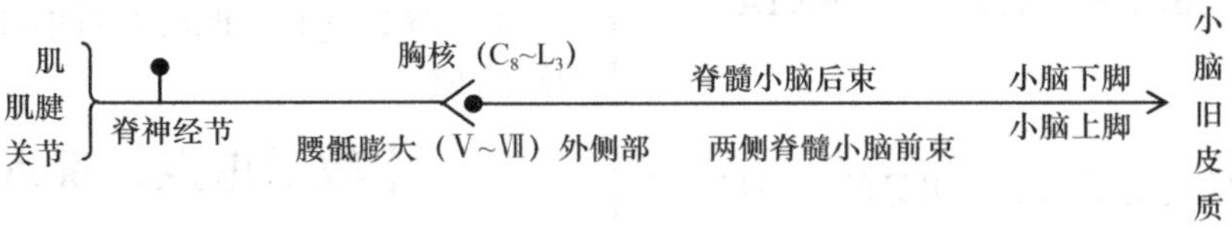

（三）躯干、四肢的痛温觉、粗触觉和压觉传导通路的组成

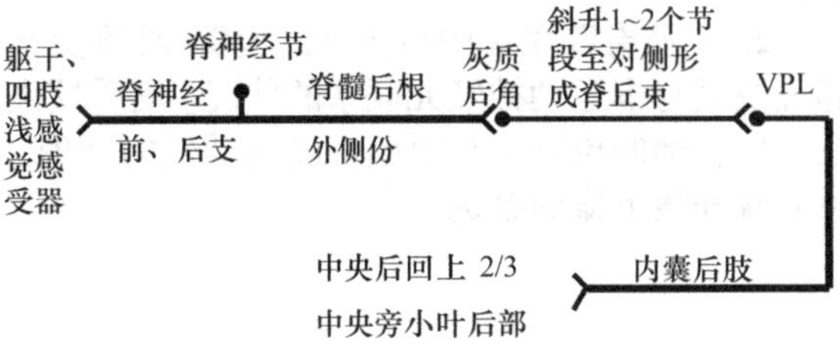

其特点为：

1. 由三级神经元组成。

2. 一次逐级交叉，即经白质前连合斜升 1～2 个节段逐级交叉至对侧。

3. 脊髓丘脑束内纤维排列定位由外侧向内侧为骶部、腰部、胸部、颈部来的纤维。因此，可依据痛觉、温度觉障碍出现的顺序来判断髓内、髓外病变。当脊髓外病变挤压时，首先出现对侧下半身（腰部、骶部纤维受压）痛觉、

温度觉障碍，其后累及对侧上半身（胸部、颈部纤维）。若为脊髓内病变，则痛觉、温度觉障碍的顺序相反。

4. 皮质投射，呈倒投，定位关系明确。

5. 功能决定投影区面积的大小。

（四）头面部的痛温觉和触压觉传导通路的组成

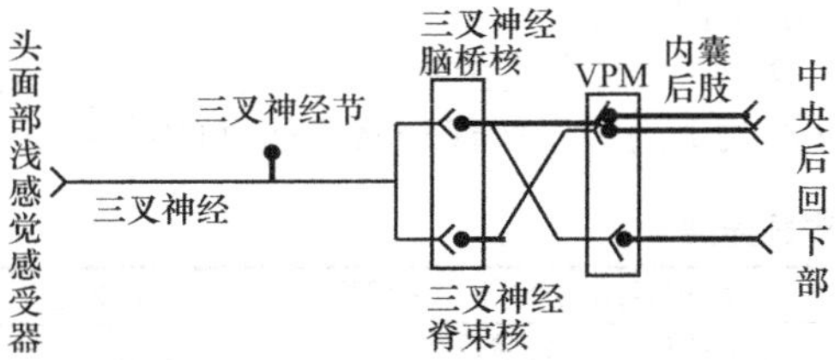

其特点为：

1. 由三级神经元组成。三叉神经脊束核纤维在脑干内交叉至对侧，转折向上参与构成三叉丘系，三叉神经脑桥核纤维在脑干内则经双侧三叉丘系上行。

2. 一次逐级交叉，即在脑干内逐级交叉至对侧。

3. 皮质投射，呈头正定位。

4. 功能决定投影区面积的大小。

5. 头面部触觉分两路上传，三叉神经脑桥核（传递触觉信息）所发出的二级纤维参与双侧三叉丘系的组成，故一侧三叉丘系损伤，对侧头面部损伤平面以下痛觉和温度觉丧失，而触觉不会完全丧失（此即头面部浅感觉分离现象）。

（五）视觉传导通路

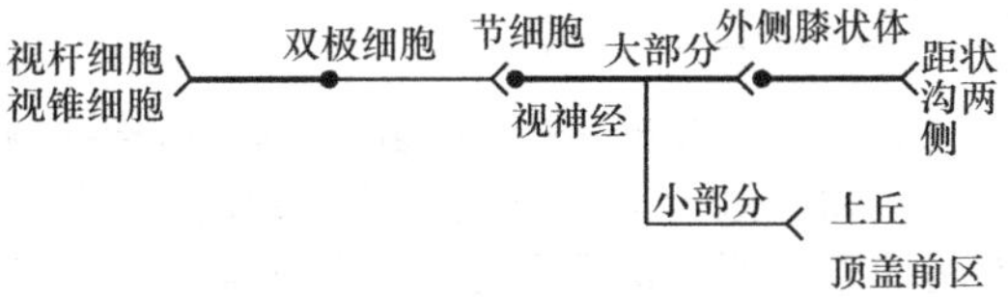

视觉传导通路的特点为：

1. 由三级神经元组成。

2. 视网膜纤维分两半，形成视交叉。其中，鼻侧半交叉，颞侧半不交叉。故双眼视网膜左半纤维投射到大脑左半球，右半纤维投射到右半球。可见，视网膜与中枢的关系是同侧管理。

3. 视野为双眼平视前方所能看到的空间范围。由于瞳孔的小孔成像原理，故颞侧半视网膜接受的是鼻侧半视野来的光线刺激，鼻侧半视网膜接受的是颞侧半来的光线刺激。可见，视野与中枢的关系是对侧管理（表 8-13）。

表 8-13　视觉传导通路损伤后的表现

损伤部位	临床表现
一侧视神经	该眼视野全盲
视交叉中央部	双眼视野颞侧半偏盲（桶状视野）
视交叉外侧部损伤	患侧视野鼻侧半偏盲
一侧视束（视辐射、视区）	双眼病灶对侧视野同向性偏盲

（六）瞳孔对光反射通路

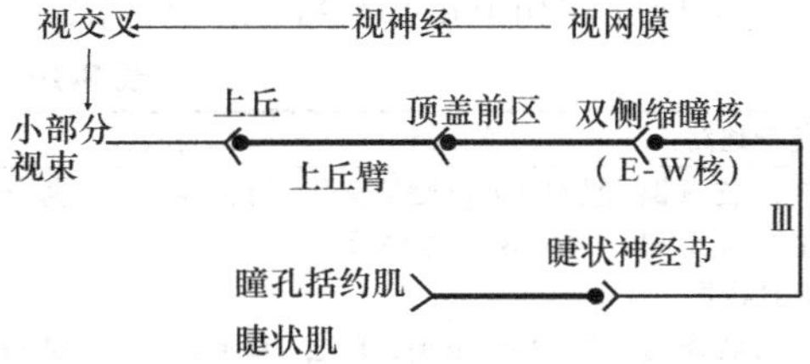

瞳孔对光反射 pupillary light reflex 即光照一侧瞳孔引起两侧瞳孔缩小的反应。

1. 直接对光反射　光照一侧瞳孔，引起同侧瞳孔缩小的反应。

2. 间接对光反射　光照一侧瞳孔，引起对侧瞳孔缩小的反应。

瞳孔对光反射的反射弧损伤后的表现见表 8-14。

表 8-14　瞳孔对光反射的反射弧损伤后表现

受损部位	同侧眼	对侧眼
一侧视神经	直接（-），间接（+）	直接（+），间接（-）
一侧动眼神经	直接（-），间接（-）	直接（+），间接（+）
一侧视交叉以后	直接（+），间接（+）	直接（+），间接（+）

（七）听觉传导通路的组成

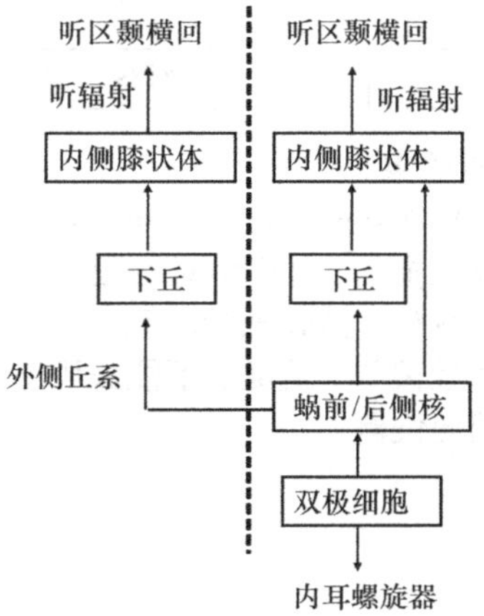

听觉传导通路的特点为：

1. 由四级神经元组成。

2. 一侧皮质中枢接受双侧听觉传导，故一侧通路在外侧丘系以上损伤，不会产生明显症状。

主要感觉通路小结见表 8-15。

二、躯体运动传导通路

躯体运动传导通路即从大脑皮质到躯体运动效应器官（骨骼肌或横纹肌）的神经通路，包括锥体系和锥体外系。锥体系 pyramidal system 由上运动神经元和下运动神经元组成。上运动神经元是位于大脑皮质的传出神经元。下运动神经元是脑神经中的一般躯体运动和特殊内脏运动核及脊髓前角运动神经元。

（一）锥体系

1. 皮质脊髓束 其特点：

（1）由二级神经元组成，上位运动神经元和下位运动神经元。

（2）在大脑皮质中央前回及中央旁小叶的投影面积大小决定于所代表器官运动的精细程度。

表 8-15 主要感觉传导通路

传导通路	感受器	一级神经元	二级神经元	三级神经元	纤维交叉部位	投射中枢
躯干四肢意识性本体觉和精细触觉	肌梭、Golgi 腱器官和 Meissner 小体等	脊神经节	薄束核、楔束核	丘脑腹后外侧核	延髓丘系交叉	中央后回上 2/3、中央旁小叶后部
躯干四肢痛温觉和触压觉	游离神经末梢、环层小体等	脊神经节	脊髓后角细胞	丘脑腹后外侧核	脊髓白质前连合	中央后回上 2/3、中央旁小叶后部
头面部的痛温觉和触压觉	游离神经末梢、环层小体等	三叉神经节	三叉神经脑桥核三叉神经脊束核	丘脑腹后内侧核	延髓和脑桥	中央后回下 1/3
视觉	视锥细胞、视杆细胞	视网膜双极细胞	视网膜节细胞	外侧膝状体	视交叉	枕叶距状沟两侧皮质

（3）躯干肌受双侧大脑皮质管理，上肢肌、下肢肌只受对侧大脑皮质对侧管理。

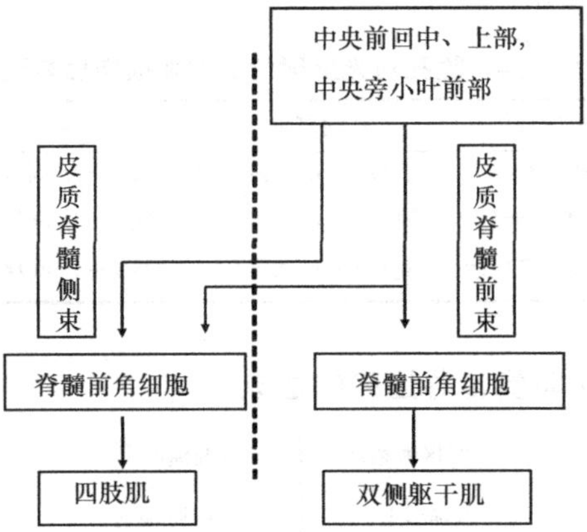

2. 皮质核束

（1）核上瘫 supranuclear paralysis：是指一侧上运动神经元损伤，可产生对侧眼裂以下的面肌和对侧舌肌瘫痪。其表现为健侧鼻唇沟消失，口角低垂向病灶偏斜，流涎、不能鼓腮露齿等，伸舌时舌尖偏向健侧。

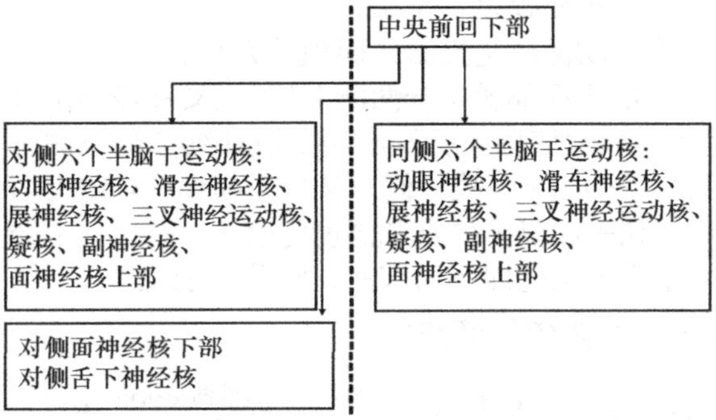

（2）核下瘫 infranuclear paralysis：是指一侧面神经核和一侧舌下神经核的神经元损伤。其表现为病灶侧的所有面肌和全部舌肌瘫痪，病灶侧额纹消失，眼不能闭，口角下垂，鼻唇沟消失；伸舌时舌尖偏向病灶侧。

（二）锥体外系的组成

锥体外系 extrapyramidal system 是指锥体系以外影响和控制躯体运动的一切传导路径，包括大脑皮质、纹状体、背侧丘脑、底丘脑、中脑顶盖、红核、黑质、脑桥核、前庭神经核、小脑和脑干的网状结构等及它们的纤维联系。

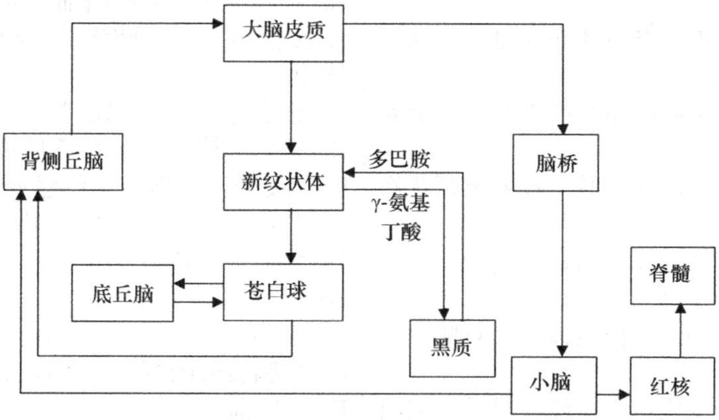

（三）锥体外系的功能

1. 维持体态姿势，为锥体系完成精细动作创造适宜背景。

2. 协调骨骼肌的运动，参与习惯性、节律性动作的完成。

3. 调节肌张力，抑制肌紧张（其抑制作用稍强于锥体系对肌紧张的易化作用）。

锥体系和锥体外系在功能上两者互相协调配合，共同完成人体各项复杂而精确的随意运动（表 8-16）。

表 8-16　上、下运动神经元损伤的区别

对比项	上运动神经元损伤 痉挛性瘫痪——硬瘫	下运动神经元损伤 松弛性瘫痪——软瘫
肌张力	增高	降低
运动障碍	有	有
深反射	亢进	消失
浅反射	减弱或消失	消失
腱反射	亢进	减弱或消失
病理反射	阳性（+）	阴性（-）
肌萎缩	出现晚（失用性萎缩）	出现早（营养性萎缩）

【强化训练题】

一、名词解释

1. pathways
2. pupillary light reflex
3. pyramidal system
4. extrapyramidal system

二、填空题

1. 薄束与楔束分别为传导______以下和______以上的______和______感觉，两者上行至延髓止于______和______。

2. 躯体和四肢本体感觉与精细触觉的传导路由三级神经元组成，第一级神经元胞体在______，第二级神经元胞体在______，其交叉部位位于______内，第三级神经元胞体在______，最后投射至大脑皮质______和______。

3. 躯体和四肢本体感觉与精细触觉传导通路的二级神经元纤维在______交叉，交叉后纤维称______；躯体和四肢痛温觉与粗触觉传导通路的二级神经元纤维在______交叉，交叉后纤维称______。两者上行均止于______核。

4. 传导头、面部痛温觉和粗触觉的第一级神经元胞体位于______，传导触觉的第二级神经元胞体位于______；而痛温觉的神经元胞体在______核，其发出的二级神经纤维称为______，上行终止于______核。

5. 躯干四肢深感觉和浅感觉传导通路在上行的过程中均要经过一次交叉，其交叉位置分别位于______和______。

6. 瞳孔对光反射由______传入，______传出；角膜反射则由______传入，______传出。

7. 锥体束包括______束和______束，前者经过内囊______，终止于______，后者经过内囊______，终止于______。

8. 皮质脊髓束在下行中途经中脑的______、脑桥的______、延髓的______，交叉后的纤维称____束，在脊髓的______下行。

9. 只接受对侧皮质核束的脑神经核是______和______。

三、是非题（选择题模式，两个答案，A：对；B：错）

（　　）1. 内侧丘系、外侧丘系、脊髓丘系（脊髓丘脑束）和三叉丘系均为交叉过的二级纤维所组成。

（　　）2. 内侧丘系传导对侧的深感觉终止于背

侧丘脑的腹后内侧核。

(　　) 3. 一侧三叉神经脊束核病损时，同侧头面部浅感觉全部丧失。

(　　) 4. 视束在内侧膝状体交换神经元，由此发出视辐射。

(　　) 5. 视辐射行经内囊后肢，投射至距状沟两侧的枕叶皮质。

(　　) 6. 视网膜鼻侧半发出的纤维进行交叉，颞侧半发出的纤维不交叉。

(　　) 7. 面神经核和舌下神经核只受对侧大脑皮质的支配。

(　　) 8. 损伤一侧皮质核束，伸舌时舌尖偏向同侧。

(　　) 9. 锥体外系是指锥体系以外所有控制和调节躯体运动的神经传导通路。

四、选择题

A 型题

1. 传导躯干、四肢痛温觉和粗触觉的纤维交叉部位位于
A. 脊髓　B. 延髓　C. 脑桥
D. 中脑　E. 间脑

2. 传导躯干、四肢痛温觉的第二级神经元胞体位于
A. 脊髓中间带内侧核　B. 脊髓后角背核
C. 脊髓后角固有核　D. 脊神经节
E. 外侧角

3. 组成脊髓丘脑束的纤维描述正解的是
A. 全部在脊髓内交叉　B. 部分在脊髓内交叉
C. 不在脊髓内交叉　D. 在脊髓和延髓内交叉
E. 在延髓的丘系交叉内交叉

4. 病变同侧肢体痉挛性瘫痪，本体感觉及精细触觉消失，对侧下 1～2 个节段痛觉、温度觉消失，应考虑
A. 脊髓白质前连合损伤　B. 脊髓后索损伤
C. 脊髓侧索损伤　D. 脊髓前索损伤
E. 脊髓半侧损伤

5. 关于外侧丘系纤维的描述正确的是
A. 发自下橄榄核　B. 在脑桥部完全交叉至对侧
C. 终于上丘　D. 止于内侧膝状体
E. 传送头颈部本体感觉冲动

6. 背侧丘脑内接受三叉丘系纤维的核团是
A. 腹前核　B. 腹后核　C. 腹外侧核
D. 腹后内侧核　E. 腹后外侧核

7. 内侧丘系传导躯干、四肢
A. 同侧本体感觉　B. 对侧本体感觉
C. 同侧本体感觉和精细触觉
D. 对侧本体感觉和精细触觉　E. 对侧精细触觉

8. 接受躯干、四肢痛温觉和粗触觉传导纤维的核为
A. 腹后外侧核　B. 腹后内侧核　C. 腹前核
D. 腹外侧核　E. 丘脑内侧核

9. 接受躯干、四肢本体感觉和精细触觉的核是
A. 腹前核　B. 腹外侧核　C. 腹后核
D. 腹后外侧核　E. 腹后内侧核

10. 三叉丘系终止于
A. 丘脑枕　B. 丘脑内侧核
C. 丘脑腹后内侧核　D. 丘脑腹后外侧核
E. 丘脑前核

11. 皮质脊髓束大部分纤维交叉部位位于
A. 中脑上丘平面　B. 脑桥平面丘平面
C. 内侧丘系交叉平面　D. 锥体交叉平面
E. 脊髓

12. 通过内囊膝部下行的纤维束是
A. 皮质脊髓束　B. 皮质核束
C. 顶枕颞桥束　D. 皮质红核束　E. 额桥束

13. 距状沟两侧的皮质接受
A. 内侧膝状体的纤维
B. 外侧膝状体的纤维
C. 背侧丘脑前核群的纤维
D. 背侧丘脑腹后内侧核的纤维
E. 背侧丘脑腹后外侧核的纤维

14. 皮质脊髓束的纤维主要来自
A. 顶叶皮质　B. 颞叶皮质　C. 额叶皮质
D. 枕叶皮质　E. 边缘叶皮质

15. 一侧皮质核束支配
A. 双侧疑核　B. 双侧面神经核
C. 双侧舌下神经核　D. 对侧滑车神经核
E. 对侧展神经核

16. 只接受对侧皮质核束支配的脑神经核是
A. 动眼神经核、滑车神经核
B. 面神经核、舌下神经核
C. 面神经核上部、舌下神经核
D. 面神经核下部、舌下神经核
E. 面神经核上部、疑核

17. 面瘫患者，左侧鼻唇沟加深，但两侧额纹无明显差别，考虑病变部位在
A. 左侧面神经核上瘫　B. 右侧面神经核上瘫
C. 左侧面神经核下瘫　D. 右侧面神经核下瘫
E. 以上均不对

18. 一侧视神经损伤后，引起该眼瞳孔
A. 直接对光反射及间接对光反射均消失
B. 直接对光反射和间接对光反射均存在
C. 直接对光反射消失、间接对光反射存在

D. 直接对光反射存在、间接对光反射消失
E. 仅间接对光反射消失
19. 右侧视神经损伤，光照左眼，可见两眼的瞳孔变化为
A. 左眼瞳孔无变化，右眼瞳孔缩小
B. 右眼瞳孔无变化，左眼瞳孔缩小
C. 两侧瞳孔均无变化
D. 两眼瞳孔均缩小
E. 左眼瞳孔缩小，右眼瞳孔无变化
20. 光照左眼，左眼瞳孔缩小，右眼瞳孔不缩小，考虑病变
A. 左顶盖前区　B. 右动眼神经
C. 右视神经　D. 右视束　E. 右外侧膝状体

X 型题

21. 关于脊髓丘脑束的描述正确的是
A. 起自脊髓灰质Ⅰ、Ⅳ～Ⅷ板层细胞
B. 斜越白质前连合
C. 于外侧索内上行
D. 传导躯体及四肢的浅感觉
E. 传导来自躯体对侧痛觉、温度觉及精细触觉
22. 关于皮质脊髓束的描述正确的是
A. 经过内囊后肢　B. 通过脑桥基底部
C. 在延髓下端大部分交叉　D. 均位于脊髓侧索
E. 控制骨骼肌的随意运动
23. 背侧丘脑腹后外侧核接受
A. 内侧丘系纤维　B. 外侧丘系纤维
C. 三叉丘系纤维　D. 脊髓丘系纤维
E. 视觉纤维
24. 关于听觉传导通路的描述正确的是
A. 一侧听觉传导通路任何部位的损伤，对听觉均不会产生明显的障碍
B. 损伤一侧斜方体，听觉不会出现明显的障碍
C. 一侧蜗神经核损伤，听觉不会出现明显的障碍
D. 损伤一侧外侧丘系，听觉不会出现明显的障碍
E. 一侧蜗神经损伤，听觉不会出现明显的障碍
25. 关于锥体外系的描述正确的是
A. 是指锥体系以外的躯体运动传导通路
B. 在种系发生上比较古老
C. 主要是协调锥体系的运动
D. 参与协调精细的随意运动
E. 其主要功能为调节肌张力、协调肌肉运动、维持体态姿势和习惯性运动
26. 锥体系上运动神经元（锥体处）损伤可引起
A. 肌张力增高　B. 肌萎缩较晚
C. 病理反射阳性　D. 腱反射亢进
E. 浅反射减弱或消失
27. 损伤下列哪些结构，可导致传导对侧躯干和肢体的感觉完全消失
A. 内侧丘系　B. 外侧丘系　C. 三叉丘系
D. 脊髓丘系　E. 内囊后肢
28. 与瞳孔对光反射有关的神经是
A. 眼神经　B. 滑车神经　C. 动眼神经
D. 视神经　E. 展神经
29. 受双侧皮质核束控制的脑神经核是
A. 面神经下半核　B. 动眼神经核
C. 舌下神经核　D. 副神经核　E. 疑核
30. 关于躯干、四肢本体感觉和精细触觉传导通路的描述正确的是
A. 一级神经元的胞体在脊神经节
B. 二级神经元的胞体在延髓
C. 三级神经元的胞体在丘脑腹后内侧核
D. 在延髓交叉
E. 交叉后形成内侧丘系

五、简答题

1. 简述躯干四肢意识性本体感觉和精细触觉传导路中三级神经元胞体位置。各级纤维构成什么传导束？最终投射到大脑何处？
2. 针刺左小指产生疼痛，试述引起痛觉的传导通路。
3. 试述视觉传导和对光反射的通路。一侧视神经、视交叉中部、视束损伤，患者视野和瞳孔对光反射可出现什么变化？
4. 简述头面部浅感觉的传导路。若三叉丘系或三叉神经脊束受损，其表现有何不同？
5. 试述皮质脊髓束的传导通路的特点。
6. 试述锥体系中皮质核束的起始、行经、中继及支配情况。并分析左侧面肌瘫痪或左侧下半面肌瘫痪同时伸舌时舌尖偏向左侧的患者病变部位有何不同？

六、分析题

1. 患者，女性，58 岁，因半身不遂而入院。检查发现：右上、下肢瘫痪，无肌萎缩，肌张力增高，腱反射亢进，右侧腹壁反射消失，病理反射阳性；伸舌时偏向左侧，左半舌肌萎缩；右半身除头面部外，各种感觉均消失；无其他明显异常发现。试分析病变部位和损伤的结构。
2. 患者，男性，65 岁，因半身不遂、看东西有两个像而入院。检查发现：左侧上、下肢瘫痪，肌张力增高，腱反射亢进，肌肉不萎缩，左侧腹壁反射消失，病理反射阳性；右眼向内偏斜，不能外展，左眼运动正常；伸舌时偏向左侧，舌肌无萎缩；全身感觉正常。未见其他异常。试分析患者病变部位并解释出现上述表现的原因。

【参 考 答 案】

一、名词解释

1. pathways：传导通路。感受器接受内外环境的刺激转变成神经冲动后，将神经冲动由周围神经传入中枢，到达大脑皮质或其他高位中枢并可形成各种感觉的神经链，称感觉传导路；由大脑皮质或皮质下中枢发出的神经纤维，直接或经过中继后终止于脑干或脊髓运动神经元，再传到效应器，称运动传导通路。

2. pupillary light reflex：瞳孔对光反射。光照一侧眼的瞳孔，引起两眼瞳孔缩小的反应。

3. pyramidal system：锥体系。包括皮质脊髓束和皮质核束，一般分为上运动神经元和下运动神经元两级。上运动神经元为位于大脑皮质投射至脑神经一般躯体和特殊内脏运动核及脊髓前角运动神经元的传出神经元。下运动神经元为脑神经一般躯体和特殊内脏运动核及脊髓前角运动神经元，其胞体和轴突组成传导运动神经冲动的最后通路。

4. extrapyramidal system：锥体外系。是指锥体系以外影响和控制躯体运动的一切传导路径，包括大脑皮质、纹状体、背侧丘脑、底丘脑、中脑顶盖、红核、黑质、脑桥核、前庭神经核、小脑和脑干的网状结构等及它们的纤维联系。

二、填空题

1. T_5　T_4　本体感觉　精细触觉　薄束核　楔束核

2. 脊神经节　薄束核和楔束核　延髓　背侧丘脑腹后外侧核　中央后回上 2/3　中央旁小叶后部

3. 延髓　内侧丘系　脊髓　脊髓丘系　腹后外侧

4. 三叉神经节　三叉神经脑桥核　三叉神经脊束　三叉丘系　背侧丘脑腹后内侧

5. 延髓　脊髓

6. 视神经　动眼神经　三叉神经眼神经　面神经

7. 皮质脊髓　皮质核　后肢　脊髓前角运动神经元　膝　脑干的一般躯体运动核和特殊内脏运动核

8. 大脑脚　基底　锥体　皮质脊髓侧束和皮质脊髓前　侧索和前索

9. 面神经核下半　舌下神经核

三、是非题

1. B　2. B　3. B　4. B　5. A　6. A　7. B　8. B　9. A

四、选择题

A 型题

1. A　2. C　3. A　4. E　5. D　6. D　7. D　8. A　9. D　10. C　11. D　12. B　13. B　14. C　15. A　16. D　17. A　18. C　19. D　20. B

X 型题

21. ABD　22. ABCE　23. AD　24. CD　25. ABCDE　26. ABCDE　27. ADE　28. CD　29. BDE　30. ABDE

五、简答题

1. 第一级神经元：脊神经节细胞，其纤维构成薄束和楔束。第二级神经元：薄束核和楔束核，其发出纤维左右交叉后上行构成内侧丘系。第三级神经元：丘脑腹后外侧核，其发出纤维构成丘脑中央辐射。投射部位：大脑中央后回上 2/3 和中央旁小叶后部。

2. 小指处痛觉经尺神经传入脊神经节，该脊神经节是痛觉传导通路中第一级神经元；其中枢突经后根外侧部进入相应节段的脊髓背外侧束，上升 1～2 脊髓节段后，止于脊髓后角。第二级神经元胞体位于相应脊髓节段的第Ⅰ、Ⅳ～Ⅷ层中；第二级纤维经白质前连合向颅侧斜越 1～2 个节段至对侧侧索上升，加入脊髓丘脑侧束，经延髓、脑桥和中脑止于丘脑腹后外侧核。第三级神经元胞体位于腹后外侧核，此核发出丘脑中央辐射经内囊后肢投射至中央后回。经上述传导使小指痛觉传至大脑反质，产生痛觉。

3. 这两者不是一个概念。

（1）视觉传导：视觉传导通路第一级神经元为双极细胞，视锥、视杆细胞为光感受器。第二级神经元为节细胞，其轴突在视神经盘处集合成视神经，视神经经视神经管入颅腔，形成视交叉，延为视束。在视交叉中，来自两眼视网膜鼻侧半的纤维左、右交叉后加入对侧视束；来自视网膜颞侧半的纤维不交叉，进入同侧视束。因此，左眼视束含有来自两眼视网膜左侧半的纤维，右视束含右侧半纤维，视束绕大脑脚向后，主要终止于外侧膝状体。外侧膝状体神经元为第三级神经元，由外侧膝状体发出纤维组成视辐射经内囊后肢投射至端脑距状沟上、下的皮质，产生视觉。

（2）对光反射：即瞳孔对光反射，光照一侧眼球，引起两眼瞳孔缩小的反应称为瞳孔对光反射。被照一侧的反应称直接对光反射，未照射侧的反应称间接对光反射。瞳孔对光反射的通路如下：视网膜→视神经→视交叉→两侧视束→上丘臂→顶盖前区→两侧动眼神经副核→动眼神经→睫状神经节→节后纤维→瞳孔括约肌收缩→两侧瞳孔缩小。

一侧视神经损伤：患侧眼全盲，患侧眼直接对光反射消失，间接对光反射存在。视交叉中部损伤：双眼视野颞侧偏盲，两眼直接对光反射和间接对光反射存在或减弱。一侧视束损伤：可引起双眼视野同向性偏盲，即患侧鼻侧视野、对侧颞侧视野偏盲。瞳孔直接对光反射和间接对光反射均正常。

4. 第一级神经元：三叉神经节细胞，其周围突组成三叉神经分布于头面部皮肤和眼、口、鼻黏膜，中枢突组成三叉神经感觉根入脑桥，传导触觉的纤维终止于三叉神经脑桥核，传导痛温觉的纤维终止于三叉神经脊束核。第二级神经元：是三叉神经脑桥核和三叉神经脊束核。它们发出二级纤维交叉到对侧组成三叉丘系，终于丘脑的腹后内侧核。第三级神经元：是丘脑腹后内侧核，其轴突参加丘脑中央辐射，经内囊后肢，最后终于大脑中央后回下部。若三叉丘系损伤，患者表现为对侧头面部的浅感觉障碍；若三叉神经脊束受损，则表现为同侧的头面部痛温觉障碍。

5. 此传导通路由二级神经元组成，上运动神经元是中央前回上 2/3 和中央旁小叶前部等处皮质的锥体细胞，其轴突部分组成皮质脊髓束，经内囊后肢、大脑脚底、脑桥基底部，分散成不规则的孤立的纤维束下行，至延髓腹侧部，纤维集拢形成延髓锥体，在锥体下端，左右两束 75%～90% 的纤维交叉，称锥体交叉。交叉后纤维至对侧脊髓外侧索下行达腰骶节即皮质脊髓侧束，然后逐节段止于下运动神经元，即前角细胞；小部分没有交叉的纤维形成皮质脊髓前束在脊髓前索内，前正中裂的两侧下行，少部分纤维终止于同侧前角细胞，一般只达中胸节，且在下行中大部分纤维则经白质前连合交叉到对侧，终于对侧前角细胞。一般认为，皮质脊髓前束只达脊髓的颈段和上胸段。皮质脊髓束中还有极少部分纤维直接终止于支配肢体远端小肌的前角运动神经元，这与人体的技巧运动，特别是手的精细动作有关，大部分纤维在脊髓灰质内都经中间神经元中继后再到前角运动神经元。皮质脊髓束纤维直接或经中间神经元中继，联系前角运动神经元，支配躯干、四肢骨骼肌随意运动。

6. 锥体系包括皮质脊髓束和皮质核束两部分。皮质核束主要发自中央前回下部，经内囊膝部下达脑干，在脑干与皮质脊髓束纤维同行，且陆续离开锥体束，直接或间接止于脑神经躯体运动核和特殊内脏运动核，借以支配头面部和部分颈部横纹肌的随意运动。大部分脑神经运动核接受双侧皮质核束纤维，只有舌下神经核和面神经核中支配下部面肌的细胞群仅接受对侧皮质核束的纤维。因此，左侧下半面肌瘫痪同时伸舌时舌尖偏向左侧，表示右侧皮质核束系统损伤导致了面神经及舌下神经核上瘫。而左侧全部面肌瘫痪则为左侧面神经核下瘫的征象。

六、分析题

1. 该病例损伤结构有左侧的锥体束、舌下神经根、内侧丘系和脊髓丘脑束。右上、下肢痉挛性瘫痪是由于左锥体束内左皮质脊髓束损伤所致，因部位在锥体交叉以上，故左侧病变影响右侧上、下肢运动；伸舌时偏向左侧、左半舌肌萎缩为左舌下神经根损伤所致，为核下瘫；除右半身头面部外，各种感觉均消失是因为左内侧丘系、左脊髓丘脑束病变所致。诊断为左侧延髓平橄榄中部舌下神经出脑部附近病变（腹侧病变）。

2. 该病例损伤结构有右锥体束、右展神经根。左侧上、下肢痉挛性瘫痪为右锥体束中右皮质脊髓束病变所致；右眼向内偏斜、不能外展为右展神经病变，因展神经支配外直肌，损伤后则使右眼不能外展，而向内侧偏斜（内直肌不瘫痪），因为两眼瞳孔不对称，故看物构成两个像。伸舌时偏向左侧、舌肌无萎缩提示右锥体束中右皮质核束损伤，而左舌下神经核接受右侧皮质核束纤维，故左舌下神经核发出的舌下神经无冲动，为核上瘫。诊断为右脑桥中下部展神经根出脑附近（即右脑桥基底部）病变。

（徐 进）

第八节 内脏神经系统

【教材精要】

内脏神经系统是神经系统的一个组成部分，主要分布于平滑肌、心肌所构成的脏器，以及腺体。内脏神经和躯体神经一样，按照纤维的性质，可分为感觉和运动两种纤维成分。内脏运动神经调节内脏、心血管的运动和腺体的分泌，通常不受人的意志控制，是不随意的，称为自主神经系统，又因其主要是控制和调节动、植物共有的物质代谢活动，并不支配动物所特有的骨骼肌运动，所以也称为植物性神经。内脏感觉神经如同躯体感觉神经，其初级感觉神经元胞体位于脑神经节和脊神经节内，周围突分布于内脏和心血管等处的内感受器，把感受到的刺激传递到各级中枢，也可到达大脑皮质。内脏感觉神经传入的信息经中枢整合后，通过内脏运动神经调节这些器官的活动，从而在维持机体内、外环境的动态平衡和保持机体正常生命活动中发挥重要作用。

一、内脏运动神经

内脏运动神经支配平滑肌、心肌的运动，以及腺体的分泌。内脏的运动是由交感神经和副交感神经共同支配的，在身体的不同状态下，其中某一种神经的支配占主导作用。当交感神经兴奋，其对内脏的效应主要表现为：瞳孔扩大；心跳增快，收缩力增强；血管收缩，血压上升；呼吸加快，支气管扩张；汗腺分泌，立毛；胃肠道运动及腺体分泌受抑制。而副交感兴奋时，对脏器的作用则与交感相反，表现为肠胃道运动及腺体分泌增强，而使心脏、血管、呼吸道等处心肌、平滑肌的运动减弱。

内脏运动神经自低级中枢发出到其所支配的效应器，需要两级神经元完成。第一个神经元称节前神经元，胞体位于中枢，其轴突称节前纤维。第二个神经元称节后神经元，胞体位于周围部，其轴突称节后纤维。节后神经元的数目较多，一个节前神经元可以和多个节后神经元形成突触。

（一）交感神经

1. 交感神经的节前神经元位于 T_1～L_3 脊髓侧角。其换元的周围部神经节包括：位于脊柱两旁的椎旁神经节，以及位于脊柱前方，腹主动脉脏支根部的椎前神经节。

2. 交感神经节前纤维的行程 节前纤维由脊髓外侧角发出后，经脊神经前根、脊神经和白交通支进入相应的椎旁神经节，其有三种去向：①与该神经节内的神经元换元，有髓鞘的节前纤维从脊神经至该神经节形成白色的白交通支，共15对，分布于 T_1～L_3 脊神经与胸交感干之间。②上升或下降，于上方或下方的椎旁神经节换元。连于相邻的椎旁神经节之间的纤维，称为节间支。脊柱两侧的椎旁神经节借节间支连接起来，形成串珠状，称为交感干。③穿过椎旁神经节，至椎前神经节换元。交感神经的节前纤维穿过交感干，可在胸部形成内脏大神经、内脏小神经，以及在腰部形成腰内脏神经等，至椎前神经节换元。

3. 换元后的节后纤维也有三种去向 ①发自交感干神经节的节后纤维，无髓鞘包裹，呈灰色，形成灰交通支返回脊神经，随脊神经分布于全身的血管、汗腺和竖毛肌等。31对脊神经和交感干之间均有灰交通支联系，脊神经的分支一般都有交感神经节后纤维。②攀附动脉走行，随动脉分支分布到所支配的器官。③由交感神经节直接到达所支配的脏器。

4. 交感神经的分布（表 8-17）

表 8-17 交感神经分布

节前纤维	节后纤维
$T_{1\sim5}$	头、颈、胸腔脏器和上肢的血管、汗腺、竖毛肌
$T_{5\sim12}$	肝、脾、肾，结肠左曲以上消化管
$L_{1\sim3}$	结肠左曲以下消化管，盆腔脏器，下肢的血管、汗腺、竖毛肌

（1）颈部

1）颈上神经节：最大，位于 $C_{1\sim3}$ 颈椎横突前方。

2）颈中神经节：最小，位于 C_6 颈椎横突处。

3）颈下神经节：位于 C_7 颈椎横突处。

分布：①节后纤维经灰交通支连于8对颈神经，随颈神经分布到头颈和上肢的血管、汗腺、竖毛肌等；②攀附动脉形成交感神经丛（颈内、外动脉丛，锁骨下动脉丛，椎动脉丛），随动脉分布到头颈部的腺体、竖毛肌、血管、瞳孔开大肌；③咽支：与舌咽神经、迷走神经的咽支共同组成咽丛；④颈上、中、下节发出心上、中、下神经加入心丛。

（2）胸部：胸神经节，10～12个，位于肋骨小头的前方。

分布：①节后纤维经灰交通支返回12对胸脊神经，随其分布到胸腹壁的血管、汗腺、竖毛肌等；②$T_{1\sim5}$ 交感神经节发出的节后纤维加入胸主动脉丛、食管丛、肺丛及心丛等；③内脏大神经：由穿经 $T_{5\sim9}$ 神经节的节前纤维形成，至腹腔神经节换元后，分布于肝、脾、肾、结肠；④内脏小神经：由穿经 $T_{10\sim12}$ 神经节的节前纤维形成，至主动脉肾节换元后，分布于结肠左曲以上消化管。

（3）腰部：腰神经节有4对，位于腰椎体前外侧与腰大肌内侧缘之间。

分布：①节后纤维经灰交通支连于5对腰神经，随腰神经分布；②腰内脏神经：穿经 $L_{1\sim4}$ 神经节的节前纤维形成，至腹主动脉丛和肠系膜下丛内的椎前神经节换元，分布于结肠左曲以下消化管、盆腔脏器及下肢。

（4）盆部：骶神经节2～3对，位于骶骨前面，骶前孔内侧；奇神经节位于尾骨前方。

分布：①节后纤维经灰交通支连于骶、尾神经，随其分布于下肢及会阴部的血管、汗腺和竖毛肌；②加入盆丛，分布于盆腔器官。

（二）副交感神经

1. 副交感神经的节前神经元，位于脑干的副交感神经核中和脊髓 $S_{2\sim4}$ 节段灰质的骶副交感核中。周围部的节后神经元，一般位于所支配器官的附近或器官壁内的副交感神经节中，该神经节称器官旁节或器官内节。其中，位于颅部的器官旁节较大，肉眼可见，如睫状神经节、下颌下神经节、翼腭神经节和耳神经节；而位于身体其他部位的副交感神经节很小，需借助显微镜才能看到，如：位于心丛、肺丛、膀胱丛和子宫阴道丛中的器官旁神经节，以及位于支气管和消化管壁内的器官内神经节。

2. 在脑干节前神经元分别位于动眼神经副核、上泌涎核、下泌涎核及迷走神经背核，前三者随相应脑神经，分别在气管旁神经节：睫状神经节、下颌下神经节及翼腭神经节、耳神经节处换元，到达所支配的器官；而迷走神经背核的纤维随迷走神经分布至颈胸腹部相应管理的器官旁或器官内神经节换元后，支配相应的器官。

3. 在骶髓部，节前纤维起自脊髓 $S_{2\sim4}$ 节段的骶副交感核，随 $S_{2\sim4}$ 神经出骶前孔，又从骶神经分出组成盆内脏神经主要加入盆丛，部分纤维上行经腹下丛至肠系膜下丛。这些节前纤维随丛的分支到所支配的器官旁或器官内的副交感神经节换元，节后纤维分布于结肠左曲以下的消化管、盆腔脏器和外生殖器。

交感神经与副交感神经的区别见表 8-18。

表 8-18 交感神经与副交感神经的区别

项目	交感神经	副交感神经
低级中枢部位	脊髓胸腰部灰质的中间外侧核	脑干和脊髓骶部的副交感神经核
周围部神经节	椎旁节和椎前节	器官旁节和器官内节
节前、节后纤维	节前纤维短，节后纤维长	节前纤维长，节后纤维短
节前与节后神经元的比例	一个节前神经元的轴突可与许多节后神经元组成突触	一个节前神经元的轴突与较少的节后神经元组成突触
分布范围	分布范围较广，分布于全身血管及胸、腹、盆腔脏器的平滑肌、心肌、腺体及竖毛肌和瞳孔开大肌	分布于胸、腹、盆腔脏器的平滑肌、心肌、腺体（肾上腺髓质除外）及瞳孔括约肌
对心脏的作用	心率加快，收缩力增强，冠状动脉舒张	心率减慢，收缩力减弱，冠状动脉轻度收缩
对支气管的作用	支气管平滑肌舒张	支气管平滑肌收缩
对消化系统的作用	胃肠平滑肌蠕动减弱，分泌减少，括约肌收缩	胃肠平滑肌蠕动增强，分泌增加，括约肌舒张
对泌尿系统的作用	膀胱壁的平滑肌舒张、括约肌收缩（储尿）	膀胱壁的平滑肌收缩、括约肌舒张（排尿）
对瞳孔的作用	瞳孔散大	瞳孔缩小

（三）内脏神经丛

1. 心丛

心浅丛位于主动脉弓下方
深丛位于主动脉弓和气管杈之间
} 分支随动脉的分支分布于心肌

2. 肺丛 位于肺根的前、后方，其分支随支气管和肺血管的分支入肺。

3. 腹腔丛 是最大的内脏神经丛，位于腹腔干和肠系膜上动脉根部的周围。

4. 腹主动脉丛 位于腹主动脉的前方及两侧、肠系膜上动脉和肠系膜下动脉起始部之间，是腹腔丛沿腹主动脉表面向下延续的部分。

5. 腹下丛

{ 上腹下丛位于第5腰椎体前面，两髂总动脉之间
下腹下丛即盆丛，由上腹下丛延续到直肠两侧

二、内脏感觉神经

1. 内脏感觉神经的特点

（1）内脏感觉纤维数目较少，细纤维占多数，痛阈较高，对于正常的内脏活动一般不引起主观感觉，但较强烈的内脏活动时可引起一定的感觉，如胃饥饿时的收缩可引起饥饿感觉；直肠、膀胱的充盈可引起膨胀感觉等。

（2）内脏对切割等刺激不敏感，但对牵拉、膨胀、冷热、缺血等刺激则十分敏感。

（3）内脏感觉的传入途径比较分散，内脏痛往往是弥散的，而且定位亦不准确。

2. 牵涉痛

（1）定义：内脏器官的病变，在体表一定的区域产生感觉过敏或疼痛的现象称为牵涉痛。

（2）机制：认为与同一节段脊髓支配有关，内

脏病变器官与体表部位感觉神经元在脊髓同一节段，内脏病变的神经冲动可扩散或影响到邻近的感觉神经元，感觉中枢定位不准而产生牵涉性疼痛。

【强化训练题】

一、是非题（选择题模式，两个答案，A：对；B：错）

(　　) 1. 迷走神经是最大的交感神经。
(　　) 2. 内脏神经也称为自主神经系统。
(　　) 3. 自主神经系统也称为植物神经系统。
(　　) 4. 牵涉性痛是指内脏的病变，在体表一定的区域产生感觉消失或减弱的现象。

二、选择题

A 型题

1. 内脏神经不管理
A. 心脏　B. 唾液腺　C. 肝
D. 胃　E. 舌肌
2. 交感神经低级中枢位于
A. T_1～L_3　B. 脑干　C. 腰髓
D. 骶髓　E. 尾髓
3. 不包含副交感节前纤维的是
A. 动眼神经　B. 内脏大神经　C. 迷走神经
D. 心丛　E. 舌神经
4. 交感神经兴奋的作用不包括
A. 心跳加快　B. 呼吸加深加快
C. 汗腺分泌增加　D. 瞳孔开大
E. 胃蠕动加快
5. 关于交感神经的说法错误的是
A. 节前神经元位于脊髓
B. 节后神经元位于交感干
C. 节后神经元位于椎前节
D. 节后神经元位于器官内
E. 节后神经元位于椎旁神经元
6. 关于交感神经的节前纤维的说法错误的是
A. 出脊神经形成白交通支
B. 入脊髓形成灰交通支
C. 可至椎前神经节换元
D. 可至椎旁神经节换元
E. 可至交感干换元
7. 关于交感神经的节后纤维描述错误的是
A. 入脊髓形成灰交通支
B. 入脊髓后换元
C. 可随脊神经达到效应器
D. 可随血管达到效应器
E. 可自己直接到达效应器
8. 以下不属于交感神经系统的是
A. 颈上神经节　B. 内脏小神经
C. 交感干　D. T_1～L_3脊髓侧角　E. 骶髓
9. 以下不含副交感成分的是
A. 椎旁节　B. 器官旁节　C. 气管内节
D. 肺丛　E. 心丛
10. 副交感神经兴奋不会引起
A. 心跳减慢　B. 血压降低　C. 瞳孔缩小
D. 呼吸减慢　E. 肠蠕动减慢
11. 不包含副交感节前纤维的是
A. 岩浅大神经　B. 鼓索神经　C. 舌下神经
D. 迷走神经肝支　E. 喉返神经
12. 不含副交感节前神经元的是
A. 耳神经节　B. 上泌涎核　C. 动眼神经副核
D. 迷走神经背核　E. 下泌涎核
13. 不含副交感节后神经元的是
A. 迷走神经背核　B. 睫状神经节
C. 下颌下神经节　D. 翼腭神经节
E. 耳神经节
14. 以下仅含有副交感神经纤维的是
A. 盆内脏神经　B. 内脏大神经
C. 内脏小神经　D. 心丛　E. 腹下丛
15. 接受内脏感觉的核团是
A. 三叉神经脊束核　B. 三叉神经脑桥核
C. 三叉神经中脑核　D. 孤束核
E. 迷走神经背核

X 型题

16. 以下可被交感神经支配的器官是
A. 瞳孔开大肌　B. 瞳孔括约肌
C. 肱二头肌　D. 心肌　E. 汗腺
17. 属于交感神经系统的是
A. 迷走神经背核　B. 动眼神经副核
C. 椎旁神经节　D. 椎前神经节　E. 交通支
18. 交感神经的节前纤维换元的部位在
A. 同阶段椎旁神经节
B. 不同阶段的椎旁神经节　C. 椎前神经节
D. 器官旁神经节　E. 器官内神经节
19. 交感神经的节后纤维到达支配脏器的途径包括
A. 髓脊神经到达　B. 随血管到达
C. 直接到达　D. 随迷走神经到达
E. 以上均不对
20. 副交感神经的低级中枢位于
A. 脑干　B. 颈髓　C. 胸髓　D. 腰髓　E. 骶髓
21. 副交感神经包括
A. 动眼神经　B. 三叉神经　C. 面神经
D. 迷走神经　E. 舌咽神经
22. 以下描述正确的是
A. 交感神经节前纤维短，节后纤维长

B. 副交感节前纤维长，节后纤维短
C. 交感节前神经元可与多个节后神经元突触联系
D. 交感神经分布于全身汗腺
E. 副交感神经分布于全身竖毛肌
23. 关于内脏神经描述正确的是
A. 从低级中枢到效应器需要经过二级神经元
B. 对效应器的支配，不受意识的控制
C. 其左侧脏器的感觉传入右侧大脑
D. 对切割不敏感
E. 交感神经不支配骨骼肌
24. 既含有交感纤维又含有副交感纤维的是
A. 心丛　　B. 腹腔丛　　C. 腹主动脉丛
D. 腹下丛　　E. 内脏大神经
25. 关于内脏感觉神经描述正确的是
A. 可随迷走神经传入　B. 传入至孤束核下部
C. 纤维数目较少　　D. 对切割等刺激不敏感
E. 对牵拉、膨胀、冷热、缺血等刺激敏感

【参考答案】

一、是非题

1. B　2. B　3. A　4. B

二、选择题

A 型题

1. E　2. A　3. B　4. E　5. D　6. B　7. B
8. E　9. A　10. E　11. C　12. A　13. A　14. A
15. D

X 型题

16. ADE　17. CDE　18. ABC　19. ABC
20. AE　21. ACDE　22. ABCD　23. ABDE
24. ABCD　25. ABCDE

（刘　辉）

第九节　脑和脊髓的被膜、血供和脑脊液循环

【目的要求】

1. 掌握　①脑和脊髓三层被膜的形态结构及有关的主要间隙。②脑和脊髓的动脉来源及主要分支。③脑脊液的产生、循环和回流途径。

2. 了解　脑和脊髓的静脉回流。

【教学重点、难点】

1. 海绵窦的位置、穿经海绵窦的结构及海绵窦的交通。

2. 大脑动脉环的组成和位置。

【教材精要】

一、脑和脊髓的被膜

- 被膜
  - 硬膜
    - 硬脊膜（硬膜外隙）
    - 硬脑膜
  - 蛛网膜
  - 软膜
    - 软脊膜
    - 软脑膜

（蛛网膜与软脊膜、软脑膜之间：蛛网膜下隙）

脑和脊髓的表面包有三层被膜，由外向内依次为：硬膜、蛛网膜和软膜。

（一）脊髓的被膜

1. 硬脊膜 spinal dura mater　厚而坚韧，上端附于枕骨大孔边缘，下部在 S_2 变细，包裹马尾，末端附于尾骨。

2. 蛛网膜 arachnoid mater　为半透明薄膜，与脑蛛网膜相延续。

3. 软脊膜 spinal pia mater　薄而富有血管，紧贴脊髓表面，在脊髓下端形成终丝；在脊神经前后根之间形成齿状韧带，其尖端附于硬脊膜上，起固定脊髓的作用。

4. 被膜间的间隙

（1）硬膜外隙 epidural space：位于硬脊膜与椎管内面骨膜之间，内含疏松结缔组织、脂肪、淋巴管和静脉丛，有脊神经根通过。硬膜外麻醉就是将药物注入此间隙。

（2）蛛网膜下隙 subarachnoid space：位于蛛网膜与软脊膜之间，腔内充满脑脊液。在蛛网膜下隙下部，自脊髓下端至 S_2 水平扩大形成终池 terminal cistern，内有马尾。因此，临床上的腰椎穿刺术常在第 3、4 或第 4、5 腰椎间进行而不伤及脊髓。

（二）脑的被膜

1. 硬脑膜 cerebral dura mater　为两层，外层为颅骨的内骨膜，内层为致密结缔组织，厚而坚韧。与颅顶骨连接疏松，故颅顶骨折时易形成硬膜外血肿。与颅底骨结合紧密，当颅底骨折时易发生硬脑膜撕裂，导致脑脊液外漏。

（1）硬脑膜部分分隔不同脑区：硬脑膜形成的隔如下。

1）大脑镰：伸入两侧大脑半球之间。

2）小脑幕：伸入大、小脑之间，其前内侧缘游离形成幕切迹。

3）小脑镰：伸入两侧小脑半球之间。

4）鞍隔：位于蝶鞍上方，封闭垂体窝，其正中有一小孔有漏斗通过。

（2）硬脑膜窦 sinus of dura mater：在某些部位硬脑膜两层分开形成腔隙，内衬内皮细胞，引流颅内静脉血。

上矢状窦 ↓
下矢状窦→直窦→窦汇→横窦→乙状窦→颈内静脉
海绵窦→岩上窦（↑横窦）
海绵窦→岩下窦→颈内静脉

1）海绵窦 cavernous sinus 的交通：向前经眼静脉通面静脉；向内侧通对侧海绵窦；向后外经岩上窦通横窦，经岩下窦通乙状窦；向下经卵圆孔导血管通翼静脉丛。

2）通过海绵窦的结构：通过海绵窦内下角的结构，为颈内动脉和展神经。通过海绵窦外侧壁的结构从上向下依次为动眼神经、滑车神经、三叉神经眼支和三叉神经上颌支。

2. 脑蛛网膜 cerebral arachnoid mater

（1）紧贴硬膜，与软膜之间的蛛网膜下隙有一些部位扩大形成脑池（如小脑延髓池、交叉池、脚间池、脑桥池、大脑大静脉池等）。

（2）蛛网膜在上矢状窦附近突入窦内形成"菜花状"突起，即蛛网膜粒 arachnoid granulations，脑脊液经此回流至上矢状窦。

3. 软脑膜 cerebral pia mater 薄而富有血管，覆盖于脑的表面并深入沟裂内，参与形成脉络丛（表 8-19，表 8-20）。

表 8-19 脑内的被膜间隙

脑内被膜间隙	位置
硬膜外	潜在；硬脑膜和颅骨之间
硬膜下	潜在；硬脑膜和蛛网膜之间
蛛网膜下	实际存在；充满脑脊液；增大处形成脑池

表 8-20 脑膜和脊膜的比较

	脑膜	脊膜
硬膜	双层，紧贴于颅内	单层，悬于椎管内
硬膜外隙	潜在性，位于骨膜和颅盖之间	位于椎骨骨膜和硬膜间
蛛网膜	紧贴在硬膜内	紧贴在硬膜内
软膜	紧贴在脑外面	紧贴在脊髓外面，向外延续出齿状韧带，终丝

二、脑和脊髓的血管

- 脑
  - 动脉
    - 一个动脉环：脑底(Willis)动脉环
    - 两个来源：颈内动脉系和椎-基底动脉系
    - 三大主要分支
      - 大脑前动脉
      - 大脑中动脉
      - 大脑后动脉
  - 静脉
    - 浅组
    - 深组
- 脊髓
  - 动脉
  - 静脉

（一）脑的血管

1. 脑的动脉 ①颈内动脉系：供应大脑半球前 2/3 及部分间脑；②椎-基底动脉系：供应大脑半球后 1/3、间脑后部、小脑和脑干。

（1）颈内动脉的主要分支（表 8-21）

表 8-21 颈内动脉主要分支

分支	分布
大脑前动脉	皮质支：顶枕沟以前大脑半球内侧面、额叶底面的一部分和额顶叶上外侧上部；中央支：尾状核、豆状核的前部和内囊前肢
大脑中动脉	皮质支：大脑半球上外侧面的大部分和岛叶；中央支：豆状核、尾状核、内囊膝和内囊后肢（豆纹动脉）
脉络丛前动脉	侧脑室脉络丛，沿途发出分支供应外侧膝状体、内囊后肢的后下部、大脑脚底的中 3/5 及苍白球等
后交通动脉	连于大脑后动脉

（2）椎-基底动脉的主要分支（表 8-22）

表 8-22 椎-基底动脉主要分支

	分支	分布
椎动脉	脊髓前动脉	
	脊髓后动脉	
	小脑下后动脉	小脑下面后部、延髓后外侧部
基底动脉	小脑下前动脉	小脑下面的前部
	迷路动脉	内耳迷路
	脑桥动脉	脑桥基底部
	小脑上动脉	小脑上部
	大脑后动脉	皮质支：颞叶内侧面和底面及枕叶；中央支：背侧丘脑、内外侧膝状体、下丘脑和底丘脑

（3）大脑动脉环 cerebral arterial circle（Willis 环）

1）构成：由前交通动脉、两侧大脑前动脉

起始段、两侧颈内动脉末端，后交通动脉和两侧大脑后动脉共同构成。

2）位置：脑底下方、蝶鞍上方，环绕视交叉、灰结节及乳头体。

2. 脑的静脉

（1）特点：①不与动脉伴行；②壁薄无瓣膜；③分浅、深两组，吻合丰富。

（2）浅静脉

- 大脑上静脉 →上矢状窦
- 大脑中浅静脉 → 海绵窦
- 大脑下静脉 → 横窦

（3）深静脉：大脑内静脉→大脑大静脉→直窦。

（二）脊髓的血管

1. 脊髓的动脉　脊髓前动脉和脊髓后动脉；节段性动脉：肋间后动脉、腰动脉的脊髓支。

2. 脊髓的静脉　脊髓内的小静脉最后汇合成脊髓前、后静脉→前、后根静脉→硬膜外隙的椎内静脉丛。

三、脑脊液及其循环

（1）脑脊液产生部位：各脑室的脉络丛。

（2）侧脑室→室间孔→第三脑室→中脑水管→第四脑室→第四脑室正中孔及两个外侧孔→蛛网膜下隙→蛛网膜颗粒→上矢状窦→回流入血。

（3）功能

1）运输营养物质及代谢产物。

2）缓冲震荡，保护脑和脊髓。

3）维持颅内压及脑组织渗透压。

（4）接触脑脊液的神经元系统：触液神经元接受脑脊液的化学和物理刺激，释放神经活性物质至脑脊液执行感受、分泌和调节的功能。

【强化训练题】

一、名词解释

1. epidural space
2. terminal cistern
3. subarachnoid space
4. arachnoid granulations
5. cavernous sinus
6. cerebral arterial circle

二、填空题

1. 硬膜外隙是指位于______和______之间的潜在空隙，内含脂肪、淋巴管和疏松结缔组织外，还有______和______。

2. 第四脑室向上经______通第三脑室，第三脑室经______通侧脑室，侧脑室可分为______、______、______和______四部分。

3. 脑的动脉供应来源于______和______。前者供给大脑半球______和间脑；后者供应大脑半球______和间脑、脑干和小脑。脊髓的血供来源于______和______。

4. 脑和脊髓外包有三层被膜，由外向内依次为______、______和______。

5. 脑底动脉环由______、______、______、______和______组成，此环使______动脉系和______动脉系互相交通。

6. 椎动脉起自______，穿过______横突孔，经______入颅腔，椎动脉主要供应大脑半球______及间脑、脑干和脊髓。

7. 蛛网膜和软膜之间间隙称______，内含______，自脊髓下端至第 2 骶椎水平，此隙扩大为______，在小脑和延髓之间，此隙扩大形成______。

8. 海绵窦内有______和______通过，于窦的外侧壁自上而下有______、______、______和______经过。

9. 硬脊膜与椎管内骨膜之间的间隙称______，蛛网膜突入上矢状窦形成______，为______的回流途径。

10. 硬脑膜伸入到大脑与小脑之间的结构称______，伸入到大脑半球之间的为______。

11. 第四脑室借______和______与蛛网膜下隙相通。

12. 成年人因在______以下已无脊髓，故临床上常在______进行腰椎穿刺，不致损伤脊髓。

三、是非题（选择题模式，两个答案，A：对；B：错）

（　　）1. 大脑中动脉和后交通动脉是椎动脉的分支。

（　　）2. 脑脊液经蛛网膜粒渗入蛛网膜下隙。

（　　）3. 脑脊液是由各脑室的脉络丛产生。

（　　）4. 穿经海绵窦的结构有展神经、动眼神经和颈内动脉。

（　　）5. 硬脑膜在颅顶与颅骨的联系紧密，通常伴随颅顶骨折而撕裂。

（　　）6. 硬膜外腔为硬脊膜与椎管内面骨膜之间的潜在性间隙，略呈负压，有脊神经根通过。

（　　）7. 脑底动脉环位于脑底下方，由前交通动脉，左、右大脑前动脉、大脑中动脉、后交通动脉和大脑后动脉所形成的一个环绕视交叉、灰结节、乳头体的动脉环。

四、选择题

A 型题

1. 下列脑神经与海绵窦无关的是
A. 上颌神经　B. 面神经　C. 动眼神经
D. 滑车神经　E. 展神经
2. 不属颈内动脉分支的动脉是
A. 大脑前动脉　B. 大脑中动脉
C. 大脑后动脉　D. 眼动脉　E. 后交通动脉
3. 不参与形成脑底动脉环的动脉是
A. 大脑前动脉　B. 大脑中动脉
C. 大脑后动脉　D. 前交通动脉
E. 颈内动脉
4. 关于脑底动脉环的描述，错误的是
A. 颈内动脉可发出大脑前、中动脉
B. 前交通动脉（支）连接两侧大脑前动脉
C. 基底动脉可发出左、右大脑后动脉
D. 大脑中动脉发出左、右后交通动脉与大脑后动脉吻合
E. 大脑动脉环环绕视交叉、灰结节和乳头体
5. 尾状核、豆状核和内囊等结构的血液供应，主要来自
A. 颈内动脉的直接分支
B. 大脑动脉环的直接分支
C. 大脑中动脉的直接分支
D. 大脑后动脉的直接分支
E. 基底动脉的直接分支
6. 关于硬膜外腔，错误的说法是
A. 有脊神经根通过　B. 呈负压状态
C. 与颅内相通　D. 内含静脉丛
E. 与脑脊液循环无关
7. 关于脑脊液描述正确的是
A. 仅由侧脑室脉络丛产生
B. 经外侧孔流入第三脑室
C. 经第四脑室正中孔和外侧孔流入蛛网膜下隙
D. 经蛛网膜（颗）粒渗透至硬膜外腔
E. 中枢神经均浸泡入脑脊液中
8. 关于脑脊液的描述，错误的是
A. 循环于脑室内　B. 相当于周围器官的淋巴
C. 有维持颅内压的作用　D. 最后回归静脉
E. 为无色透明的液体
9. 临床上进行腰椎穿刺，是将针头刺入
A. 硬膜与蛛网膜之间　B. 硬膜外隙
C. 蛛网膜下隙　D. 软膜内　E. 脊髓内
10. 关于蛛网膜下隙的描述，错误的是
A. 与第四脑室相通
B. 脑和脊髓的蛛网膜下隙相通
C. 小脑延髓池属于蛛网膜下隙的一部分
D. 其内有脑脊液
E. 有脊神经前、后支通过
11. 穿经海绵窦的结构是
A. 动眼神经、眼神经和上颌神经
B. 滑车神经、眼神经和视神经
C. 展神经、眼神经和颈内动脉
D. 滑车神经、上颌神经和颈内动脉
E. 展神经和颈内动脉

X 型题

12. 行经海绵窦外侧壁的神经有
A. 动眼神经　B. 滑车神经　C. 眼神经
D. 上颌神经　E. 视神经
13. 关于硬膜外隙的描述正确的是
A. 位于硬脊膜与椎管内面骨膜之间
B. 在枕骨大孔处与颅腔相通
C. 有脊神经和脑神经通过
D. 隙内呈负压
E. 隙内有脑脊液
14. 关于蛛网膜粒的描述正确的是
A. 是蛛网膜所形成的颗粒状结构
B. 呈绒毛状突起
C. 突入上矢状窦
D. 突入侧脑室
E. 是脑脊液回流进入血液循环的部位
15. 供应大脑半球外侧面的动脉有
A. 大脑前动脉　B. 大脑中动脉
C. 大脑后动脉　D. 后交通动脉
E. 脉络丛前动脉
16. 关于蛛网膜下隙的描述正确的是
A. 位于蛛网膜与软膜之间
B. 脑蛛网膜下隙与脊髓蛛网膜下隙相通
C. 内呈负压
D. 内含脑脊液
E. 与第四脑室有孔道相交通
17. 供应大脑半球内侧面的动脉是
A. 大脑前动脉　B. 大脑中动脉
C. 大脑后动脉　D. 基底动脉　E. 椎动脉
18. 硬脑膜形成物有
A. 大脑镰　B. 海绵窦　C. 上矢状窦
D. 鞍隔　E. 小脑幕

五、简答题

1. 脑和脊髓被膜有哪些？做硬膜外间隙阻滞麻醉时，麻醉药注入何处？做蛛网膜下隙麻醉（腰麻）时注于何处？

2. 硬脑膜窦有哪些?彼此间如何联系?
3. 大脑的血液供应来自何动脉？其分布范围如何？各有哪些分支?
4. 试述脑脊液的产生及循环途径。

【参 考 答 案】

一、名词解释

1. epidural space：硬膜外隙。在脊髓是硬脊膜与椎管内面的骨膜之间的间隙，呈负压，此隙向上不通入颅腔。其内含有脊神经根、椎内静脉丛、脂肪和疏松结缔组织、淋巴管等，为临床硬膜外间隙阻滞麻醉的部位。其在脑内是位于硬脑膜和颅骨之间，是潜在性的间隙。
2. terminal cistern：终池。蛛网膜下隙的下部，自脊髓下端至第 2 骶椎扩大形成，内含马尾，是临床腰椎穿刺部位。
3. subarachnoid space：蛛网膜下隙。在脑和脊髓的蛛网膜和软膜之间的间隙称为蛛网膜下隙，内充满脑脊液。其下端扩大为终池，为临床腰椎穿刺部位。
4. arachnoid granulations：蛛网膜粒。为脑蛛网膜在硬脑膜构成的上矢状窦附近形成许多“菜花状”突起，突入硬脑膜窦内，脑脊液通过蛛网膜颗粒渗入硬脑膜窦内，回流入静脉。
5. cavernous sinus：海绵窦。是颅内一对重要的硬脑膜窦，位于蝶鞍和垂体的两侧，前达眶上裂内侧，后至颞骨岩部的尖端。窦内有许多结缔组织小梁，窦中血流缓慢，感染时易形成栓塞。海绵窦交通广泛，经眼下静脉、卵圆孔及破裂孔导血管与翼静脉丛相通，借眶内的眼上静脉、内眦静脉与面静脉相通。外侧壁自上而下依次有动眼神经、滑车神经、眼神经及上颌神经通过。内侧壁上部为垂体，窦内有颈内动脉及其外侧的展神经通过。
6. cerebral arterial circle：脑底动脉环。又称 Willis 环，由前交通动脉、两侧大脑前动脉的起始段、两侧颈内动脉末端、两侧后交通动脉和两侧大脑后动脉的起始段共同组成，位于脑底部、大脑脚前方、蝶鞍上方、视交叉、灰结节及乳头体周围。此环使两侧颈内动脉系与椎-基底动脉系互相交通。当构成此环的某一动脉血流减少或被阻断时，可在一定程度上通过大脑动脉环使血液重新分配和代偿，以维持脑的供血。因此，Willis 环在调节脑局部血流量、保证脑动脉供应和损伤后血供代偿过程中发挥重要作用。

二、填空题

1. 硬脊膜　椎管内骨膜　静脉丛　脊神经根
2. 中脑水管　室间孔　前角　体部　后角　下角
3. 颈内动脉系　椎-基底动脉系　前 2/3　后 1/3　椎动脉　节段性动脉
4. 硬膜　蛛网膜　软膜
5. 两侧大脑前动脉起始段　前交通动脉　两侧颈内动脉末端　两侧大脑后动脉　后交通动脉　颈内动脉系　椎-基底动脉系
6. 锁骨下动脉　颈椎　枕骨大孔　后 1/3
7. 蛛网膜下隙　脑脊液　终池　小脑延髓池
8. 颈内动脉　展神经　动眼神经　滑车神经　眼神经　上颌神经
9. 硬膜外隙　蛛网膜粒　脑脊液
10. 小脑幕　大脑镰
11. 正中孔　外侧孔
12. 第 1 腰椎　第 3、4 腰椎

三、是非题

1. B　2. B　3. A　4. A　5. B　6. A　7. B

四、选择题

A 型题

1. B　2. C　3. D　4. D　5. C　6. C　7. C
8. A　9. C　10. E　11. E

X 型题

12. ABCD　13. AD　14. ABCE　15. ABC
16. ABDE　17. AC　18. ABCDE

五、简答题

1. 脑和脊髓的被膜从外向内为硬膜、蛛网膜和软膜。硬膜外麻醉是将麻醉药注入硬脊膜外隙的麻醉术。该间隙位于硬脊膜与椎管内面的骨膜之间，内含脊神经根、疏松结缔组织、脂肪、淋巴管和椎内静脉丛。由于硬脊膜在枕骨大孔边缘与骨膜紧密愈着，故硬膜外隙不与颅内的硬脑膜外隙相通。此隙略成负压，临床上即将麻醉药物注入此隙，以阻滞脊神经的传导。做腰麻时，一般成人腰椎穿刺宜在第 3～4 或第 4～5 腰椎间，麻酸药注射于蛛网膜和软膜之间的蛛网膜下隙，麻醉药经渗透达到麻醉效果，但蛛网膜下隙内充满脑脊液。
2. 硬脑膜静脉窦之间的联系如下：

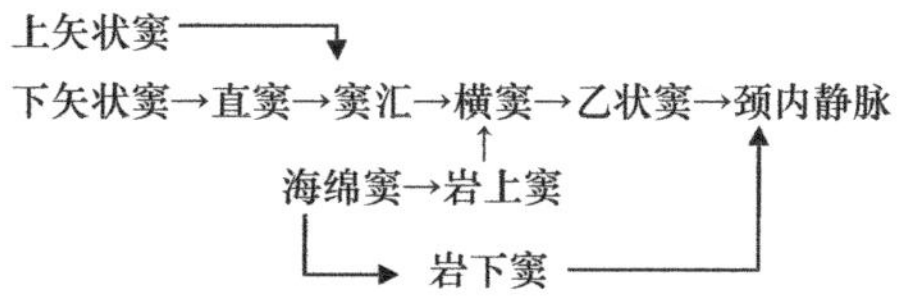

3. 大脑的血液供应来自颈内动脉和椎-基底动脉，颈内动脉供应大脑半球前 2/3，椎-基底动脉供应大脑半球后 1/3。颈内动脉起自颈总动脉，其主要分支有：①大脑前动脉，沿胼胝体上方后行，

皮质支分布于顶枕沟以前的半球内侧面和额叶底面的一部分及额、顶叶上外侧面的上部；中央支供应尾状核、豆状核前部和内囊前肢；②大脑中动脉，向外行，进入外侧沟，营养大脑半球上外侧面的大部分和岛叶（顶枕沟以前），中央支供应尾状核、豆状核、内囊膝和后肢的前上部；③后交通动脉，与大脑后动脉吻合；④脉络丛前动脉，进入侧脑室下角，终止于脉络丛，还发出分支至内囊后肢的后下部、苍白球等结构。椎动脉起自锁骨下动脉，在脑桥和延髓交界处，左右椎动脉汇合成一条基底动脉，其到大脑的分支为大脑后动脉，分布于颞叶的内侧面和底面，枕叶。此外，椎-基底动脉还有分支为脊髓前后动脉，小脑下前、下后动脉，后动脉，上动脉，脑桥动脉，迷路动脉等。

4. ①脑脊液功能：运送营养物质，带走代谢产物，缓冲压力，减少震荡和保护脑、脊髓及维持正常颅内压作用。②脑脊液的产生：脑脊液产生于各脑室的脉络丛组织。③脑脊液的循环途径：侧脑室脉络丛产生的脑脊液，经室间孔进入第三脑室，汇合第三脑室脉络丛产生的脑脊液，经中脑水管进入第四脑室：再汇合第四脑室脉络丛产生的脑脊液，自第四脑室正中孔和外侧孔不断流入小脑延髓池，自此离开脑室系统，漫流至脑、脊髓的蛛网膜下隙。蛛网膜下隙的脑脊液有两条途径回到静脉内，主要是通过蛛网膜粒渗入上矢状窦，其次是通过脑神经和脊神经周围的淋巴间隙，取道淋巴系统汇入静脉。

（徐　进）

第九章　内分泌系统

【目 的 要 求】

1. 掌握　①内分泌腺的定义及组成。②垂体的位置、形态。③甲状腺的位置、形态。

2. 熟悉　神经系统与内分泌系统之间的关系。

3. 了解　①甲状旁腺的位置、形态。②肾上腺的位置、形态。③松果体的位置、形态。

【教学重点、难点】

1. 内分泌系统的组成及结构特点。
2. 甲状腺的位置、形态。

【教 材 精 要】

- 内分泌系统
  - 内分泌器官
    - 垂体
    - 甲状腺
    - 甲状旁腺
    - 肾上腺
    - 松果体
    - 胸腺
    - 生殖腺
  - 内分泌组织
  - 内分泌细胞

一、内分泌系统组成

由内分泌腺、内分泌组织和分散于全身各组织器官内的内分泌细胞组成。

1. 内分泌腺 endocrine gland　为结构上独立存在，肉眼可见的内分泌器官，包括垂体、甲状腺、甲状旁腺、肾上腺、松果体等。

2. 内分泌组织　为内分泌细胞团块，散在于其他器官组织中，如胰腺的胰岛等。

3. 内分泌细胞　机体许多器官如消化道、呼吸道等还存在着大量散在的内分泌细胞，它们同样分泌多种激素或激素样物质。20 世纪 60 年代，Pearse 根据这些内分泌细胞都能摄取胺的前体经脱羧后产生胺的特点，将其统称为胺前体摄取和脱羧细胞 amine precursor uptake decarboxylation cell，简称 APUD 细胞。随着近年来研究的深入，人们发现有些 APUD 细胞不仅能产生胺，还像神经系统一样产生肽。神经系统内的一些神经元也合成和分泌与这些 APUD 细胞相同的胺类和肽类物质。因此，有人提出将 APUD 细胞和具有分泌功能的神经元统称为弥散神经内分泌系统 diffuse neuroendocrine system，DNES。

二、内分泌系统的结构特点及功能

内分泌腺和内分泌组织无导管，血供丰富，分泌物称激素，直接进入血液中，被血液循环运送到全身，作用于特定的靶器官。

内分泌系统与神经系统紧密联系，相互配合，共同调节人体的新陈代谢、生长、发育及生殖等功能，维持机体内环境的相对稳定，是机体内重要的功能调节系统。

三、主要的内分泌腺体与组织

1. 垂体　呈椭圆形，位于垂体窝内，借垂体柄连于下丘脑，分为腺垂体和神经垂体两大部分。

功能：垂体是机体内最重要的内分泌腺，可分泌多种激素，调控其他多种内分泌腺。其分泌的生长激素具有促进骨和软组织生长的功能。其分泌的促甲状腺激素、促肾上腺皮质激素和促性腺激素分别促进甲状腺、肾上腺皮质和性腺的分泌活动。神经垂体储存和释放下丘脑分泌的加压素和催产素。加压素主要作用于肾，增加对水的重吸收，使尿量减少；催产素可以促进子宫平滑肌收缩和乳腺泌乳的功能。

2. 甲状腺　位于颈前部，呈“H”型，由左、右侧叶和中间的峡部组成。侧叶贴附在喉和气管上部的两侧，峡部多贴附在第 2～4 气管软骨环的前方。甲状腺的外面包有两层被膜，紧贴腺体表面的内层为纤维囊（临床上称真被膜），它可随血管和神经深入腺实质，将腺体分为若干大小不等的小叶。外层由颈深筋膜包绕，并且借此附于喉软骨，起悬吊固定甲状腺的作用，故在吞咽时甲状腺可随喉上下移动。功能：分泌甲状腺素，调节机体的新陈代谢，并影响骨骼和神经系统的生长和发育。

3. 甲状旁腺　通常有上、下两对，呈棕黄色，似黄豆大小。其位于甲状腺侧叶的后缘，上一对甲状旁腺位置比较恒定，在甲状腺侧叶后缘上、中 1/3 交界处；下一对甲状旁腺的位置变异较大，多位于甲状腺侧叶后缘近下端，靠近甲状腺下动脉附近。甲状旁腺有时也可位于鞘外或埋入甲状腺组织中。功能：分泌甲状旁腺素，调节钙磷代谢，维持血钙平衡。

4. 肾上腺 位于肾的上端，左右各一，左似半月形，右为三角形，其实质分为表层的皮质和内部的髓质。功能：肾上腺皮质可分泌调节体内水盐代谢的盐皮质激素、调节糖类代谢的糖皮质激素，以及影响性行为和第二性征的性激素。肾上腺髓质可分泌肾上腺素和去甲肾上腺素，与交感神经系统构成交感-肾上腺髓质系统，肾上腺髓质激素平时分泌很少，只有在应激状态下或情绪激动时分泌增多。

5. 松果体 为一椭圆形小体，位于背侧丘脑的上后方，以柄附于第三脑室顶的后部。儿童时较发达，一般 7 岁后逐渐萎缩，成年后逐渐钙化，X 线平片上可见到钙化阴影，常作为颅内的定位标志。功能：松果体可合成和分泌褪黑激素，该激素的水平随昼夜节律明显改变，与调节生殖系统的发育及动情周期、月经周期的节律有关。此外，褪黑素还具有促进睡眠、抗氧化和增强免疫等功能。

6. 胰岛 是胰的内分泌部分，由许多大小不等、形状不定的细胞团组成，散在于胰腺实质内，以胰尾最多。功能：产生胰岛素和胰高血糖素，调节血糖浓度。

7. 胸腺 位于上纵隔的前部，胸骨柄的后方，呈扁条状，质软，分左右两叶。胸腺在幼儿期较发达，青春期最大，成年后逐渐被脂肪组织所替代。功能：分泌胸腺素和促胸腺生成素，参与淋巴细胞的转化和细胞免疫反应。

8. 生殖腺 睾丸间质细胞分泌雄性激素，激发男性第二性征的出现并维持正常的性功能。卵巢内的卵泡细胞和黄体产生雌激素与孕激素。雌激素可刺激子宫、阴道和乳腺的生长发育，导致女性第二性征的出现。孕激素可使子宫内膜增厚，为受精卵的种植创造良好的着床条件，并使乳腺发育，为授乳做准备。

【强化训练题】

一、名词解释

endocrine gland

二、填空题

1. 位于颅内的内分泌腺有______和______。
2. 内分泌腺分泌的物质称______。

三、是非题（选择题模式，两个答案，A：对；B：错）

(　　) 1. 生殖腺体不属于内分泌腺体。
(　　) 2. 甲状旁腺位置恒定。

四、选择题

A 型题

1. 对垂体的说法中错误的是
A. 位于蝶骨的垂体窝内
B. 可分泌多种激素，调控其他多种内分泌腺
C. 可以分泌生长激素
D. 分腺垂体和神经垂体两部分
E. 可以分泌加压素和催产素

2. 关于甲状腺的叙述，错误的是
A. 峡部多位于第 2～4 气管软骨环的前方
B. 吞咽时，可随喉上下移动
C. 分泌甲状腺素可调节体内钙磷代谢
D. 分泌甲状腺素可调节机体的新陈代谢
E. 甲状腺的外面包有两层被膜

3. 关于肾上腺的叙述，错误的是
A. 位于腹膜之后
B. 左肾上腺近似半月形
C. 实质分为表层的皮质和内部的髓质
D. 肾上腺髓质可分泌盐皮质激素
E. 肾上腺髓质可分泌肾上腺素和去甲肾上腺素

X 型题

4. 属于内分泌腺的是
A. 肾上腺　B. 松果体　C. 甲状腺
D. 甲状旁腺　E. 前列腺

5. 有关内分泌腺的叙述，正确的是
A. 为有导管腺
B. 为无导管腺
C. 有丰富的血液供应
D. 其结构和功能活动有显著的年龄变化
E. 其分泌物为激素

五、简答题

1. 试述甲状腺的形态和位置。
2. 内分泌腺具有哪些结构特点？

【参 考 答 案】

一、名词解释

endocrine gland：内分泌腺。是没有分泌管的腺体，其分泌的物质称激素，直接进入血液被运送到全身，作用于特定的靶器官。内分泌腺包括垂体、甲状腺、甲状旁腺、肾上腺、松果体等。

二、填空题

1. 垂体、松果体
2. 激素

三、是非题

1. B　2. B

四、选择题

A 型题

1. E　2. C　3. D

X 型题

4. ABCD　5. BCDE

五、简答题

1. 甲状腺位于颈前部，呈“H”形，由左、右侧叶和中间的峡部组成。侧叶贴附在喉和气管上部的两侧，峡部多贴附在第2～4气管软骨环的前方。

2. 内分泌腺和内分泌组织无导管，血供丰富，分泌物称激素，直接进入血液中，被血液循环运送到全身，作用于特定的靶器官。内分泌系统与神经系统紧密联系，相互配合，共同调节人体的新陈代谢、生长、发育及生殖等功能，维持机体内环境的相对稳定，是机体内重要的功能调节系统。

（刘　茜）